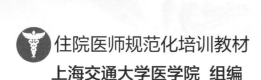

住院医师规范化培训教材

上海交通大学医学院 组编

住院医师规范化培训普外科手册

主编◎刘颖斌　曹　晖

General
Surgery

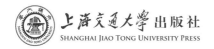

上海交通大学出版社
SHANGHAI JIAO TONG UNIVERSITY PRESS

内容提要

本书根据国家和上海市出台的《住院医师规范化培训细则》规定的普外科培训目标和病种要求,结合结业综合考核标准,从外科总论以及甲状腺、乳腺、肝胆胰、胃肠、血管外科等各亚专业,选取普外科常见病、多发病为切入点,结合临床指南,介绍相关疾病的最新临床研究进展;深入剖析疾病的解剖、诊断、治疗及随访要点,详细介绍了标准外科诊疗过程和处理规范。本书可作为外科住院医师规范化培训的补充教材,也可供本科生、研究生以及相关临床医务人员使用。

图书在版编目(CIP)数据

住院医师规范化培训普外科手册/ 刘颖斌,曹晖主编. 一上海:上海交通大学出版社,2022.7
ISBN 978 - 7 - 313 - 26949 - 2

Ⅰ. ①住… Ⅱ. ①刘… ②曹… Ⅲ. ①外科学—岗位培训—手册 Ⅳ. ①R6 - 62

中国版本图书馆 CIP 数据核字(2022)第 096828 号

住院医师规范化培训普外科手册
ZHUYUAN YISHI GUIFANHUA PEIXUN PUWAIKE SHOUCE

主　编:	刘颖斌　曹　晖			
出版发行:	上海交通大学出版社	地　　址:	上海市番禺路 951 号
邮政编码:	200030	电　　话:	021 - 64071208
印　制:	上海锦佳印刷有限公司	经　　销:	全国新华书店
开　本:	787 mm×1092 mm　1/16	印　　张:	15.5
字　数:	326 千字			
版　次:	2022 年 7 月第 1 版	印　　次:	2022 年 7 月第 1 次印刷
书　号:	ISBN 978 - 7 - 313 - 26949 - 2			
定　价:	58.00 元			

本书编委会

学术顾问　全志伟　李宏为　秦新裕

主　　编　刘颖斌　曹　晖

副 主 编　董　平　张生来　赵恩昊

编　　委　（按姓氏笔画排序）

王雪峰　吕文杰　庄　明　庄鹏远　杨一鹏　杨　勇

束弈俊　邱明科　沈　军　张　飞　张文杰　欧敬民

翁明哲　梅佳玮　龚　伟　董　谦　韩宝三　储冰峰

前 言

　　住院医师规范化培训制度是毕业后医学教育的重要组成部分,体现了我国医学教育体系与国际化接轨的最新成果。住院医师规范化培训是国际上公认的医学生成长为合格临床医师的必由之路,是培养高水平临床医学人才的重要手段和必经途径。上海市自2010年起,依托优势医疗资源,颁发了《上海市住院医师规范化培训实施办法(试行)》,在全国率先正式启动住院医师规范化培训制度。通过坚持顶层设计,不断探索创新,上海住院医师规范化培训工作已建立、健全了一套完善的培训管理体系,为在全国范围内启动住院医师规范化培训起到了引领作用。2013年12月,原国家卫生和计划生育委员会等7部委发布了《关于建立住院医师规范化培训制度的指导意见》,正式揭开了全国住院医师规范化培训制度的帷幕。到2020年底,全国范围内已基本建立住院医师规范化培训制度,形成了较为完善的政策体系和培训体系,使新一代住院医师的临床诊疗水平和综合能力得到了切实提高及保障。

　　外科学位列第一批19个临床类培训专业之一,标志着外科住院医师规范化培训工作进入了一个新的层次。学员需进入外科基地接受统一培训,加强外科学基础知识和临床技能的学习和考核,最终通过结业综合考核成为一名合格的外科医师,而普外科是外科培训系统中重要的组成部分之一。普外科住院医师规范化培训教学除了构建合理的培养体系外,还需要与之相配套的教材,才能确保培训的质量与效果。目前国内针对普外科住院医师规范化培训方面的教材尚不多见。为此,我们在充分调研的基础上,根据国家和上海市出台的《住院医师规范化培训细则》规定的普外科培训目标和病种要求,结合结业综合考核标准,编写了《住院医师规范化培训普外科手册》,旨在加强外科住院医师临床思维能力的构建。

　　本书作为外科住院医师规范化培训教材的补充,从外科总论以及甲状腺、乳腺、肝胆胰、胃肠、血管外科等各亚专业,选取了《住院医师规范化培训细则》中要求掌握的普外科常见病、多发病为切入点,从解剖、诊断、治疗及随访"四要点"详细介绍了普外科临床实践中常见病和多发病的标准外科诊疗过程和处理规范,同时结合临床指南,介绍相关疾病的临床研究进展。本书参编人员均为普外科一线骨干临床医师,具有丰富的临床工作经验和教学经验。注重"三基"(基础理论、基本知识和基本技能)能力培养。紧跟普外科发展前沿,介绍最新进展及治疗方法,拓展读者视野。

虽然本书的编写主要为配合外科住院医师规范化培训工作,供外科学专业规范化培训学员使用,但本书的读者对象比较广泛,也可供临床医学专业的本科生、研究生以及相关临床医务人员使用。

各位读者在使用本书过程中如发现错漏和不当之处,敬请指正!

刘颖斌

2022 年 1 月 18 日

目 录

第一章
外科患者的液体管理

第一节 水电解质平衡

一、体液

(一) 体液的量、分布与组成

体液的量与性别、年龄及胖瘦有关。肌肉组织含水量较多,占75%～80%;而脂肪组织含水量少,占10%～30%。男性的体脂含量少于女性,因此成年男性的体液量约为体重的60%,而成年女性的体液量约占体重的55%,两者均有约15%的变化幅度。小儿的脂肪含量较少,故体液量占体重的比例较高,新生儿可达体重的80%。随着年龄的增长,其体内的脂肪逐渐增多,14岁之后体液所占比例已与成年人相差不多。

体液可分为细胞内液和细胞外液两部分。细胞内液绝大部分存在于骨骼肌中,男性的细胞内液约占体重的40%,女性的约占体重的35%。细胞外液包括血浆和组织间液两部分,男、女性的细胞外液均占体重的20%左右,其中血浆量约占体重的5%,组织间液量约占体重的15%(见表1-1-1)。

表1-1-1 正常人的体液量(占体重%)(近似值)

体 液	新生儿	2～14 岁	成人男(女)
细胞内液量	35	40	40(35)
细胞外液量			
血浆	5	5	5
组织间液	40	20	15
总体液量	80	65	60(55)

绝大部分的组织间液能与血管内液体或细胞内液迅速进行交换而取得平衡,在维持机体的水和电解质平衡方面具有重要作用,因此被称为功能性细胞外液。另有一小部分组织间液,包括结缔组织液和所谓"细胞间隙液",如脑脊液、关节液和消化液等,虽然具有各自的功能,但它们与血管内液体或细胞内液仅有缓慢的交换和取得平衡的能力,在维持体液平衡方面的作用甚小,因此被称为无功能性细胞外液。无功能性细胞外液约占组织间液的 10%,占体重的 $1\% \sim 2\%$。某些体液如胃肠消化液等虽属无功能性细胞外液,但在某些情况下其变化仍会导致机体水、电解质和酸碱平衡的明显失调。体液的主要成分是水、电解质和非电解质(葡萄糖、尿素等)。细胞外液和细胞内液中所含的离子成分有很大不同,细胞外液中最主要的阳离子是 Na^+,主要的阴离子是 Cl^-、HCO_3^- 和蛋白质;细胞内液中的主要阳离子是 K^+ 和 Mg^{2+},主要阴离子是 HPO_4^{2-} 和蛋白质。细胞外液和细胞内液的渗透压相等,正常的血浆渗透压为 $290 \sim 310$ mmol/L。保持渗透压的稳定是维持细胞内、外液平衡的基本保证。

(二)体液平衡和渗透压的调节

机体体液正常渗透压的维持和恢复通过下丘脑-垂体后叶-抗利尿激素系统,血容量的恢复和维持则是通过肾素-血管紧张素-醛固酮系统。这两个系统共同作用于肾脏,通过调节水、钠等电解质的吸收和排泄,从而达到维持体液平衡和内环境稳定。当血容量下降或动脉血压下降 10%,抗利尿激素分泌增加,导致水、钠吸收增加,从而恢复血容量。血容量与渗透压相比,前者对机体更为重要。所以当血容量锐减,又有血浆渗透压降低时,前者对抗利尿激素的促分泌作用远远强于低渗透压对抗利尿激素分泌的抑制作用,其目的是优先保持和恢复血容量,从而保证重要器官的灌注和氧供。

在体内丧失水分时,细胞外液的渗透压增高可刺激下丘脑-垂体后叶-抗利尿激素系统产生口渴反应,机体主动增加饮水;抗利尿激素的分泌增加时,远曲小管和集合管上皮细胞对水分的重吸收加强,于是尿量减少,水分则被保留在体内,使已升高的细胞外液渗透压降至正常。反之,体内水分增多时,细胞外液渗透压降低,口渴反应被抑制;抗利尿激素的分泌减少时,使远曲小管和集合管上皮细胞对水分的重吸收减少,排出体内多余的水分,使已降低的细胞外液渗透压回升至正常。抗利尿激素分泌的这种反应十分敏感,只要血浆渗透压较正常值约有 2% 的变化,该激素的分泌就有相应的变化,最终使机体水分能保持动态平衡。

此外,肾小球旁细胞分泌的肾素和肾上腺皮质分泌的醛固酮也参与体液平衡的调节。当血容量减少和血压下降时,可刺激肾素分泌增加,血管紧张素生成增加,进而刺激肾上腺皮质增加醛固酮的分泌。后者可促进远曲小管对 Na^+ 的重吸收和 K^+、H^+ 的排泄。随着 Na^+ 重吸收的增加,水的重吸收也增多,这样就可使已降低的细胞外液量增加至正常。

二、水和钠的代谢紊乱

在细胞外液中水和钠的关系非常密切,故一旦发生代谢紊乱,缺水和失钠常同时存在。不同原因引起的水和钠的代谢紊乱,在缺水和失钠的程度上会有所不同,水和钠既可按比例丧失,也可缺水少于缺钠,或缺水多于缺钠。这些不同缺失的形式所引起的病理生理变化以及临床表现也就不同,各种类型水、钠代谢紊乱的特征见表1-1-2。

表 1-1-2 不同类型缺水的特征

缺水类型	丢失成分	典型病症	临床表现	实 验 室 检 查
等渗性	等比 Na^+,H_2O	肠瘘	舌干,不渴	血浓缩,血 Na^+ 正常
低渗性	$Na^+ > H_2O$	慢性肠梗阻	神志差,不渴	血 Na^+ ↓
高渗性	$H_2O > Na^+$	食管癌梗阻	有口渴	血 Na^+ ↑

(一) 等渗性缺水(isotonic dehydration)

等渗性缺水又称急性缺水或混合性缺水,这种缺水类型在外科患者最易发生。水和钠成比例地丧失,因此血清钠仍在正常范围,细胞外液的渗透压也可保持正常。但等渗性缺水可造成细胞外液量(包括循环血量)迅速减少。由于丧失的液体为等渗,细胞外液的渗透压基本不变,细胞内液并不会代偿性地向细胞外间隙转移,因此细胞内液的量一般不发生变化。但如果这种体液丧失持续时间较久,细胞内液也会逐渐外移,随同细胞外液一起丧失,以致引起细胞缺水。机体对等渗性缺水的代偿机制是肾入球小动脉壁的压力感受器受到管内压力下降的刺激,以及肾小球滤过率下降所致的远曲小管液内 Na^+ 的减少,引起肾素-血管紧张素-醛固酮系统的兴奋,使醛固酮的分泌增加。醛固酮促进远曲小管对钠的重吸收,随钠一同被重吸收的水量也有所增加,从而代偿性地使细胞外液量回升。

1. 病因

等渗性缺水的常见病因: ① 消化液的急性丧失,如肠外瘘、大量呕吐等;② 体液丧失在感染区或软组织内,如腹腔内或腹膜后感染、肠梗阻、烧伤等,其丧失的体液成分与细胞外液基本相同。

2. 临床表现

等渗性缺水患者的主要症状有恶心、厌食、乏力、少尿等,但不口渴;体征主要包括舌干燥、眼窝凹陷、皮肤干燥或松弛。若在短期内体液丧失量达到体重的 5%,即丧失细胞外液的 25%,患者会出现脉搏细速、肢端湿冷、血压不稳定或下降等血容量不足的表现。当体液继续丧失达体重的 6%～7% 时(相当于丧失细胞外液的 30%～35%),则会出现更严重的休克表现。休克的微循环障碍必然导致酸性代谢产物的大量产生和积聚,因此常伴发代谢性酸中毒。如果患者丧失的体液主要为胃液,因有 H^+ 的大量丧失,则可伴发代谢性碱中毒。

3. 诊断

大多数等渗性缺水患者有消化液或其他体液大量丧失的病史。患者每日的失液量越大,持续时间越长,症状就越明显。因此,依据病史和临床表现常可明确诊断。实验室检查可发现有血液浓缩现象,包括红细胞计数、血红蛋白含量和血细胞比容均明显增高。血清 Na^+、Cl^- 等一般无明显降低,尿比重增高,动脉血气分析可判断是否有酸(碱)中毒存在。

4. 治疗

原发病的治疗十分重要,若能及时去除病因,则缺水很容易被纠正。对等渗性缺水患者的治疗,主要是针对性地纠正其细胞外液的减少,可静脉滴注平衡盐溶液或等渗盐水,使血容量尽快得到补充。对已有脉搏细速和血压下降等表现者,表示细胞外液的丧失量已达体重的 5% 以上,需快速静脉滴注上述溶液约 3 000 ml(按体重 60 kg 计算)以恢复其血容量。注意所输注的液体应该是含钠的等渗液,如果输注不含钠的葡萄糖溶液则会出现低钠血症。另外,静脉快速输注上述液体时必须监测心脏功能,包括心率、中心静脉压或肺动脉楔压等。对血容量不足表现不明显者,可给予上述用量的 1/2~2/3,即 1 500~2 000 ml,以补充缺水、缺钠量。此外,还应补给每日需水量 2 000 ml 和氯化钠 4.5 g。

平衡盐溶液的电解质含量和血浆内含量相仿,用来治疗等渗性缺水比较理想。目前常用的平衡盐溶液有乳酸钠和复方氯化钠溶液(1.86% 乳酸钠溶液和复方氯化钠溶液之比为 1:2)以及碳酸氢钠和等渗盐水溶液(1.25% 碳酸氢钠溶液和等渗盐水之比为 1:2)两种。如果单用等渗盐水,因溶液中的 Cl^- 含量比血清中的 Cl^- 的含量高 50 mmol/L(Cl^- 含量分别为 154 mmol/L 及 103 mmol/L),大量输入后有导致血 Cl^- 过高、引起高氯性酸中毒的危险。在纠正缺水后,排钾量会有所增加,血清 K^+ 浓度也因细胞外液量的增加而被稀释降低,故应注意预防低钾血症的发生。一般在血容量补充使尿量达 40 ml/h 后,即应开始补钾。

(二)低渗性缺水(hypotonic dehydration)

低渗性缺水又称慢性缺水或继发性缺水。此时水和钠同时缺失,但失钠多于缺水,故血清钠低于正常范围,细胞外液呈低渗状态。机体的代偿机制表现为抗利尿激素的分泌减少,使水在肾小管内的重吸收减少,尿量排出增多,从而提高细胞外液的渗透压。但这样会使细胞外液总量更为减少,于是细胞间液进入血液循环,以部分地补偿血容量。为避免循环血量再减少,机体将不再顾及渗透压的维持。此时肾素-血管紧张素-醛固酮系统发生兴奋,使肾减少排钠,增加 Cl^- 和水的重再吸收。血容量下降刺激神经垂体,使抗利尿激素分泌增多,水重吸收增加,出现少尿。如血容量继续减少,上述代偿功能无法维持血容量时,患者将出现休克。

1. 病因

低渗性缺水的主要病因:① 胃肠道消化液持续性丢失,例如反复呕吐、长期胃肠减压引流或慢性肠梗阻,以致大量钠随消化液排出;② 大创面的慢性渗液;③ 应用排钠利尿剂如氯噻酮、依他尼酸(利尿酸)等时,钠和水大量排出,如果未注意补给适量的钠盐,导致体内缺钠程度高于缺水;④ 等渗性缺水治疗时补充水分过多。

2. 临床表现

低渗性缺水患者的临床表现随缺钠程度不同而不同。患者一般无口渴感,常见症状有恶心、呕吐、头晕、视力模糊、软弱无力、起立时容易晕倒等。当循环血量明显下降时,肾的滤过量相应减少,以致体内代谢产物潴留,患者可出现神志淡漠、肌痉挛性疼痛、腱反射减弱和昏迷等症状。

根据缺钠程度,低渗性缺水可分为三度:轻度缺钠者血钠浓度≤135 mmol/L,患者感觉疲乏、头晕、手足麻木,尿中 Na^+ 减少;中度缺钠者血钠浓度≤130 mmol/L,患者除有上述症状外,尚有恶心、呕吐、脉搏细速、血压不稳定或下降、脉压变小、浅静脉萎陷、视力模糊、直立性眩晕、尿量少,尿中几乎不含钠和氯;重度缺钠者血钠浓度≤120 mmol/L,患者表现为神志不清、肌痉挛性抽搐、腱反射减弱或消失、木僵甚至昏迷,常发生休克。

3. 诊断

如患者有上述特点的体液丢失病史和临床表现,可初步诊断为低渗性缺水。进一步的检查包括:① 尿液检查,尿比重≤1.010,尿 Na^+ 和 Cl^- 明显减少;② 血钠测定,血钠浓度≤135 mmol/L,表明有低钠血症,血钠浓度越低则病情越重;③ 红细胞计数、血红蛋白量、血细胞比容及血尿素氮值均有增高。

4. 治疗

低渗性缺水患者的治疗应积极处理致病原因。针对低渗性缺水时细胞外液缺钠多于缺水的血容量不足的情况,应静脉输注含盐溶液或高渗盐水,以纠正细胞外液的低渗状态并补充血容量。静脉输液原则:输注速度应先快后慢,总输入量应分次完成。每 8～12 h 根据临床表现及检测资料(血 Na^+、Cl^- 浓度,血气分析和中心静脉压等)随时调整输液计划。

低渗性缺水的补钠量可按下列公式计算:

$$需补充的钠量(mmol) = [血钠的正常值(mmol/L) - 血钠测得值(mmol/L)] \times 体重(kg) \times 0.6(女性为 0.5)$$

举例:女性患者,体重 60 kg,血钠浓度为 130 mmol/L,则

$$补钠量 = (142 - 130) \times 60 \times 0.5 = 360 \ mmol$$

以 17 mmol Na^+ 相当于 1 g 钠盐计算,应补氯化钠量约为 21 g。当天先补 1/2 量,即 10.5 g,加每天正常需要量 4.5 g,共计 15 g。以输注 5% 葡萄糖盐水 1 500 ml 即可基本完成。此外,还应补给日需液体量 2 000 ml。其余的一半钠,可在第二天补给。

必须强调,上述公式仅作为补钠安全剂量的估计,临床上完全依靠公式决定补钠量是不可取的。如果将计算的补钠总量全部快速输入,可能造成血容量过高,对心功能不全者将非常危险。临床上应采取分次纠正并监测临床表现及血钠浓度的方法,一般总是先补充缺钠量的一部分以解除急性症状,使血容量有所纠正,同时肾功能亦有望得到改善,为进一步的纠正创造条件。

因重度缺钠出现休克者,应先补足血容量,以改善微循环和组织器官的灌注。晶体液(复方乳酸氯化钠溶液、等渗盐水)和胶体溶液(羟乙基淀粉、右旋糖酐和血浆)都可应用。但晶体液的用量一般要比胶体液用量大 $2\sim3$ 倍。然后可静脉滴注高渗盐水(一般为 5% 氯化钠溶液)$200\sim300$ ml,尽快纠正血钠过低,以进一步恢复细胞外液量和渗透压,使水从水肿的细胞中外移。但输注高渗盐水时应严格控制滴速,每小时不应超过 $100\sim150$ ml,以后根据病情及血钠浓度再调整治疗方案。

在补充血容量和钠盐后,由于机体的代偿调节功能,合并存在的酸中毒常可同时得到纠正,所以并不需要在一开始就用碱性药物治疗。如经动脉血气分析测定酸中毒仍未完全纠正,可静脉滴注 5% 的碳酸氢钠溶液 $100\sim200$ ml,以后视病情纠正程度再决定治疗方案。在尿量达到 40 ml/h 后,同样要注意补钾。

(三) 高渗性缺水(hypertonic dehydration)

高渗性缺水又称原发性缺水。虽有水和钠的同时丢失,但因缺水更多,故血清钠高于正常范围,细胞外液的渗透压升高。严重缺水可使细胞内液移向细胞外间隙,造成细胞内、外液量都有减少。最后由于脑细胞缺水,可导致脑功能障碍的严重后果。机体对高渗性缺水的代偿机制是:高渗状态刺激位于视丘下部的口渴中枢,患者感到口渴而饮水,使体内水分增加,以降低细胞外液渗透压。另外,细胞外液的高渗状态可引起抗利尿激素分泌增多,使远曲小管和集合管对水的重吸收增加,尿量减少;也可使细胞外液的渗透压降低和恢复其容量。如缺水加重致循环血量显著减少,又会引起醛固酮分泌增加,加强对钠和水的重吸收,以维持血容量。

1. 病因

高渗性缺水的主要病因:① 摄入水分不够,如食管癌致吞咽困难,重危患者的给水不足,经鼻胃管或空肠造口管给予高浓度肠内营养溶液等;② 水分丧失过多,如高热大量出汗(汗中含氯化钠 0.25%)、大面积烧伤暴露疗法、糖尿病未控制导致大量尿液排出等。

2. 临床表现

患者的缺水程度不同,症状亦不同。可将高渗性缺水分为三度:轻度缺水者缺水量为体重的 $2\%\sim4\%$,除口渴外,无其他症状;中度缺水者缺水量为体重的 $4\%\sim6\%$,极度口渴,有乏力、尿少和尿比重增高、唇舌干燥、皮肤失去弹性、眼窝下陷的症状,并常有烦躁不安的表现;重度缺水者缺水量超过体重的 6%,除上述症状外,还可出现躁狂、幻觉、谵妄,甚至昏迷。

3. 诊断

病史和临床表现有助于高渗性缺水的诊断。实验室检查的异常包括:① 尿比重高;② 红细胞计数、血红蛋白量、血细胞比容轻度升高;③ 血钠浓度升高,在 150 mmol/L 以上。

4. 治疗

高渗性缺水治疗最重要的是去除病因。无法口服的患者,可静脉滴注 5% 的葡萄糖溶液或低渗的 0.45％氯化钠溶液补充已丧失的液体。所需补充液体量可先根据临床表现估计丧失水量占体重的百分比,然后按每丧失体重的 1％补液 400～500 ml 计算。为避免输入过量而致血容量的过分扩张及水中毒,计算所得的补水量一般可分在 2 天内补给。治疗 1 天后应监测全身情况及血钠浓度,酌情调整次日的补给量。此外,补液量中还应包括每天正常需要量 2 000 ml。

应该注意,高渗性缺水者实际上也有缺钠,只是因为缺水更多,才使血钠浓度升高。所以,如果在纠正时只补给水分,可能后来又会出现低钠血症。如需纠正同时存在的缺钾,可在尿量超过 40 ml/h 后补钾。经上述补液治疗后若仍存在酸中毒,可酌情补给碳酸氢钠溶液。

(四) 水中毒(water intoxication)

水中毒又称稀释性低血钠。临床上较少发生,系指机体的摄入水总量超过了排出水量,以致水分在体内潴留,引起血浆渗透压下降和循环血量增多。

1. 病因

水中毒的主要病因:① 各种原因所致的抗利尿激素分泌过多;② 肾功能不全,排尿能力下降;③ 机体摄入水分过多或接受过多的静脉输液。此时,细胞外液量明显增加,血清钠浓度降低,渗透压亦下降。

2. 临床表现

急性水中毒发病急骤。水过多所致的脑细胞肿胀可造成颅内压增高,引起一系列神经、精神症状,如头痛、嗜睡、躁动、精神紊乱、定向能力失常、谵妄,甚至昏迷。若发生脑疝则会出现相应的神经定位体征。慢性水中毒的症状往往被原发疾病的症状所掩盖,患者可有软弱无力、恶心、呕吐、嗜睡等,体重明显增加,皮肤苍白而湿润。

实验室检查可发现:红细胞计数、血红蛋白量、血细胞比容和血浆蛋白量均降低;血浆渗透压降低,以及红细胞平均体积增加和红细胞平均血红蛋白浓度降低。提示细胞内、外液量均增加。

3. 治疗

水中毒一经诊断,应立即停止水分摄入。程度较轻者,在机体排出多余的水分后,水中毒即可解除。程度严重者,除禁水外,还需应用利尿剂以促进水分的排出。一般可用渗透性利尿剂,如 20％甘露醇或 25％山梨醇 200 ml 静脉快速滴注(20 min 内滴完),可减轻脑细胞水肿和增加水分排出;也可静脉注射襻利尿剂,如呋塞米(速尿)和依他尼酸。

对于水中毒预防更为重要。有许多因素容易引起抗利尿激素的分泌过多,例如疼痛、失血、休克、创伤及大手术等。对于这类患者的输液治疗,应注意避免过量。急性肾功能不全和慢性心功能不全者,更应严格限制摄入水量。

三、体内钾的异常

钾是细胞内最主要的电解质,体内钾总含量的 98％存在于细胞内。细胞外液的含钾量仅是总量的 2%，但却有许多重要的生理功能：参与、维持细胞的正常代谢，维持细胞内液的渗透压和酸碱平衡，维持神经肌肉组织的兴奋性，以及维持心肌正常功能等。正常血钾浓度为 3.5～5.5 mmol/L，其代谢异常包括低钾血症和高钾血症，以前者为常见。

（一）低钾血症（hypokalemia）

低钾血症患者的血钾浓度低于 3.5 mmol/L。

1. 病因

低钾血症的常见原因：① 长期进食不足；② 应用呋塞米、依他尼酸等利尿剂，Ⅰ型和Ⅱ型肾小管性酸中毒，急性肾衰竭的多尿期，以及盐皮质激素（醛固酮）过多使钾从肾排出过多；③ 补液患者长期接受不含钾盐的液体，或静脉营养液中钾盐补充不足；④ 呕吐、持续胃肠减压、肠瘘等，钾从肾外途径丧失；⑤ 钾向组织内转移，见于大量输注葡萄糖和胰岛素，或代谢性、呼吸性碱中毒时。

2. 临床表现

低钾血症患者最早的症状是肌无力，先是四肢软弱无力，以后可延及躯干和呼吸肌；一旦呼吸肌受累，可致呼吸困难或窒息；还可有软瘫、腱反射减退或消失。患者有厌食、恶心、呕吐和腹胀、肠蠕动消失等肠麻痹表现。心脏受累主要表现为传导阻滞和节律异常。典型的心电图改变为早期出现 T 波降低、变平或倒置，随后出现 ST 段降低、Q-T 间期延长和 U 波。但并非每个患者都有心电图改变，故不应单凭心电图异常来诊断低钾血症。应该注意，低钾血症的临床表现有时可以很不明显，特别是当患者伴有严重的细胞外液减少时。这时的临床表现主要是缺水、缺钠所致的症状。但当缺水被纠正之后，由于钾浓度被进一步稀释而降低，此时就会出现低钾血症的症状。此外，低钾血症可致代谢性碱中毒，这是因为一方面 K^+ 由细胞内移出，与 Na^+、H^+ 的交换增加（每移出 3 个 K^+，即有 2 个 Na^+ 和 1 个 H^+ 移入细胞内），使细胞外液的 H^+ 浓度降低；另一方面，远曲肾小管 Na^+、K^+ 交换减少，Na^+、H^+ 交换增加，使排 H^+ 增多。这两方面的作用即可使患者发生低钾性碱中毒。此时，由于尿液中 H^+ 增加，尿液呈酸性，即反常性酸性尿。

3. 诊断

根据病史、临床表现和血钾浓度低于 3.5 mmol/L，即可做出低钾血症的诊断。心电图检查可作为辅助性诊断手段。

4. 治疗

通过积极处理造成低钾血症的病因，减少钾的丢失，较易纠正低钾血症。临床上判断缺钾的程度很难。虽有根据血钾测定结果来计算补钾量的方法，但其实用价值很小。通常是采取分次补钾，边治疗边观察的方法。外科的低钾血症者常无法口服钾剂，都需经静脉补给。补钾量可参考血钾浓度降低程度，每天补钾 40～80 mmol。以每克氯化钾相等于 13.4 mmol 钾计算，每天补氯化钾 3～6 g。少数低钾血症患者，上述补钾量往往无法纠正低钾血症，需要增加补充的钾量，每天可以高达 100～200 mmol。静脉补充钾时需严格限制浓度及速度，每升输液中含钾量不宜超过 40 mmol（相当于氯化钾 3 g），溶液应缓慢滴注,输入钾量应控制在 20 mmol/h 以下。因为细胞外液的钾总量仅 60 mmol,如果含钾溶液输入过快,血钾浓度可能短期内增高许多,将有致命的危险。如果患者伴有休克,应先输给晶体液及胶体液,尽快恢复其血容量。待尿量超过 40 ml/h 后,再静脉补充钾。临床上常用的钾制剂是 10% 的氯化钾溶液,这种制剂除能补钾外,由于低钾血症常伴有细胞外液的碱中毒,在补氯化钾后一起输入的 Cl^- 则有助于减轻碱中毒。此外,氯缺乏还会影响肾的保钾能力。所以输注氯化钾,不仅补充了 K^+,还可增强肾的保钾作用,有利于低钾血症的治疗。由于补钾剂是分次给予,因此要完成纠正体内的缺钾,常需连续 3~5 天的治疗。

（二）高钾血症(hyperkalemia)

高钾血症患者的血钾浓度超过 5.5 mmol/L。

1. 病因

高钾血症的常见原因:① 进入体内(或血液内)的钾量太多,如口服或静脉输入氯化钾,使用含钾药物,以及大量输入保存期较长的库血等;② 肾排钾功能减退,如急性及慢性肾衰竭,应用保钾利尿剂如螺内酯(安体舒通)、氨苯蝶啶等,以及盐皮质激素不足等;③ 细胞内钾的移出,如溶血、组织损伤(如挤压综合征)、酸中毒等。

2. 临床表现

高钾血症者的临床表现无特异性,可有神志模糊、感觉异常和肢体软弱无力等。严重高钾血症者有微循环障碍的临床表现,如皮肤苍白、发冷、青紫、低血压等;常有心动过缓或心律不齐。最危险的是高血钾可导致心搏骤停。高钾血症特别是血钾浓度超过 7 mmol/L 的患者会有心电图的异常变化,早期改变为 T 波高而尖,P 波波幅下降,随后出现 QRS 增宽,PR 间期延长。

3. 诊断

有引起高钾血症原因的患者,当出现无法用原发病解释的临床表现时应考虑有高钾血症的可能。应立即做血清钾浓度测定,血钾超过 5.5 mmol/L 即可确诊。心电图有辅助诊断价值。

4. 治疗

高钾血症有导致患者心搏突然停止的危险。因此,一经诊断应予积极治疗。

（1）首先应立即停用一切含钾的药物或溶液。

（2）降低血清钾浓度,可采取下列措施促使 K^+ 转入细胞内。① 输注碳酸氢钠溶液,先静脉注射 5% 碳酸氢钠溶液 60~100 ml,再继续静脉滴注 100~200 ml。这种高渗性碱性溶液输入后可使血容量增加,不仅可使血清 K^+ 得到稀释,降低血钾浓度,又能使 K^+ 移入细胞内或由尿排出。同时,还有助于酸中毒的治疗。注入的 Na^+ 可使肾远曲小管的 Na^+、K^+ 交换增加,使 K^+ 从尿中排出。② 输注葡萄糖溶液及胰岛素。用 25% 葡萄糖溶液 10~200 ml,每 5 g 糖加入胰岛素 1 U,静脉滴注,可使 K^+ 转入细胞内,从而暂时降低血钾浓度。必要时,可以每 3~4 h 重复用药。③ 对于肾功能不全、不宜输液过多者,可用

10％葡萄糖酸钙 100 ml、11.2％乳酸钠溶液 50 ml、25％葡萄糖溶液 400 ml,加入胰岛素 20 U,24 h 缓慢静脉滴入。

（3）阳离子交换树脂的应用:可口服,每次 15 g,每日 4 次,可通过消化道排出 K^+ 排出。为防止便秘、粪块堵塞,可同时口服山梨醇或甘露醇以导泻。

（4）透析疗法:有腹膜透析和血液透析两种,用于上述治疗仍无法降低血钾浓度或者严重高钾血症的患者。

（5）对抗心律失常:钙与钾有对抗作用,静脉注射 10％葡萄糖酸钙溶液 20 ml 能缓解 K^+ 对心肌的毒性作用,此法可重复使用;也可将 10％的葡萄糖酸钙溶液 30～40 ml 加入静脉补液内滴注。

四、体内钙的异常

机体内钙的绝大部分(99％)以磷酸钙和碳酸钙的形式贮存于骨骼中,细胞外液钙仅是总钙量的 0.1％。血清钙浓度相当恒定,为 2.25～2.75 mmol/L。其中约半数为蛋白结合钙,5％为与有机酸结合的钙,这两部分成为非离子化钙。其余的 45％为离子化钙,这部分钙起着维持神经肌肉稳定性的作用。不少外科患者可发生不同程度的钙代谢紊乱,特别是发生低钙血症。

（一）低钙血症（hypocalcemia）

1. 病因

低钙血症可发生在急性重症胰腺炎、坏死性筋膜炎、肾衰竭、消化道瘘和甲状旁腺功能受损的患者。后者是指由于甲状腺切除手术影响了甲状旁腺的血供或甲状旁腺被一并切除,或是颈部放疗使甲状旁腺受累。

2. 临床表现

与血清钙浓度降低后神经肌肉兴奋性增强有关,有容易激动、口周和指(趾)尖麻木及针刺感、手足抽搐、肌肉痛、腱反射亢进以及低钙击面征(Chvostek 征)、低钙束臂征(Trousseau 征)阳性。血清钙浓度低于 2 mmol/L 有诊断价值。

3. 治疗

首先应积极治疗原发疾病。为缓解症状,可用 10％的葡萄糖酸钙 10～20 ml 或 5％的氯化钙 10 ml 静脉注射,必要时 8～12 h 后再重复注射。同时纠正可能存在的酸中毒,有利于提高血清中离子钙的含量。长期治疗的患者可逐渐以口服钙剂及维生素 D 替代,以减少钙剂的静脉用量。

（二）高钙血症（hypercalcemia）

1. 病因

高钙血症主要见于甲状旁腺功能亢进症,如甲状旁腺增生或腺瘤形成者。其次是骨转移性癌,特别是在接受雌激素治疗的骨转移性乳癌。转移至骨的肿瘤细胞导致骨质破坏、骨钙释放,使血清钙浓度升高。

2. 临床表现

高钙血症患者的早期症状无特异性,血钙浓度进一步增高时可出现严重头、背和四肢疼痛等。在甲状旁腺功能亢进症的病程后期,可致全身性骨质脱钙,发生多发性病理性骨折。

3. 治疗

甲状旁腺功能亢进症患者应接受手术治疗,切除腺瘤或增生的腺组织后可彻底治愈。对骨转移性癌患者可给予低钙饮食,补充足够水分以利于钙的排泄。

五、体内镁的异常

镁是体内含量占第四位的阳离子。约半数的镁存在于骨骼内,其余几乎都在细胞内,仅 1% 存在于细胞外液中。镁对神经活动的控制、神经肌肉兴奋性的传递、肌肉收缩及心脏激动性等方面均具有重要作用。正常血镁浓度为 0.70~1.10 mmol/L。

(一) 镁缺乏(magnesium deficiency)

1. 病因

饥饿、吸收障碍综合征、长时期的胃肠道消化液丧失(如肠瘘),以及长期静脉输液中不含镁、急性重症胰腺炎等是导致镁缺乏的主要原因。

2. 临床表现

镁缺乏与钙缺乏很相似,患者可表现为神经、肌肉及中枢神经系统的功能亢进,有肌震颤、手足抽搐及 Chvostek 征阳性等,严重者有烦躁不安、谵妄及惊厥等。血清镁浓度与机体镁缺乏不一定相平行,即镁缺乏时血清镁浓度不一定降低。因此,凡有诱因且有症状者,就应疑有镁缺乏。镁负荷试验具有诊断价值。正常人在静脉输注氯化镁或硫酸镁0.25 mmol/kg 后,注入量的 90% 很快从尿中排出;而镁缺乏者则不同,注入量的 40%~80% 被保留在体内,尿镁很少。

3. 治疗

镁缺乏患者可按每天 0.25 mmol/kg 的剂量静脉补充氯化镁或硫酸镁,25% 的硫酸镁溶液 1 ml 含镁 1 mmol,60 kg 体重者可补 25% 硫酸镁 15 ml。重症者可按每天1 mmol/kg 补充镁盐。完全纠正镁缺乏需较长的时间,因此在解除症状后仍应每天补硫酸镁 5~10 ml,持续 1~3 周。肠外营养中应注意添加镁剂,常用量为每天 6~7 mmol。静脉补充镁剂时,输注速度不能太快,过多、过快地补充可能引起急性镁中毒。

(二) 镁过多(magnesium excess)

1. 病因

体内镁过多主要发生在肾功能不全时,偶可见于应用硫酸镁治疗子痫的过程中。烧伤早期、广泛性外伤或外科应激反应、严重细胞外液量不足和严重酸中毒等也可引起血清镁增高,血清镁浓度可超过 3 mmol/L。

2. 临床表现

镁过多患者有乏力、疲倦、腱反射消失和血压下降等症状。血镁浓度明显增高时,心脏传导功能可发生障碍,心电图改变与高钾血症相似,可显示 PR 间期延长,QRS 波增宽和 T 波增高;晚期可出现呼吸抑制、嗜睡和昏迷,甚至心搏骤停。

3. 治疗

停止输入镁剂,经静脉缓慢输注 10%葡萄糖酸钙(或氯化钙)溶液 10~20 ml,以对抗镁对心脏和肌肉的抑制,同时积极纠正酸中毒和缺水。若疗效不佳,可能需用透析治疗。

六、体内磷的异常

成人体内含磷 700~800 g,约 85%存在于骨骼中,细胞外液中含磷仅 2 g。正常血清无机磷浓度为 0.96~1.62 mmol/L。磷是核酸及磷脂的基本成分,是高能磷酸键的成分之一,磷还参与蛋白质的磷酸化、细胞膜的组成,以及参与酸碱平衡等。

(一) 低磷血症(hypophosphatemia)

低磷血症患者的血清无机磷浓度<0.96 mmol/L,主要病因有:甲状旁腺功能亢进症、严重烧伤或感染、大量葡萄糖及胰岛素输入使磷进入细胞内,以及长期肠外营养未补充磷制剂。临床上低磷血症的发生率并不低,由于缺乏特异性的临床表现而常被忽略。低磷血症可有神经肌肉症状,如头晕、厌食、肌无力等;重症者可有抽搐、精神错乱、昏迷,甚至可因呼吸肌无力而危及生命。对低磷血症患者采取预防措施很重要。长期禁食而需静脉输液者应在溶液中每天常规添加磷 10 mmol,可给予 10%甘油磷酸钠 10 ml。严重低磷血症患者,可酌情增加磷制剂用量,但需密切监测血清磷的水平。对甲状旁腺功能亢进症患者,针对病因的手术治疗可使低磷血症得到纠正。

(二) 高磷血症(hyperphosphatemia)

高磷血症患者的血清无机磷浓度>1.62 mmol/L。高磷血症临床上很少见,可发生在急性肾衰竭、甲状旁腺功能减退症等。由于高磷血症常继发地导致低钙血症的发生,患者出现的是低血钙的一系列临床表现;还可因异位钙化而出现肾功能受损表现。治疗方面,除对原发病作防治外,可针对低钙血症进行治疗。急性肾衰竭伴明显高磷血症患者,必要时可进行透析治疗。

第二节 酸 碱 平 衡

一、概述

1. 酸碱平衡的调节

酸碱度适宜的体液环境是机体进行正常生理活动和代谢过程的需要。机体的体液保持着一定的 H^+ 浓度,亦即是保持着一定的 pH 值(动脉血浆 pH 值为 7.40±0.05)。但是人体在代谢过程中会不断产生酸性物质,也产生碱性物质,这将使体液中 H^+ 浓度经常有所变动,为了使血中 H^+ 浓度仅在很小范围内变动,机体对通过体液的缓冲系统、肺的呼吸和肾的排泄完成酸碱的调节。

血液中的缓冲系统以 HCO_3^-/H_2CO_3 最为重要。HCO_3^- 的正常平均值为 24 mmol/L,H_2CO_3 平均为 1.2 mmol/L($HCO_3^-/H_2CO_3=24/1.2=20:1$)。只要 HCO_3^-/H_2CO_3 的比值保持在 20:1,无论 HCO_3^- 和 H_2CO_3 绝对值的高低,血浆 pH 值仍然能保持在 7.40。从酸碱平衡的调节角度,肺的呼吸对酸碱平衡的调节作用主要是经肺将 CO_2 排出,使血中 $PaCO_2$ 下降,即调节了血中的 H_2CO_3。如果机体的呼吸功能失常,就可引起酸碱平衡紊乱,也会影响其对酸碱平衡紊乱的代偿能力。另一方面,肾脏在酸碱平衡调节系统中起重要作用,通过改变排出固定酸及保留碱性物质的量来维持正常血浆的 HCO_3^- 浓度,使血浆 pH 值不变。肾调节酸碱平衡的机制可归纳为:Na^+-H^+ 交换,排出 H^+;产生 NH_3 并与 H^+ 结合成 NH_4^+ 排出,排出 H^+;尿的酸化,排出 H^+;HCO_3^- 重吸收,增加碱储备。如果肾功能有异常,可影响其对酸碱平衡的正常调节,而且本身也会引起酸碱平衡紊乱。

2. 酸碱平衡的失调

广义而言,酸中毒或碱中毒也属于体液平衡失调类型中的成分失调。临床上,许多外科疾病可以导致机体出现酸碱平衡失调。原发性的酸碱平衡失调可分为代谢性酸中毒、代谢性碱中毒、呼吸性酸中毒和呼吸性碱中毒四种,有时可同时存在两种以上的原发性酸碱失调,称之为混合型酸碱平衡失调。当任何一种酸碱失调发生之后,机体都会通过代偿机制以减轻酸碱紊乱,尽量使体液的 pH 值恢复至正常范围。根据机体的代偿纠正程度可分为部分代偿、代偿及过度代偿。实际上,机体很难做到完全代偿。

根据酸碱平衡公式(Henderson-Hasselbalch 方程式),正常动脉血的 pH 值为:

$$pH 值 = 6.1 + \log[HCO_3^-]/(0.03 \times PaCO_2)$$
$$= 6.1 + \log 24/(0.03 \times 40) = 6.1 + \log 20/1 = 7.40$$

从上述公式可见,pH 值、HCO_3^- 及 $PaCO_2$ 是反映机体酸碱平衡的三大基本要素。其中,HCO_3^- 反映代谢性因素,HCO_3^- 的原发性减少或增加,可引起代谢性酸中毒或代谢性碱中毒。$PaCO_2$ 反映呼吸性因素,$PaCO_2$ 的原发性增加或减少,则引起呼吸性酸中毒或呼吸性碱中毒。

二、代谢性酸中毒

代谢性酸中毒是临床上最常见的酸碱平衡失调。由于酸性物质的积聚或产生过多,或 HCO_3^- 丢失过多,即可引起代谢性酸中毒。

1. 病因

(1)碱性物质丢失过多:见于腹泻、肠瘘、胆瘘和胰瘘等,也见于输尿管乙状结肠吻合术后;经粪便、消化液丢失 HCO_3^- 超过血浆中的量;应用碳酸酐酶抑制剂(如乙酰唑胺),

可使肾小管排 H^+ 及重吸收 HCO_3^- 减少,导致酸中毒。

(2) 酸性物质过多:失血性及感染性休克致急性循环衰竭、组织缺血缺氧,可使丙酮酸及乳酸大量产生,发生乳酸性酸中毒,这在外科很常见;糖尿病或长期不能进食者,体内脂肪分解过多可形成大量酮体,引起酮体酸中毒;抽搐、心搏骤停等同样也能引起体内有机酸的过多形成;为某些治疗的需要而应用氯化铵或盐酸精氨酸过多,以致血液中 Cl^- 增多,HCO_3^- 减少,也可引起酸中毒。

(3) 肾功能不全:由于肾小管功能障碍,内生性 H^+ 不能排出体外,或 HCO_3^- 吸收减少,均可致酸中毒。其中,远曲小管性酸中毒系泌 H^+ 功能障碍所致,近曲小管性酸中毒则是 HCO_3^- 重吸收功能障碍所致。机体对代谢性酸中毒有一定的代偿能力,上述任何原因所致的酸中毒均直接或间接地使 HCO_3^- 减少。如血浆中 H_2CO_3 相对过多,机体则很快会出现代偿反应。H^+ 浓度的增高刺激呼吸中枢,使呼吸加深加快,加速 CO_2 的呼出,$PaCO_2$ 降低,使 HCO_3^-/H_2CO_3 的比值重新接近 $20:1$ 而保持血液 pH 值在正常范围,此即为代偿性代谢性酸中毒。与此同时,肾小管上皮细胞中的碳酸酐酶和谷氨酰胺酶活性开始增高,增加 H^+ 和 NH_3 的生成。H^+ 与 NH_3 形成 NH_4^+ 后排出,使 H^+ 的排出增加。另外,$NaHCO_3$ 的重吸收亦增加。但是,机体的这些代偿作用相当有限。如果病因持续存在,超过了机体的代偿能力,则会产生失代偿性代谢性酸中毒。

2. 临床表现

轻度代谢性酸中毒可无明显症状。重症患者可有疲乏、眩晕、嗜睡,可有感觉迟钝或烦躁。最明显的表现是呼吸变得又深又快,呼吸肌收缩明显。呼吸频率有时可高达 $40 \sim 50$ 次/min。呼出气带有酮味。患者面颊潮红、心率加快、血压常偏低,可出现腱反射减弱或消失、神志不清或昏迷。患者常可伴有缺水的症状。代谢性酸中毒可降低心肌收缩力和周围血管对儿茶酚胺的敏感性,患者容易发生心律失常、急性肾功能不全和休克。这种情况一旦产生则很难纠治。

3. 诊断

根据患者有严重腹泻、肠瘘或休克等的病史,又有深而快的呼吸,即应怀疑有代谢性酸中毒。做血气分析可以明确诊断,并可了解代偿情况和酸中毒的严重程度。此时,血液 pH 值和 HCO_3^- 明显下降。代偿期的血 pH 值可在正常范围,但 HCO_3^-,碱剩余(BE)和 $PaCO_2$ 均有一定程度的降低。如无条件进行此项测定,可做二氧化碳结合力测定(正常值为 25 mmol/L)。在除外呼吸因素之后,二氧化碳结合力的下降也可确定酸中毒的诊断和大致判定酸中毒的程度。

4. 治疗

病因治疗应放在代谢性酸中毒治疗的首位。由于机体可加快肺部通气以排出更多 CO_2,又能通过肾排出 H^+、保留 Na^+ 及 HCO_3^-,即具有一定的调节酸碱平衡的能力。因此,只要能消除病因,再辅以补充液体、纠正缺水,则较轻的代谢性酸中毒常可自行纠正,不必应用碱性药物。低血容量性休克伴有的代谢性酸中毒,经补液、输血等措施纠正休克之后,轻度的代谢性酸中毒也可随之被纠正。对这类患者不宜过早使用碱剂,否则反而可能造成代谢性碱中毒。

对血浆 HCO_3^- 低于 10 mmol/L 的重症酸中毒患者,应立即输液和利用碱剂联合进行治疗。常用的碱性药物是碳酸氢钠溶液,5% 的碳酸氢钠溶液每 100 ml 含有 Na^+ 和 HCO_3^- 各 60 mmol。该溶液进入体液后即离解为 Na^+ 和 HCO_3^-。HCO_3^- 与体液中的 H^+ 化合成 H_2CO_3,再离解为 H_2O 及 CO_2;CO_2 则自肺部排出,从而减少体内 H^+,使酸中毒得以改善;Na^+ 留于体内则可提高细胞外液渗透压和增加血容量。临床上根据酸中毒的严重程度,首次补给 5% $NaHCO_3$ 溶液 100~250 ml。补给 $NaHCO_3$ 溶液后 2~4 h 复查动脉血气分析及血浆电解质浓度,根据测定结果再决定是否需继续补充及补充用量。治疗的原则是边治疗边观察,逐步纠正酸中毒。5% 的 $NaHCO_3$ 溶液为高渗性,过快输入可致高钠血症,使血渗透压升高,应注意避免。在酸中毒时,Ca^{2+} 增多,故即使患者有低钙血症,也可以不出现手足抽搐;但在酸中毒被纠正之后,Ca^{2+} 减少,便会发生手足抽搐。应及时静脉注射葡萄糖酸钙以控制症状。过快地纠正酸中毒还能引起大量 K^+ 转移至细胞内,引发低钾血症,也要注意防治。

三、代谢性碱中毒

体内 H^+ 丢失或 HCO_3^- 增多可引起代谢性碱中毒。

1. 病因

(1) 胃液丧失过多:这是外科患者发生代谢性碱中毒的最常见原因。酸性胃液大量丢失,例如严重呕吐、长期胃肠减压等,可丧失大量的 H^+ 及 Cl^-。肠液中的 HCO_3^- 未能被胃液的 H^+ 所中和,HCO_3^- 被重吸收入血,使血浆 HCO_3^- 增高。另外,胃液中 Cl^- 的丢失使肾近曲小管的 Cl^- 减少。为维持离子平衡,代偿性地重吸收 HCO_3^- 增加,导致碱中毒。大量胃液的丧失也丢失了 Na^+。在代偿过程中,K^+ 和 Na^+ 的交换、H^+ 和 Na^+ 的交换增加,保留了 Na^+,但排出了 K^+ 及 H^+,则可造成低钾血症和碱中毒。

(2) 碱性物质摄入过多:长期服用碱性药物,可中和胃内的盐酸,使肠液中的 HCO_3^- 没有足够的 H^+ 中和,HCO_3^- 被重吸收入血。大量输注库存血,抗凝剂入血后可转化成 HCO_3^-,致碱中毒。以往常用碳酸氢钠治疗溃疡病,可致碱中毒,目前此法已不用。

(3) 缺钾:由于长期摄入不足或消化液大量丢失,可致低钾血症。此时 K^+ 从细胞内移至细胞外,每 3 个 K^+ 从细胞内释出,就有 2 个 Na^+ 和 1 个 H^+ 进入细胞,引起细胞内的酸中毒和细胞外的碱中毒。同时,在血容量不足的情况下,机体为了保存 Na^+,经远曲小管排出的 H^+ 及 K^+ 则增加,HCO_3^- 的回吸收也增加,更加重了细胞外液的碱中毒及低钾血症,此时可出现反常性的酸性尿。

(4) 利尿剂的作用:呋塞米、依他尼酸等能抑制近曲小管对 Na^+ 和 Cl^- 的重吸收,而并不影响远曲小管内 Na^+ 与 H^+ 的交换。因此,随尿排出的 Cl^- 比 Na^+ 多,回入血液的

Na^+ 和 HCO_3^- 增多,发生低氯性碱中毒。

机体对代谢性碱中毒的代偿过程表现为:受血浆 H^+ 浓度下降的影响,呼吸中枢受到抑制,呼吸变浅变慢,CO_2 排出减少,使 $PaCO_2$ 升高,HCO_3^-/H_2CO_3 的比值可望接近 20:1 而保持 pH 值在正常范围内。肾的代偿是肾小管上皮细胞中的碳酸酐酶和谷氨酰胺酶活性降低,使 H^+ 排泌和 NH_3 生成减少。HCO_3^- 的重吸收减少,经尿排出增多,从而使血 HCO_3^- 减少。代谢性碱中毒时,氧合血红蛋白解离曲线左移,使氧不易从氧合血红蛋白中释出。此时,尽管患者的血氧含量和氧饱和度均正常,但组织仍然存在缺氧。

2. 临床表现

代谢性碱中毒一般无明显症状,有时可有呼吸变浅、变慢,或精神神经方面的异常,如嗜睡、精神错乱或谵妄等,也可以有低钾血症和缺水的临床表现。严重时可因脑和其他器官的代谢障碍而发生昏迷。

3. 诊断

代谢性碱中毒患者根据病史可以做出初步诊断,血气分析可确定诊断及其严重程度。代偿期血液 pH 值可基本正常,但 HCO_3^- 和 BE 均有一定程度的增高;失代偿时,血液 pH 值和 HCO_3^- 明显增高,$PaCO_2$ 正常,可伴有低氯血症和低钾血症。

4. 治疗

首先,应积极治疗原发疾病。对丧失胃液所致的代谢性碱中毒,可输注等渗盐水或葡萄糖盐水,既恢复了细胞外液量又补充了 Cl^-,经过这种治疗即可纠正轻症低氯性碱中毒。另外,碱中毒时几乎同时存在低钾血症,故须同时补给氯化钾。补充 K^+ 后可纠正细胞内、外离子的异常交换,终止从尿中继续排 H^+,将利于加速碱中毒的纠正。但应在患者尿量超过 40 ml/h 才可开始补充 K^+。

治疗严重碱中毒时(血浆 HCO_3^- 浓度为 45~50 mmol/L, pH 值>7.65),为迅速中和细胞外液中过多的 HCO_3^-,可补充盐酸精氨酸。这样既可补充 Cl^-,又可中和过多的 HCO_3^-。0.1 mol/L 或 0.2 mol/L 的稀释盐酸溶液对重症、顽固性代谢性碱中毒治疗也很有效和安全。具体方法:将 1 mol/L 盐酸 150 ml 溶入生理盐水 1 000 ml 或 5% 葡萄糖溶液 1 000 ml 中(盐酸浓度成为 0.15 mol/L),经中心静脉导管缓慢滴入(25~50 ml/h)。切忌将该溶液经周围静脉输入,因一旦溶液渗漏会导致软组织坏死的严重后果。每 4~6 小时监测血气分析及血电解质,必要时第 2 天可重复治疗。纠正碱中毒不宜过于迅速,一般也不要求完全纠正,关键是解除病因(如完全性幽门梗阻),碱中毒就很容易彻底治愈。

四、呼吸性酸中毒

呼吸性酸中毒系指肺泡通气及换气功能减弱,不能充分排出体内生成的 CO_2,以致血液 $PaCO_2$ 增高,引起高碳酸血症。

1. 病因

呼吸性酸中毒的常见原因:全身麻醉过深、镇静剂过量、中枢神经系统损伤、气胸、急性肺水肿和呼吸机使用不当等。上述原因均可明显影响呼吸、通气不足,引起急性高碳酸血症。另外,肺组织广泛纤维化、重度肺气肿等慢性阻塞性肺部疾患、有换气功能障碍或肺泡通气—灌流比例失调,都可引起 CO_2 在体内潴留,导致高碳酸血症。外科患者如果合并存在这些肺部慢性疾病,在手术后更容易产生呼吸性酸中毒。术后易由于痰液引流不畅、肺不张,或有胸腔积液、肺炎,加上切口疼痛、腹胀等因素使换气量减少。

机体对呼吸性酸中毒的代偿可通过血液的缓冲系统,即血液中的 H_2CO_3 与 Na_2HPO_4 结合,形成 $NaHCO_3$ 和 NaH_2PO_4,后者从尿中排出,使 H_2CO_3 减少,HCO_3^- 增多。但这种代偿性作用较弱,机体还可以通过肾代偿实现。即肾小管上皮细胞中的碳酸酐酶和谷氨酰胺酶活性增高,使 H^+ 和 NH_3 的生成增加;H^+ 与 Na^+ 交换,H^+ 与 NH_3 形成 NH_4 使 H^+ 排出增加,$NaHCO_3$ 的重吸收增加。但这种代偿过程很慢。总之,机体对呼吸性酸中毒的代偿能力有限。

2. 临床表现

呼吸性酸中毒患者可有胸闷、呼吸困难、躁动不安等症状;因换气不足致缺氧,可有头痛、发绀等症状。随着酸中毒加重,患者还可有血压下降、谵妄、昏迷等症状。脑缺氧可致脑水肿、脑疝,甚至呼吸骤停。

3. 诊断

患者有呼吸功能受影响的病史,同时出现上述症状,即应怀疑有呼吸性酸中毒。动脉血气分析显示,pH 值明显下降,$PaCO_2$ 增高,血浆 HCO_3^- 可正常。慢性呼吸性酸中毒时,血液 pH 值下降不明显,$PaCO_2$ 增高,HCO_3^- 亦有增高。

4. 治疗

机体对呼吸性酸中毒的代偿能力较差,而且常合并存在缺氧,对机体的危害性极大。因此,除需尽快治疗原发病因之外,还须采取积极措施改善患者的通气功能。做气管插管或气管切开术并使用呼吸机,能有效改善机体的通气及换气功能。应注意调整呼吸机的潮气量及呼吸频率,保证足够的有效通气量,这样既可将潴留体内的 CO_2 迅速排出,又可纠正缺氧状态。一般将吸入氧气浓度调节为 $0.6\sim0.7$ 可供给足够的氧气,且较长时间吸入也不会发生氧中毒。

引起慢性呼吸性酸中毒的疾病大多很难治愈。针对性地采取控制感染、扩张小支气管、促进排痰等措施,可改善患者的换气功能和减轻酸中毒程度。这类患者耐受手术的能力很差,手术后很容易发生呼吸衰竭,此时所引发的呼吸性酸中毒很难治疗。

五、呼吸性碱中毒

呼吸性碱中毒是由于肺泡通气过度,体内生成的 CO_2 排出过多,以致血 $PaCO_2$ 降低,最终引起低碳酸血症,血液 pH 值上升。

1. 病因

呼吸性酸中毒引起通气过度的原因很多,例如癔症、忧虑、疼痛、发热、创伤、中枢神经系统疾病、低氧血症、肝功能衰竭，以及呼吸机辅助通气过度等。随着 $PaCO_2$ 降低，机体的代偿机制初期可抑制呼吸中枢，使呼吸变浅变慢，CO_2 排出减少，血液中的 H_2CO_3 代偿性增高，但这种代偿很难维持下去，因为这样可导致机体缺氧。肾的代偿作用表现为肾小管上皮细胞分泌 H^+ 减少，以及 HCO_3^- 的重吸收减少、排出增多，使血液中的 HCO_3^- 浓度降低，HCO_3^-/H_2CO_3 比值接近于正常，尽量维持 pH 值在正常范围内。

2. 临床表现

多数呼吸性碱中毒患者有呼吸急促的表现。引起呼吸性碱中毒后，患者可有眩晕，手、足和口周麻木和针刺感，肌震颤及手足搐搦的症状，患者还常有心率加快的现象。危重患者发生急性呼吸性碱中毒常提示预后不良，或将发生急性呼吸窘迫综合征。

3. 诊断

结合病史和临床表现，此时血液 pH 值增高，$PaCO_2$ 和 HCO_3^- 下降，可诊断为呼吸性碱中毒。

4. 治疗

呼吸性碱中毒患者治疗上同样应首先积极治疗原发疾病。用纸袋罩住口鼻，增加呼吸道无效腔，可减少 CO_2 的呼出，提高血液中的 $PaCO_2$。虽采用吸入含 5% CO_2 的氧气有治疗作用，但这种气源不容易获得，实用价值小。如系呼吸机使用不当所造成的通气过度，应调整呼吸频率及潮气量；危重患者或中枢神经系统病变所致的呼吸急促，可用药物阻断其自主呼吸，由呼吸机进行适当的辅助呼吸。

第三节　体液平衡失调临床处理基本原则

水、电解质和酸碱平衡失调是临床上很常见的病理生理改变。无论是哪一种平衡失调，都会造成机体代谢紊乱，进一步恶化则可导致器官功能衰竭，甚至死亡。因此，如何维持患者的水、电解质及酸碱平衡，如何及时纠正已产生的平衡失调，成为临床工作的首要任务。处理水、电解质及酸碱失调的基本原则如下。

一、充分掌握病史，详细检查患者体征

大多数水、电解质及酸碱失调都能从患者的病史、症状及体征中获得有价值的信息，做出初步诊断。① 了解是否存在可导致水、电解质及酸碱平衡失调的原发病。如，严重呕吐、腹泻，以及长期摄入不足、严重感染或败血症等。② 有无水、电解质及酸碱失调的症状及体征，如脱水、尿少、呼吸浅快、精神异常等。

二、即刻实验室检查

检查项目如下：① 血、尿常规，血细胞比容，肝肾功能，血糖浓度；② 血清 K^+、Na^+、

Cl^-、Ca^{2+}、Mg^{2+} 及 Pi(无机磷)浓度;③ 动脉血气分析;④ 必要时做血、尿渗透压测定。

三、病史分析

综合病史及上述实验室资料,确定水、电解质及酸碱失调的类型及程度。

四、治疗方案

在积极治疗原发病的同时,制订纠正水、电解质及酸碱失调的治疗方案。如果存在多种失调,应分轻重缓急,依次予以调整纠正。首先要处理的应该是:① 积极恢复患者的血容量,保证循环状态良好;② 积极纠正缺氧状态;③ 纠正严重的酸中毒或碱中毒;④ 治疗重度高钾血症。

纠正任何一种失调不可能一步到位,用药量也缺少理想的计算公式可作为依据。临床实践时应密切观察病情变化,边治疗边调整方案。体液平衡失调最理想的治疗结果往往是在原发病已被彻底治愈之际。

第二章
外　科　休　克

第一节　外科休克概述

　　休克是有效循环血量减少、组织灌注不足所导致的细胞缺氧、代谢紊乱和功能受损的一种综合征。休克的病因很多,所有休克的共同特点都是有效循环血量锐减。有效循环血量是指单位时间内通过心血管系统进行循环的血量,不包括停滞于毛细血管床以及存储在肝、脾等血窦中的血量。有效循环血量的维持有三个要素,即充足的血容量、足够的心排出量和适宜的外周血管阻力。每个要素都极为重要,任何一个要素发生异常都可能导致有效循环血量减少,甚至休克。如果是由于血流灌注不足所导致的组织缺氧,组织予以充分的氧供后常能获得显著疗效。但如果是由于细胞器的直接受损(如脓毒症),组织无法摄取和利用氧所导致的缺氧,则应在满足氧供的同时恢复细胞器的功能,否则休克不易好转。

　　休克的分类方法很多,尚无一致意见。通常把休克分为低血容量性、感染性、心源性、神经源性和过敏性休克五类。创伤和失血引起的休克可划入低血容量性休克。在外科领域,最常见的是低血容量性休克和感染性休克。

第二节　低血容量性休克

　　低血容量性休克是体内或血管内大量丢失血液、血浆或体液,引起有效血容量急剧减少所致的血压降低和微循环障碍。例如:严重腹泻、剧烈呕吐、大量排尿或广泛烧伤时大量丢失水、盐或血浆;食管静脉曲张破裂、胃肠道溃疡引起大量内出血;肌肉挫伤、骨折、肝脾破裂引起的创伤性休克及大面积烧伤所致的血浆外渗均属于低血容量性休克。通常,短时间内失血量超过全身总血量的20%时即出现休克。主要表现为中心静脉压(CVP)

降低、回心血量减少和心排出量下降，以上变化可以造成血压降低；在神经内分泌调节下可引起外周血管收缩，血管阻力增加和心率加快；最终因微循环障碍可造成多组织器官功能不全或衰竭。及时补充血容量、治疗病因和防止继续失血是治疗低血容量休克的关键。

一、临床表现

（1）头晕、面色苍白、出冷汗、肢端湿冷。

（2）烦躁不安或表情淡漠，严重者昏厥，甚至昏迷。

（3）脉搏细速、血压下降、呼吸急促、发绀。

（4）尿少，甚至无尿。

二、诊断依据

（1）继发于体内外急性大量失血或体液丢失，或有液体（水）严重摄入不足史。

（2）开始有口渴、兴奋、烦躁不安等症状，进而出现神情淡漠、神志模糊，甚至昏迷等。

（3）表浅静脉萎陷、肤色苍白至发绀、呼吸浅快。

（4）脉搏细速、皮肤湿冷、体温下降。

（5）收缩压低于 12.0～10.6 kPa（90～80 mmHg），或患有高血压者血压下降 20% 以上，脉压差在 2.6 kPa（20 mmHg）以下；毛细血管充盈时间延长，尿量减少（尿量少于 30 ml/h）。

（6）中心静脉压和肺动脉楔压测定有助于监测休克程度。

三、治疗

（1）补充血容量：失血性休克者丢失的血容量可根据血压和脉率的变化来估计失血量。虽然在发生失血性休克时，主要是血容量丧失，但在补充容量时并不需要补充全部血液，关键是要及时增加静脉回流量。对于创伤性休克所导致的有效循环血量减少程度的判断有一定难度：除可见的外出血外，创伤区域的组织内出血、水肿和渗出等都是导致血容量降低的原因。临床处理时，可先经静脉快速（30～45 min）滴注等渗盐水或平衡盐溶液 1 000～2 000 ml。若患者血压很快恢复并维持正常，说明失血量较小且已不再继续出血。此时，如果患者的血细胞比容超过 30%，表明现存于血液中的红细胞携氧能力能够满足患者的生理需要，可不必输血。如上述治疗仍不能维持循环血量或血压仍很低时，表明失血量很大，或有持续性失血，则应输入血制品。血制品应选择浓缩红细胞，以保证携氧功能，防止组织缺氧。

（2）止血：对失血性休克患者予以积极的止血处理极为重要。否则，即使补充了晶体液或胶体液，也难以保持循环的稳定，休克不可能被纠正。能立刻见效的临时止血措施有重要的临床意义。例如：用指压法控制体表动脉大出血，用三腔双气囊管压迫控制门脉高压食管静脉曲张破裂大出血等，这些临时的止血方法可为手术治疗赢得时间。由于多数内脏出血（例如肝脾破裂出血），手术才是根治性治疗方式。对于危及生命的创伤，如开放性或张力性气胸、连枷胸等，应做紧急处理。休克状态下进行手术固然有其危险性，但如果犹豫不决则可能会丧失手术时机。对于急性活动性出血病例，应在积极补充血容量的同时做好手术准备，及早施行手术止血。即使血压不稳定，也仍有手术指征。

（3）纠正酸碱平衡紊乱：创伤后早期患者因疼痛所致的过度换气以及神经-内分泌反应所致的留钠排钾，常会发生碱中毒。但在后期，由于组织缺氧和继发感染，产生大量酸性代谢物，代谢性酸中毒转而替代了早期的碱中毒。凡应用碱性药物，都应具有动脉血气分析的依据。

第三节　感染性休克

感染性休克在外科较常见，而且在治疗上相当困难，常见于急性腹膜炎、胆道感染、绞窄性肠梗阻及泌尿系感染等。其主要致病菌为革兰氏阴性杆菌，释放的内毒素成为导致休克的主要原因，故又可称其为内毒素性休克。内毒素与体内的补体、抗体或其他成分结合后，可刺激交感神经引起血管痉挛并损伤血管内皮细胞。同时，内毒素可促使组胺、激肽、前列腺素及溶酶体酶等炎症介质释放引起全身炎症反应，最终可导致微循环障碍、代谢紊乱及器官功能不全等。外科严重感染可导致全身炎症反应综合征，进一步发展可导致休克和多器官功能衰竭。

一、临床表现

感染性休克的血流动力学改变有高动力型和低动力型两种。高动力型即高排低阻型休克，表现为外周血管扩张、阻力降低、心排出量正常或增高。患者皮肤比较温暖干燥，又称暖休克。低动力型又称低排高阻型休克，表现为外周血管收缩，微循环淤滞，大量毛细血管渗出，血容量和心排出量减少。患者皮肤湿冷，又称冷休克。

除少数高排低阻型休克病例外，多数患者有交感神经兴奋症状，患者神志尚清，但烦躁、焦虑、神情紧张，面色和皮肤苍白，口唇和甲床轻度发绀，肢端湿冷；也可有恶心、呕吐、尿量减少、心率增快、呼吸深而快的症状，血压尚正常或偏低、脉压小，眼底和甲襞微循环检查可见动脉痉挛。随着休克的发展，患者逐渐烦躁或意识不清、呼吸浅速、心音低钝、脉搏细速、按压稍重即消失；表浅静脉萎陷，血压下降，收缩压降低至 10.6 kPa（80 mmHg）以下，原有高血压者，血压较基础水平降低 20%～30%，脉压小；皮肤湿冷、发绀，尿量更少，甚或无尿。休克晚期可出现弥散性血管内凝血（DIC）和重要脏器功能衰竭等，常有顽固性低血压和广泛出血（皮肤、黏膜和/或内脏、腔道出血）。多脏器功能衰竭主要症状表现为：① 急性肾衰竭；② 急性心功能不全；③ 急性呼吸窘迫综合征（ARDS）；④ 脑功能障碍；⑤ 胃肠道功能紊乱；⑥ 肝衰竭引起昏迷、黄疸等。

二、辅助检查

(1) 血常规：白细胞计数大多增高，为 $15×10^9/L～30×10^9/L$，中性粒细胞增多伴核左移。红细胞比容和血红蛋白增高为血液浓缩的标志，并发 DIC 血小板进行性减少。

(2) 病原学检查：在抗菌药物治疗前常规进行血(或其他体液、渗出物)和脓液培养(包括厌氧菌培养)。分离获得致病菌后做药敏试验。溶解物试验(LLT)有助于内毒素的检测。

(3) 尿常规和肾功能检查：发生肾衰竭时，尿比重由初期的偏高转为低而固定(约1.010)；血尿素氮和肌酐值升高；尿/血肌酐<20；尿渗透压降低、尿/血渗之比 40 mmol/L；肾衰指数>1；Na^+ 排泄分数>1%。

(4) 酸碱平衡的血液生化检查：二氧化碳结合力(CO_2CP)为临床常测参数，但在呼吸衰竭和混合性酸中毒时必须同时做血气分析，测定血 pH 值、动脉血 $PaCO_2$、标准 HCO_3^- 和实际 HCO_3^-、缓冲碱与 BE 等。尿 pH 值测定简单易行。

(5) 血清电解质测定：血钠多偏低，血钾高低不一，取决于肾功能状态。

(6) 血清酶的测定：血清谷丙转氨酶(ALT)、肌酸磷酸激酶(CPK)、乳酸脱氢酶(LDH)同工酶的测量可反映肝、心等脏器的损害情况。

(7) 血液流变学和 DIC 相关的检查：休克时血液流速减慢、毛细血管淤滞，血细胞、纤维蛋白、球蛋白等聚集，血液黏滞度增高，故初期血液呈高凝状态，其后纤溶亢进而转为低凝。有关 DIC 的检查包括消耗性凝血障碍和纤溶亢进两方面：前者有血小板计数、凝血酶原时间、纤维蛋白原、白陶土凝血活酶时间等；后者包括凝血酶时间、纤维蛋白降解产物(FDP)、血浆鱼精蛋白副凝(3P)和乙醇胶试验以及优球蛋白溶解试验等。

(8) 其他：心电图、X 线片检查等可按需进行。

三、诊断

对易于并发休克的一些感染性疾病患者应密切观察病情的变化，检测血常规，予以病原学检查、尿常规和肾功能检查，完善血液生化检查、血清电解质测定、血清酶测定、血液流变学以及 DIC 相关的检查等，综合以上检查结果进行诊断。

四、治疗

对感染性休克患者，除积极控制感染外，应针对休克的病理生理学改变给予补充血容量、纠正酸中毒、调整血管舒缩功能、减少血细胞聚集防止微循环淤滞，以及维护重要脏器的功能等治疗。治疗的目的在于恢复全身各脏器组织的血液灌注和正常代谢。在治疗过程中，必须严密观察，充分估计病情的变化，及时处理新发状况。

1. 病因治疗

在病原菌未明确前，可根据原发病灶、临床表现，推测最可能的致病菌，选用高效广谱抗生素进行治疗；在分离得病菌后，可按药敏试验结果选用药物。宜予以大剂量治疗，首次给予冲击量并由静脉滴入或缓慢推注。为更好地控制感染，宜联合用药，但一般二联已足。为减轻毒血症，在有效抗菌药物治疗下，可考虑短期应用糖皮质激素。同时，应及时处理原发感染灶和迁徙性病灶。重视全身支持治疗以提高机体的抗病能力。

2. 抗休克治疗

（1）补充血容量：有效循环血量的不足是感染性休克的突出矛盾。故扩容治疗是抗休克的基本手段。扩容所用液体应包括胶体和晶体，各种液体的合理组合才能维持机体内环境的稳定。

（2）纠正酸中毒：根本措施在于改善组织的低灌注状态。缓冲碱主要起中和作用，且血容量不足时，缓冲碱的效能亦难以充分发挥。纠正酸中毒可增强心肌收缩力、恢复血管对血管活性药物的反应性，并防止 DIC 的发生。

（3）血管活性药物的应用：旨在调整血管舒缩功能、改善微循环障碍，以利休克的逆转。

（4）维护重要脏器的功能：① 强心药物的应用；② 呼吸功能维持和 ARDS 的防治；③ 肾功能的维护；④ 脑水肿的防治；⑤ DIC 的治疗；⑥ 肾上腺皮质激素和 β-内啡肽拮抗剂的应用；⑦ 其他辅助性治疗。

第三章
外科患者的营养

第一节　外科患者营养状况及营养支持原则

营养支持疗法是指在患者饮食摄入不足或不能摄入的情况下,通过肠内或肠外途径补充或提供维持人体必需营养素的治疗方法。外科患者因疾病、创伤或大手术等原因,机体常常处于饥饿或感染所致的严重分解代谢状态,影响一个或多个器官功能,并导致神经、内分泌等系统紊乱,从而发生营养障碍。与此同时,营养障碍又加重了原发疾病,使病死率升高。不少外科危重患者最终的死因不是疾病本身,而是营养衰竭。因此,应根据外科患者的不同病情,所处的不同营养状况,进行针对性的必要营养补充。

近代概念的临床营养包括肠外营养与肠内营养。全肠外营养(TPN)、全肠内营养(TEN)是指患者所需要的合理配比的营养素完全由肠外或肠内途径供给。当然,也可以采取肠外营养/静脉营养(PN/IVN)或肠内营养(EN)的形式,从肠外或肠内途径补充患者需要的部分营养。营养制剂成分包括碳水化合物、氨基酸、脂肪乳剂、电解质、维生素、微量元素等,以上各成分均系小分子营养物质,与普通食物有根本的区别。

一、外科患者的代谢改变

1. 禁食及饥饿状态下的代谢变化

在饥饿状态下,机体所需的外源性能量及营养物质缺乏,体内代谢随之发生一系列适应性变化以维持生存。

(1)内分泌变化:许多内分泌激素都参与了饥饿时的应激反应。例如:饥饿时血糖下降,胰岛素分泌即减少;为维持血糖水平,胰高血糖素、生长激素、儿茶酚胺分泌增加,以加速肝糖原分解。在这些激素的影响下,脂肪酶使脂肪分解水平升高,以保证机体能量供应。肌肉和脂肪组织在对糖摄取减少的同时,增加了氨基酸的肌肉组织动员和糖异生作用,为脑和其他需糖组织供能。

（2）能量贮备耗竭：在无能量摄入的情况下，机体便动用贮备能源物质供能。肝糖原是首选的供能物质，但其贮备量小，不足维持机体 24 h 的能量需要，而肌糖原只能被肌肉自身利用。虽然体内最多的是蛋白质，但均以功能性组织的形式存在于体内（如肌肉、酶、血浆蛋白等），若大量丢失，必然产生明显的功能障碍。脂肪由于贮备量大，单位底物产能水平高，其消耗又与器官功能关系不大，因此脂肪组织是机体在饥饿时主要利用的内源性能源。

（3）氨基酸代谢及糖异生：饥饿早期，糖是一些重要器官和组织（如中枢神经、脊髓、血细胞等）主要或唯一的能源物质。肝糖原在 24 h 内即被耗尽，此后机体所需的葡萄糖主要通过异生过程获得。氨基酸是糖异生的主要底物，若依赖氨基酸为反应底物的糖异生持续存在，体内蛋白质势必很快被消耗，从而导致器官功能衰竭进而危及生命。所以在饥饿后期，机体产生适应性变化，脑组织逐渐适应将由脂肪酸分解而来的乙酰辅酶A(CoA)合成的酮体代替葡萄糖作为能量来源。由于酮体的利用，减少了用于糖异生的蛋白质的分解，此时每天氮排出量下降至最低水平，仅 2～4 g。

（4）脂肪代谢：脂肪水解供能是饥饿时机体所产生的重要的适应性改变。肌肉、肾及心脏等可以直接利用游离脂肪酸及酮体。游离脂肪酸不能通过血脑屏障，但脂肪酸代谢分解产物乙酰 CoA 可在肝内转化为酮体，成为包括脑组织在内的大多数组织可以直接利用的重要能源。这种现象在饥饿后期最明显。

（5）内脏改变：长期饥饿使内脏发生一系列变化。肾由于尿素生成减少，肾髓质尿素依赖的浓缩功能消失，出现多尿和低比重尿；肝为糖异生的重要器官，饥饿使肝含脂量减少和肝结构蛋白丢失；胃肠运动减弱和排空时间延长，胰酶生成减少；肠黏膜上皮再生延缓，黏膜萎缩；心肌代谢中的乳酸盐相关酶减少，利用乳酸能力下降，出现心功能不全。

2. 创伤或严重感染时的代谢改变

创伤或严重感染在外科很常见。重创后机体为维持生命，往往通过神经-内分泌改变来调节全身代谢，即应激反应。而应激反应的最终结果是导致能量代谢与蛋白质代谢的变化。

（1）能量代谢增高：应激状态下的机体，因交感神经高度兴奋，心率及呼吸加快，肝内化学过程加速，产热增加，从而使能耗增加，其增加程度与应激程度呈正相关。肝糖原的糖异生作用增强，糖的生成成倍增加，而不被胰岛素抑制，为胰岛素抵抗现象。所谓胰岛素抵抗，是指无论血浆中胰岛素水平如何，曾对胰岛素敏感的组织变为不敏感，导致细胞对葡萄糖的利用降低；组织对葡萄糖的利用减少，导致高血糖。应激状态下脂肪动员加速，是此时体内主要的供能物质。组织对脂肪酸的利用增强，血内游离脂肪酸和甘油水平都增高。

（2）蛋白质（氨基酸）分解代谢加速：创伤时不仅蛋白质分解代谢增加，蛋白质的合成代谢亦增加，但总的来说是分解超过合成。若机体同时处于饥饿状态，则蛋白质的分解代谢更明显。同时，尿氮增加，出现负氮平衡。

二、外科患者营养物质的需要量

影响健康人能量需要的因素少,因此可根据身高、体重、年龄、性别等较易获得的数据推算出基础能量消耗(BEE),较为常用的有 Harris - Benedict 公式和 Shizgal - Rosa 公式。但这些公式用于手术后患者,计算结果与实测结果有很大差异,最主要的原因是术后创伤后患者处于应激状态,此时病理生理变化完全不同于健康人,其能量代谢与正常人也完全不同。因此,计算患者的能量需要量应加上临床校正系数,可以近似用间接能量仪测定值作为能量需要量,所计算能量的 15%～20% 为供氮量,每克氮为 6.25 g 蛋白质,每克蛋白质产生 16.72 kJ 能量。

成年人每日需要的热量与氮量也可粗略地按体重计算。正常状态下所需要的热量为 105～125 kJ/kg,蛋白质 1.0～1.5 g/kg,热氮比为 522～627 kJ∶1 g。但对严重应激状态下的危重患者供给过多的热量,特别是使用大量高渗葡萄糖作为热源会产生不良后果,如发生呼吸衰竭、胆汁淤积、肝功能损害、高糖高渗非酮性昏迷等并发症。在这种情况下,营养供给中应增加氮量,减少热量,降低热氮比,即给予代谢支持,其应用原则是:① 支持的底物由碳水化合物、脂肪和氨基酸混合组成;② 减少葡萄糖负荷,40% 的非蛋白热量由脂肪乳剂供给;③ 增加每日蛋白质的供给至 2～3 g/kg;④ 每日提供的非蛋白热量与氮的比率不超过 418 kJ∶1 g。

三、外科患者营养状况的主要评估内容

1. 病史

当经历大手术创伤或患有严重感染或慢性消耗性疾病时,患者较长时间内不能正常饮食或能量消耗、丢失明显。

2. 体重

体重测量简单易行,一般可直接反映机体的营养状况。应根据病前 3～6 个月的体重变化加以判断。当实际体重仅为标准体重的 90% 以下时,即可视为体重显著下降。

3. 体重指数(BMI)

BMI=体重(kg)/身高(m)^2,理想值为 18.5～23 kg/m^2,<18.5 kg/m^2 为消瘦,>23 kg/m^2 为超重。

4. 测量三头肌皮皱厚度(TSF)和上臂肌肉周径(AMC)

骨骼肌在人体瘦组织群内占据最大比重。体内脂肪的含量反映能量贮备情况。因此,骨骼肌及皮下脂肪的测量数据是营养状态的定量指标。测量项目通常包括 TSF 和 AMC 等。

5. 内脏蛋白测定

营养不良时血浆蛋白含量均减少,其血浆浓度变化与蛋白质的半衰期有关。内脏蛋白检测分析血浆白蛋白、转铁蛋白和维生素结合蛋白等指标。

（1）白蛋白：是临床判断营养状态的常用指标，浓度低于 35 g/L 提示营养不良。由于血浆白蛋白的半衰期较长（20 天），所以对营养状态的短期变化不敏感。

（2）前白蛋白：半衰期最短（2 天），故其数值能及时反映营养不良或恢复程度。正常值为 0.18～0.45 g/L，0.14～0.16 g/L 为轻度营养不良，0.10～0.14 g/L 为中度营养不良，<0.10 g/L 为重度营养不良。

（3）运铁蛋白：半衰期为 8 天，反映营养不良比白蛋白敏感。正常值为 2.0～2.5 g/L，1.8～2.0 g/L 为轻度营养不良，1.6～1.8 g/L 为中度营养不良，<1.6 g/L 为重度营养不良。

6. 免疫状态测定

营养不良者常兼有体液和细胞免疫功能的降低，以后者为主。目前应用于临床的免疫功能测定有以下两种方法。

（1）迟发型超敏皮肤反应：是常用的细胞免疫功能测定。各取 0.1 ml 抗原（包括结核菌素、腮腺炎病毒、链激酶-链球菌脱氧核糖酸酶等），分别在前臂掌侧的不同部位做皮内注射，若 24～48 h 后局部皮肤出现硬结或红斑直径≥5 mm 者为阳性，试验中 2 项阳性反应者提示有免疫反应性。反之，全阴性者称为免疫无反应性。人体细胞免疫能力与阳性反应程度呈正比。

（2）淋巴细胞总数：是反映细胞免疫状态的一项简易指标。周围血的淋巴细胞总数＝白细胞总数×淋巴细胞百分率。若淋巴细胞总数低于 1 500/mm^3，则提示免疫功能不良。

（3）T 细胞亚群和自然杀伤细胞活力：营养不良时，T 辅助细胞和自然杀伤细胞的量和活力均可下降。

7. 氮平衡

通过氮平衡测定蛋白质分解和合成状态虽然不够精确，但至今仍被视为动态监测营养治疗效果的最好方法。它的变化基本上与营养状态呈平行关系。

测定 24 h 尿中尿素氮可基本反映体内蛋白质分解量。此外，经皮肤、呼吸、粪便也丢失少量的氮。摄入氮量可按 6.25 g 蛋白质＝1 g 氮来进行计算：

$$氮平衡(g/d)=24\ h\ 摄入氮量(g/d)-24\ h\ 总氮丧失量(g/d)$$
$$=蛋白质摄入量/6.25-[24\ h\ 尿中尿素氮(g/d)+3\ g]$$

上述公式中，数值 3 g 代表从呼吸、皮肤等丧失的非尿素氮中的氮量。另外，患者每排粪便一次，应在公式的丧失量中加 1 g 氮，以代表从粪便中丧失的氮量。

四、营养支持的原则

1. 适应证

外科患者因疾病及围手术期的处理，营养状况都受到了不同程度的影响，可能出现营养不良。凡外科患者出现下列情况之一时，可提供营养支持：① 近期体重下降大于正常体重的 10%；② 血浆白蛋白＜30 g/L；③ 连续 7 天以上不能正常进食；④ 已明确为营养不良；⑤ 具有营养不良风险或可能发生手术并发症的高危患者。

2. 途径

营养支持途径可分肠内营养和肠外营养两种。若患者存在或部分存在肠道功能，应首选肠内营养支持方式，而不是采用肠外营养。

3. 营养素种类

外科患者提供的营养素应全面，包括糖类、脂肪、氨基酸和其他营养素等。

4. 监测

注意监测患者的各种营养指标以评估治疗效果和修正治疗方案。

第二节　肠　内　营　养

肠内营养(EN)是营养支持的首选途径。肠内营养制剂经肠道吸收入肝，在肝内合成机体所需的各种成分，整个过程符合生理状态，也无明显的并发症。凡对不能或不愿经口进食而胃肠功能良好者，可行鼻饲或经胃造口、高位空肠造口进行管饲。

一、营养制剂分类

肠内营养所含的各种营养素齐全，包括碳水化合物、蛋白质、脂肪或其分解产物、生理需要量的电解质、维生素和微量元素等，能基本满足患者的生理需要。

制剂分为粉剂及溶液两种，前者需加水后使用。两种溶液的浓度为 24%，可供能量 4.18 kJ(1 kcal)/ml。肠内营养制剂基本可分为两类。

(1) 以整蛋白为主的制剂：其蛋白质来源为酪蛋白或大豆蛋白，碳水化合物来源为麦芽糖、糊精，脂肪来源为玉米油或大豆油，不含乳糖；适用于胃肠道功能正常者。

(2) 以蛋白水解产物(或氨基酸)为主的制剂：其蛋白来源为乳清蛋白水解产物、肽类或结晶氨基酸，碳水化合物来源为低聚糖、糊精，脂肪来源为大豆油及中链甘油三酯，也不含乳糖；适用于胃肠道消化、吸收功能不良者。

二、适应证

(1) 胃肠功能正常但营养物质摄入不足或不能摄入者，如昏迷患者、大面积烧伤、复杂手术后及胃肠道功能正常的危重患者等。

(2) 胃肠功能不良者，如消化道瘘、短肠综合征者等。对有消化道瘘的患者，营养液最好能输至瘘口的远端肠道。若营养液输入后使肠瘘引流量大增，则应改用肠外营养。急性重症胰腺炎患者由于病程很长，在病情稳定后(发病后 3~4 周)可经空肠造瘘口或鼻腔肠管输入营养液。

（3）胃肠功能基本正常但伴有其他脏器功能不良者，如糖尿病或肝、肾衰竭患者。

三、禁忌证

对伴有腹泻、消化道活动性出血及梗阻患者应禁用肠内营养。

四、输入途径

由于肠内营养制剂均有特殊气味，患者常不愿口服，或口服量不能达到治疗剂量，故肠内营养的输入途径主要靠管饲。置管的方法很多，最简单的是鼻胃管，也可鼻十二指肠管和鼻腔肠管，营养液可直接进入肠道。空肠造口管也是常用的输入途径。

五、并发症

肠内营养很少发生严重并发症，运用得当时比较安全。常见的并发症有：① 鼻胃管移位和胃内容物潴留所致的误吸，常见于年老体弱、昏迷或胃潴留患者。当通过鼻胃管输入营养液时，可因呃逆后误吸，继而导致吸入性肺炎，这是较严重的并发症。② 腹胀和腹泻，这与渗透压较高、输入速度过快及溶液浓度过高有关。其中输入速度太快是引起症状的主要原因，可通过实用输液泵控制速度来解决。③ 水电解质失衡。脱水、高钠、高氯和氮质血症发生的原因主要是水的供应不足，也可能因为摄入高钠饮食而肾的排钠功能不全。④ 低血糖，多发生于长期应用要素饮食而突然停止者。此类患者肠道已经适应吸收大量高浓度的糖，突然停止后，再加上其他形式的补充糖不够充分时，容易发生低血糖。高血糖主要发生于老年或胰腺疾病患者的使用过程中，偶尔可发生高渗性非酮性昏迷。

第三节 肠外营养

肠外营养(PN)系指通过静脉途径给予患者每日所需的全部营养素，是营养治疗的一种方法。该方法不但能够提供足够的热量、氨基酸和各种必需的营养物质，防止或减少体内蛋白质的消耗，促进康复；还可使机体得到正常的生长发育，维持氮正平衡，促进伤口愈合和体重增加。

一、适应证

凡不能或不宜经口摄食超过 5 天的患者，都是肠外营养的适应证。

（1）急性肠道炎性疾病：患者可有厌食、不同程度的发热及腹泻症状，严重者可出现消化道出血、穿孔和腹内感染。此时用肠外营养能提供营养，可使肠道得到休息，有利于疾病的缓解。

（2）短肠综合征：广泛切除（>60%）小肠可导致严重的营养吸收障碍,出现腹泻、胆盐吸收障碍及营养不良。所以,对短肠综合征患者一般需长期肠外营养支持。

（3）急性胰腺炎：急性重症胰腺炎患者常有胰腺组织广泛坏死、大量渗出及腹膜炎,并出现全身感染,病程常超过 1 个月。过早恢复口服饮食可能使病情反复、加重。因此,肠外营养成为术后早期营养支持的主要措施。

（4）大面积烧伤：在大面积烧伤早期 3～5 天,胃肠道功能受抑制,进食量减少;大面积烧伤时患者的代谢率升高明显,蛋白质大量丢失;烧伤后并发胃肠道应激性溃疡、胰腺炎等疾病时都可应用肠外营养。

（5）严重感染及脓毒症：严重感染后神经内分泌的变化使分解代谢明显亢进,热量和氮需要量明显增加,有必要通过肠外营养增加蛋白质与热能的补充。

（6）急性肾衰竭：以往对急性肾衰竭患者的蛋白质摄入有严格限制,以防血尿素氮水平升高,但易导致营养不良,病死率较高。目前临床强调营养支持,主张补充糖类及必需氨基酸促进蛋白质合成,但须限制每天摄入水量<1 500 ml。

（7）营养不良或可能发生营养不良的高危患者：对一些慢性消耗性疾病,如反复发作性粘连不完全肠梗阻的患者,常采用非手术治疗获得症状的缓解或治愈,其主要的治疗措施之一就是肠外营养。肿瘤患者因激素水平改变以及肿瘤细胞增长的需要,额外的能量消耗增加;由于免疫机制改变,急性期反应蛋白合成增加,增加了蛋白质的需要量;患者的心理状态改变也会在一定程度上影响进食,造成不同程度的营养不良。因此,营养支持在肿瘤患者的治疗中占有重要的地位。

二、营养液成分

肠外营养的基本成分包括糖类、脂肪、氨基酸、维生素、电解质和微量元素等。

（1）能量物质：葡萄糖是肠外营养的主要能源物质。机体所有器官、组织都能利用葡萄糖能量。但肠外营养常用的高浓度（25%～50%）葡萄糖溶液对静脉壁有较大刺激。机体利用葡萄糖的能力有限,为 4 mg/(kg·min),过量或过快可导致高血糖、糖尿,甚至发生高渗性非酮性昏迷。创伤、感染等严重应激状态下的危重患者,因对糖利用率下降,如单一使用大量高渗葡萄糖极易造成高血糖。

脂肪乳剂是肠外营养的另一重要能源。以大豆油、橄榄油或红花油为原料,大豆磷脂为乳化剂。与葡萄糖相比,肪乳剂具有许多优点：理化性能稳定,脂肪微粒直径与机体乳糜相同;溶液接近等渗,可经周围静脉输入;脂肪能量密度大,供热充足,尤其适合于糖代谢受限制、脂肪氧化代谢加快的创伤、感染患者。故肠外营养配制时应用由脂肪及葡萄糖构成混合能源,二者的比例约为(1：2)～(2：3),并配制成含所有营养物质的混合液。

（2）复方氨基酸溶液：是按合理模式（人乳或鸡蛋白）配置的左旋氨基酸溶液。这种溶液纯度高、不含肽类、含氨低,可充分用于蛋白质合成;不良反应少,是肠外营养的唯一氮源。复方氨基酸的配制模式按临床的不同需要而定,可分为支持用的平衡氨基酸溶液及适用于肾衰竭、肝衰竭、创伤患者的特殊氨基酸溶液。平衡氨基酸是按人乳、鸡蛋白内的氨基酸组成模式配制而成。在溶液中所含氨基酸除含有必需氨基酸(占 40%～50%)外,还含有非必需氨基酸(占 50%～60%)。较多地提供非必需氨基酸有利于机体合成蛋白质,谷氨酰胺还具有促进正氮平衡的作用。用于急性肾衰竭营养液的氨基酸含有 8 种必需氨基酸和少量精氨酸、组氨酸等;肝衰竭的氨基酸溶液含较高浓度的支链氨基酸,而芳香氨基酸较少。用于严重创伤或危重患者的制剂中含有更多的支链氨基酸,或含谷氨酰胺二肽。

(3)电解质:肠外营养时应注意同时补充的电解质主要是钾、钠、氯、钙、镁、磷 6 种,相应的溶液有 10%氯化钾、10%氯化钠、10%葡萄糖酸钙、25%硫酸镁和 13.6%磷酸二氢钾。

(4)维生素及微量元素:长期使用肠外营养的患者可能有维生素及微量元素缺乏,但其缺乏症的表现往往没有特异性,不易被察觉。临床上以预防性使用为原则。维生素制剂含水溶性和脂溶性维生素共 12 种,常用的微量元素复合液有锌、铜、铬、碘等。用于肠外营养的维生素和微量元素均分别制成复合液,每支注射液包含适合正常人的各种维生素和微量元素的每日需要量。

(5)生长激素:基因重组的人生长激素具有明显的合成代谢作用。对于特殊患者(烧伤、短肠综合征、肠瘘等)同时应用生长激素能增加肠外营养的效果,利于伤口愈合和促进康复。常用量为每天 8～12 U,但一般不宜长期使用。

三、输入途径

(1)周围静脉:因周围静脉血流缓慢,如长时期或高浓度溶液输入易损伤静脉内膜导致静脉炎,所以主要用于以中浓度(10%)葡萄糖组成的肠外营养输入,但也不能长期输注,一般少于 2 周。

(2)中心静脉插管:常经锁骨下静脉和颈内静脉置管。因深静脉直径大、血液流速快,输入的液体被快速稀释而不易损伤静脉内膜,故可输入以高浓度(25%～50%)葡萄糖作为主要能源的肠外营养,可 24 h 连续滴注,并可较长期使用。

四、输入方式

(1)全营养混合液:将每天所需要的营养物质,在无菌环境中按次序混合,然后置于聚合材料袋或玻璃容器中再输入患者体内。其优点:① 多种营养素以较佳的热氮化比同时进入体内,增加节氮效果;② 简化输液过程,节省护理时间;③ 降低代谢性并发症的发生率;④ 减少污染机会。

(2)单瓶:在不具备全营养混合输入的条件下,可采用单瓶输入方式。但由于各营养液非同步输入,不利于所供营养的有效利用;也可因单瓶输入高渗性葡萄糖或脂肪乳剂而并发代谢性并发症,如高糖或高脂血症。

五、并发症

肠外营养的并发症可以分为三类：技术性、代谢性和感染性。对肠外营养并发症的预防和及时处理，将直接关系到肠外营养的疗效。

（1）技术性并发症：与中心静脉置管有关。其中多数并发症发生在置管过程中，也有因导管护理不当引起的。常见的技术性并发症有气胸、血胸、胸腔积液、空气栓塞、静脉血栓形成。

（2）代谢性并发症：与代谢有关的并发症有高渗性非酮性昏迷、高血糖或低血糖、电解质紊乱以及微量元素缺乏。

（3）感染性并发症：导管引起的感染或败血症是肠外营养的最常见、最严重的并发症。

（4）肝损害和胆汁淤积：较长期接受全肠外营养支持的患者，20％～40％可出现肝酶谱异常，多在全肠外营养支持 2 周后出现。

第四章
皮肤软组织感染

第一节　疖

疖（furuncle）是单个毛囊及其周围组织的急性化脓性感染。病菌以金黄色葡萄球菌为主，偶可由表皮葡萄球菌或其他病菌致病。感染好发于颈项、头面、背部毛囊与皮脂腺丰富的部位，与皮肤不洁、擦伤、环境温度较高或机体抗感染能力降低有关。因金黄色葡萄球菌的毒素含凝固酶，脓栓形成是其感染的一个特征。

一、诊断要点

初期，疖的临床表现为局部皮肤有红、肿、痛的小硬结，范围仅 2 cm 左右。数日后，结节中央组织坏死、软化，肿痛范围扩大，触之稍有波动，中心处出现黄白色的脓栓，继而脓栓脱落、破溃流脓。脓液流尽、炎症逐步消退后即可愈合。有的疖无脓栓，自溃稍迟，需设法促使脓液排出。

面疖，特别是鼻、上唇及周围所谓"危险三角区"的疖，症状常较重。病情加剧或被挤碰时，病菌可经内眦静脉、眼静脉进入颅内海绵状静脉窦，引起化脓性海绵状静脉窦炎，出现颜面部进行性肿胀，可有寒战、高热、头痛、呕吐、昏迷等，病情严重，病死率很高。

不同部位同时发生几处疖，或者在一段时间内反复发生疖，称为疖病。与患者的抗感染能力较低（如有糖尿病）或皮肤不洁且常受擦伤相关。

二、鉴别诊断

依据临床表现，本病易于诊断。如有发热等全身反应，应做白细胞计数或血常规检查；疖病患者还应检查血糖和尿糖，进行脓液细菌培养及药物敏感试验。需鉴别诊断的疾病有皮脂囊肿（俗称粉瘤）并发感染、痤疮伴有轻度感染以及痈等。痤疮病变小并且顶端有点状凝脂；痈病变范围大，可有数个脓栓，除有红肿疼痛外，全身症状也较重。

三、治疗原则

（1）早期促使炎症消退：红肿阶段可选用热敷、超短波、红外线等理疗措施，也可敷贴加油调成糊状的中药金黄散、玉露散或鱼石脂软膏。

（2）局部化脓时及早排脓：疖顶见脓点或有波动感时用石炭酸点涂脓点或用针头将脓栓剔出，或做切开引流，禁忌挤压。出脓后敷以呋喃西林西林、湿纱条或以化腐生肌的中药膏，直至病变消退。

（3）抗菌治疗：若有发热、头痛、全身不适等全身症状，或面部疖并发急性淋巴结炎、淋巴管炎时，可选用青霉素或复方新诺明等抗菌药物治疗，或用清热解毒中药方剂等。有糖尿病者应给予降糖药物或胰岛素等相应治疗措施。

四、预防措施

预防措施包括保持皮肤清洁。若暑天或在炎热环境中生活工作，应避免汗渍过多，勤洗澡和及时更换内衣。婴儿更应注意保护皮肤，避免表皮受伤。

第二节　痈

痈（carbuncle）指多个相邻毛囊及其周围组织的急性化脓性感染，也可由多个疖融合而成。痈的致病菌以金黄色葡萄球菌为主，感染与皮肤不洁、擦伤、机体抵抗力不足相关，中医称"疽"。

感染常从毛囊底部开始，沿阻力较小的皮下组织蔓延，再沿深筋膜向外周扩展，上传入毛囊群而形成多个脓头的痈。由于有多个毛囊同时发生感染，痈的急性炎症浸润范围大，病变可累及深层皮下结缔组织，使其表面皮肤发生血运障碍甚至坏死。痈的自行破溃常较慢，全身反应较重。随着时间迁延，还可能有其他病菌进入病灶形成混合感染，甚至发展为脓毒症。

一、诊断要点

依据临床表现，本病诊断不难。患者年龄一般在中年以上，老年居多；部分患者原有糖尿病。病变好发于皮肤较厚的部位，如项部和背部（俗称"对口疮"和"搭背"）。初起为小片皮肤硬肿、色暗红，其中可有数个凸出点或脓点，疼痛较轻，但有畏寒、发热、食欲减退和全身不适。随后皮肤硬肿范围增大，周围呈现浸润性水肿，引流区域淋巴结肿大，局部疼痛加剧，全身症状加重。随着病变部位脓点增大、增多，中心处可破溃出脓、坏死脱落，使疮口呈蜂窝状。其间皮肤可因组织坏死呈紫褐色，但肉芽增生比较少见，很难自行愈合。延误治疗病变继续扩大加重，出现严重的全身反应。唇痈容易引起颅内化脓性海绵状静脉窦炎,危险性更大。

血常规检查白细胞计数明显增加;可进行脓液细菌培养与药物敏感试验,为选择抗菌药物提供依据。注意患者有无糖尿病、低蛋白血症、心脑血管病等全身性病症。

二、治疗原则

(1) 及时使用抗菌药物:可先选用青霉素类药物,以后根据细菌培养和药物敏感试验结果选药,或者使用1周后更换品种。中药应辨证处方,选用清热解毒方剂,以及其他对症药物。有糖尿病时应予胰岛素及控制饮食。

(2) 局部处理:初期仅有红肿时,可用50%硫酸镁湿敷,或用鱼石脂软膏、金黄散等敷贴,也可以碘伏原液稀释10倍后每日涂布3次。同时静脉给予抗生素,争取使病变范围缩小。已出现多个脓点、表面紫褐色或已破溃流脓时,需要及时切开改善引流。在静脉麻醉下做"+"或"++"形切口切开引流,切口线应超出病变边缘皮肤,清除已化脓和尚未成脓但已失活的组织;然后填塞生理盐水纱条,外加干纱布绷带包扎。术后注意创面渗血情况,必要时更换填塞敷料重新包扎。术后24 h更换敷料,改呋喃西林纱条贴于创面或伤口内使用生肌散,促使肉芽组织生长。以后每日更换敷料,促进创面收缩愈合。较大的创面在肉芽组织长出后,可行植皮术以加快修复。预防需注意个人卫生,保持皮肤清洁。及时治疗疖,以防感染扩散。

第三节 急性蜂窝织炎

急性蜂窝织炎(acute cellulitis)是指疏松结缔组织的急性感染,可发生在皮下、筋膜下、肌间隙或是深部蜂窝组织。本病是皮下疏松结缔组织的急性细菌感染,致病菌多为溶血性链球菌、金黄色葡萄球菌以及大肠杆菌或其他型链球菌等。由于受侵组织质地较疏松,病菌释放毒性强的溶血素、链激酶、透明质酸酶等,可使病变扩展较快。病变附近淋巴结常受侵及,可有明显的毒血症。

一、诊断要点

由于病菌的种类与毒性、患者的状况、感染原因和部位的不同,临床上可有以下几种不同类型。

(1) 一般性皮下蜂窝织炎:致病菌以溶血性链球菌、金黄色葡萄球菌为多,患者可先有皮肤损伤,或手、足等处的化脓性感染。继之患处肿胀疼痛,表皮发红、指压后可稍褪色,红肿边缘界限不清楚。邻近病变部位的淋巴结常有肿痛。病变加重时,皮肤部分变成褐色,可起水疱或破溃出脓。患者常有畏寒、发热和全身不适;严重时患者体温增高明显或过低,甚至有意识改变等表现。

（2）产气性皮下蜂窝织炎：致病菌以厌氧菌为主，如肠球菌、兼性大肠杆菌、变形杆菌、拟杆菌或产气荚膜梭菌。下腹与会阴部比较多见，常在皮肤受损伤且污染较重的情况下发生。产气性皮下蜂窝织炎病变主要局限于皮下结缔组织，不侵及肌层。初期表现类似一般性蜂窝织炎，但病变进展快且可触感皮下捻发音，破溃后可有臭味，全身状态较快恶化。

（3）新生儿皮下坏疽：新生儿皮肤柔嫩、抵抗力弱，护理疏忽导致皮肤擦伤、沾污，病菌可侵入皮下组织致病。病变多发生在背、臀部等经常受压处。初期时皮肤发红，触之稍硬。病变范围扩大时，中心部分变暗变软，皮肤与皮下组织分离，触诊时皮肤有浮动感，脓液多时也可出现波动。皮肤坏死时，肤色呈灰褐色或黑色，并可破溃。患儿发热、拒绝进乳、哭闹不安或昏睡，全身情况不良。

（4）颌下急性蜂窝织炎：小儿多见，感染起源于口腔或面部。口腔起病者因炎症迅速波及咽喉，发生局部肿胀而阻碍通气，病情甚为危急。患儿可出现高热、呼吸急迫、吞咽困难、不能正常进食；颌下肿胀明显，表皮仅有轻度红热，检视口底可见肿胀。蜂窝织炎起源于面部者，局部有红肿热痛，全身反应较重；感染常向下方蔓延，累及颈阔肌内结缔组织后也可妨碍吞咽和通气。

根据病史、体征，本病诊断多不困难。血常规检查白细胞计数增多，有浆液性或脓性分泌物时涂片检查病菌种类。病情较重时，应取血和脓做细菌培养和药物敏感试验。

二、鉴别诊断

（1）硬皮病：新生儿皮下坏疽初期有皮肤质地变硬时，应与硬皮病区别。硬皮病患者的皮肤不发红，体温不增高。

（2）急性咽喉炎：小儿颌下蜂窝织炎引起呼吸急促、不能进食时，应与急性咽喉炎区别。急性咽喉炎患者的颌下肿胀稍轻，而口咽内红肿明显。

（3）气性坏疽：产气性皮下蜂窝织炎应与气性坏疽区别。气性坏疽患者发病前创伤常累及肌肉，病变以产气荚膜梭菌引起的坏死性肌炎为主，伤口常有某种腥味，X线片检查在肌肉间可见气体影；脓液涂片检查可大致区分病菌形态，细菌培养有助确认致病菌。

三、治疗原则

（1）预防：重视皮肤日常清洁卫生，防止损伤，受伤后要及早医治。婴儿和老年人的抗感染能力较弱，要重视生活护理。

（2）治疗：抗菌药物一般先用新青霉素或头孢类抗生素，疑有厌氧菌感染时加用甲硝唑。根据临床治疗效果或细菌培养与药敏结果调整用药。

（3）局部处理：早期一般性蜂窝织炎可用50%的硫酸镁湿敷，或敷贴金黄散、鱼石脂膏等；若形成脓肿应切开引流。口底及颌下急性蜂窝织炎应及早切开减压，以防喉头水肿、压迫气管。其他各型皮下蜂窝织炎，为缓解皮下炎症扩展和皮肤坏死，也可在病变处做多个小切口,以浸有药液的湿纱条引流。对产气性皮下蜂窝织炎,伤口应以 3% 过氧化氢液冲洗、湿敷处理,并采取隔离治疗措施。注意改善患者的全身状态,高热时可行物理降温;进食困难者输液维持营养和体液平衡;呼吸急促时给予吸氧或辅助通气等。

第四节　丹　　毒

丹毒(erysipelas)是皮肤淋巴管网的急性炎症感染,为乙型溶血性链球菌侵袭所致。好发部位是下肢与面部。患者常先有皮肤或黏膜的某种病损,如皮肤损伤、足癣、口腔溃疡、鼻窦炎等,发病后淋巴管网分布区域的皮肤出现炎症反应,常累及引流区淋巴结,病变蔓延较快,常有全身反应,但很少有组织坏死或化脓。本病治愈后容易复发。

一、诊断要点

起病急,开始即可有畏寒、发热、头痛、全身不适等。病变多见于下肢,表现为片状皮肤红疹、微隆起、色鲜红、中间稍淡、境界较清楚。局部有烧灼样疼痛,病变范围向外周扩展时,中央红肿消退而转变为棕黄。有的可起水疱,附近淋巴结常肿大、有触痛,但皮肤和淋巴结少见化脓破溃;病情加重时全身性脓毒症加重。此外,丹毒经治疗好转后,可因病变复发而导致淋巴管阻塞、淋巴淤滞。下肢丹毒反复发作导致淋巴水肿,在含高蛋白淋巴液刺激下局部皮肤粗厚,肢体肿胀,甚至发展成"象皮肿"。

二、治疗原则

(1) 预防:注意皮肤清洁,及时处理小创口;在接触丹毒患者或是换药后,应当洗手消毒,防止医源传染;与丹毒相关的足癣、溃疡、鼻窦炎等应积极治疗以避免复发。

(2) 治疗:卧床休息,抬高患肢;局部可以 50% 的硫酸镁液湿热敷;全身应用抗菌药物,如青霉素、头孢类抗生素静脉滴注等。局部及全身症状消失后,继续用药 3～5 天,以防复发。

第五节　破 伤 风

破伤风(tetanus)是常和创伤相关联的一种特异性感染。除了可能发生在各种创伤后,还可能发生于不洁条件下分娩的产妇和新生儿。病菌是破伤风梭菌,为专性厌氧,革兰氏阳性菌。平时存在于人畜的肠道,随粪便排出体外,以芽孢状态分布于自然界,尤以土壤中为常见。此菌对环境有很强的抗力,能耐煮沸。创伤伤口的污染率很高,战场中污染率可达 25%～80%。但破伤风发病率只占污染者的 10%～20%,提示发病必须具有其他因素,主要因素就是缺氧环境。创伤时,破伤风梭菌可污染深部组织(如盲管外伤、深部刺伤等)。如果伤口外口较小,伤口内有坏死组织、血块充塞,或填塞过紧、局部缺血等状况时,就形成了一个适合该菌生长繁殖的缺氧环境。如果同时存在需氧菌感染,后者将消耗伤口内残留的氧气,使本病更易于发生。

病理生理:在缺氧环境中,破伤风梭菌的芽孢发育为增殖体,迅速繁殖并产生大量外毒素,主要是痉挛毒素,导致患者出现一系列临床症状和体征。菌体及其外毒素在局部并不引起明显的病理改变,伤口甚至无明显急性炎症或可能愈合。但痉挛毒素如被吸收至脊髓、脑干等处,与联络神经细胞的突触相结合,则会抑制突触释放抑制性传递介质;运动神经元因失去中枢抑制而兴奋性增强,致使随意肌紧张与痉挛。破伤风毒素还可阻断脊髓对交感神经的抑制,致使交感神经过度兴奋,引起血压升高、心率增快、体温升高、自汗等。

一、诊断要点

破伤风一般有潜伏期,通常是 7 天左右,个别患者可在伤后 1~2 天就发病。潜伏期越短者,预后越差。还有在伤后数月或数年因清除病灶或异物而发病的。前驱症状是全身乏力、头晕、头痛、咀嚼无力、局部肌肉发紧、扯痛、反射亢进等。典型症状是在肌紧张性收缩(肌强直、发硬)的基础上阵发性强烈痉挛,通常最先受影响的肌群是咀嚼肌,随后依次为面部表情肌,颈、背、腹、四肢肌,最后为膈肌。出现的相应征象为:张口困难(牙关紧闭)、蹙眉、口角下缩、咧嘴"苦笑"、颈部强直、头后仰;当背、腹肌同时收缩,因背部肌群较为有力,躯干扭曲成弓,结合颈以及四肢的屈膝、弯肘、半握拳等痉挛姿态,形成"角弓反张"或"侧弓反张";膈肌受影响后,发作时面唇青紫、通气困难,可出现呼吸暂停。上述发作可因轻微的刺激,如光、声、接触、饮水等而诱发。间隙期长短不一,发作频繁者,常提示病情严重。发作时患者神志清楚、表情痛苦,每次发作时间由数秒至数分钟不等。强烈的肌痉挛,可使肌断裂,甚至发生骨折。膀胱括约肌痉挛可引起尿潴留。持续的呼吸肌和膈肌痉挛,可造成呼吸骤停。患者死亡原因多为窒息、心力衰竭或肺部并发症。

病程一般为 3~4 周,如积极治疗、不发生特殊并发症者,发作的程度可逐步减轻,缓解期平均约 1 周。但肌紧张与反射亢进可继续一段时间;恢复期间还可出现一些精神症状,如幻觉,言语、行动错乱等,但多能自行恢复。少数患者可仅表现为受伤部位肌持续性强直,可持续数周或数月,预后较好。新生儿患此病时,因肌肉纤弱而症状不典型,表现为不能啼哭和吸乳、少活动、呼吸弱或困难。

二、鉴别诊断

实验室检查很难诊断破伤风,因脑脊液检查可以正常,伤口厌氧菌培养也难发现该菌。但破伤风的症状比较典型,主要根据临床表现诊断。凡有外伤史,不论伤口大小、深浅,如果伤后出现肌紧张、扯痛、张口困难、颈部发硬、反射亢进等,均应考虑此病的可能性。需要与下列疾病鉴别。① 化脓性脑膜炎：虽有角弓反张状和颈项强直等症状，但无阵发性痉挛；有剧烈头痛、高热、喷射性呕吐、神志有时不清；脑脊液检查有压力增高、白细胞计数增多等现象。② 狂犬病：有被疯狗、猫咬伤史，以吞咽肌抽搐为主；喝水不能下咽，并流大量口涎，患者听见水声或看见水咽肌立即发生痉挛。③ 其他：如颞下颌关节炎、子痫、癔症等。

三、治疗原则

1. 免疫治疗

破伤风是可以预防的疾患。由于破伤风梭菌是厌氧菌，其生长繁殖必须有缺氧的环境。因此，创伤后早期彻底清创，改善局部循环，是预防破伤风发生的关键；此外，还可通过人工免疫，产生较稳定的免疫力。人工免疫有自动和被动两种方法，自动免疫法目前尚难推广，临床常用被动免疫。

被动免疫法：对伤前未接受自动免疫的伤员，尽早皮下注射破伤风抗毒素（TAT）1 500～3 000 U。因为破伤风的发病有一潜伏期，尽早注射有预防作用，但其作用短暂，有效期为 10 天左右。因此，对深部创伤、潜在厌氧菌感染可能的患者，可在 1 周后追加一次注射。抗毒素易发生过敏反应，注射前必须进行皮内敏感试验；如过敏，应按脱敏法注射。

2. 综合治疗

破伤风是一种极为严重的疾病，病死率高，尤其是新生儿和吸毒者。因此，要采取积极的综合治疗措施，包括清除毒素来源、中和游离毒素、控制和解除痉挛、保持呼吸道通畅和防治并发症等。

（1）凡能找到伤口，伤口内存留坏死组织、引流不畅者，应在抗毒血清治疗后，在良好麻醉、控制痉挛下进行伤口处理、充分引流，局部可用 3％过氧化氢溶液冲洗。有的伤口看上去已愈合，应仔细检查痂下有无窦道或无效腔。

（2）抗毒素的应用，目的是中和游离的毒素。这种方法只在发病早期有效，若毒素已与神经组织结合则难收效。一般用量是(1～6)万 U，分别肌肉注射和静脉滴注。静脉滴注应稀释于 5％葡萄糖溶液中，缓慢滴入。用药前应做皮内过敏试验。连续应用或加大剂量并无意义，且易致过敏反应和血清病。破伤风人体免疫球蛋白在早期应用有效。

（3）患者入院后，应住隔离病室，避免光、声等刺激，避免骚扰患者。根据病情可交替使用镇静、解痉药物，以减少患者的痉挛和痛苦。可供选用的药物有：10％水合氯醛，保留灌肠量每次 20～40 ml；苯巴比妥钠肌肉注射，每次 0.1～0.2 g；地西泮 10～20 mg 肌肉注射或静脉滴注，每日 1 次。病情较重者，可用冬眠 1 号合剂(由氯丙嗪、异丙嗪各 50 mg，哌替啶 100 mg 及 5％葡萄糖 250 ml 配成)静脉缓慢滴入，但低血容量时忌用。痉挛发作频繁不易控制者，可用 2.5％的硫喷妥钠缓慢静注，每次 0.25～0.5 g，但要警惕发生喉头痉挛和呼吸抑制，用于已做气管切开者比较安全。但新生儿破伤风要慎用镇静解痉药物，可酌情用洛贝林、尼可刹米(可拉明)等。

(4) 注意防治并发症。主要并发症在呼吸道,如窒息、肺不张、肺部感染;防止发作时坠床、骨折、咬伤舌等。对抽搐频繁、药物又不易控制的严重患者,应尽早进行气管切开,以便改善通气,清除呼吸道分泌物,必要时可进行人工辅助呼吸。还可利用高压氧舱辅助治疗。气管切开患者应注意做好呼吸道管理,包括气道雾化、湿化、冲洗等。要定时翻身、拍背,以利排痰,并预防压疮。必要时专人护理,防止意外;严格无菌技术,防止交叉感染。已并发肺部感染者,根据菌种选用抗生素。

(5) 由于患者不断阵发痉挛、出大汗等,故每日消耗热量和水分丢失较多。因此,要十分注意营养(高热量、高蛋白、高维生素)补充和水与电解质平衡的调整,必要时可采用中心静脉肠外营养。青霉素(80~100)万 U,肌内注射,每 4~6 小时注射 1 次,或大剂量静脉滴注,可抑制破伤风梭菌;也可给甲硝唑每天 2.5 g,分次口服或静脉滴注,持续 7~10天。如伤口有混合感染,则选用相应的抗菌药物。

第五章
甲状腺及甲状旁腺疾病

第一节　结节性甲状腺肿

结节性甲状腺肿是目前最常见的甲状腺良性疾病之一,发病率较高,晚期多形成多发结节。该疾病多数是在单纯性弥漫性甲状腺肿的基础上,由于病情反复进展,滤泡上皮由弥漫性增生转变为局灶性增生,部分区域则出现退行性变,最后由于长期的增生性病变和退行性病变反复交替,导致腺体内出现不同发展阶段的结节。其病变实际上是单纯性甲状腺肿的一种晚期表现。结节性甲状腺肿患者中5%～8%可出现毒性症状,即Plummer病,或称毒性结节性甲状腺肿。有些结节性甲状腺肿,由于上皮细胞的过度增生,既可以形成胚胎性腺瘤,也可形成甲状腺癌。

一、诊断要点

1. 临床症状

患者发病年龄一般大于30岁,女性多于男性;甲状腺肿大的程度不一,多不对称,结节数目及大小不等,一般为多发性结节,早期也可能只有一个结节。较大的结节性甲状腺肿可引起压迫症状,如出现呼吸困难、吞咽困难和声音嘶哑等症状。结节性甲状腺肿出现甲状腺功能亢进症(Plummer病)时,患者有乏力、体重下降、心悸、心律失常、怕热多汗、易激动等症状。如患者来自碘缺乏地区,其甲状腺功能可有低下表现,临床上也可发生心率减慢、水肿与皮肤粗糙及贫血表现等。

2. 体格检查

触诊甲状腺结节质软或稍硬、光滑、无触痛。有时结节境界不清,触摸甲状腺表面仅有不规则或分叶状感觉,通常甲状腺局部无血管杂音及震颤,突眼及震颤均少见。

3. 辅助检查

甲状腺B超是诊断甲状腺结节最常用的手段,诊断率达95%。具有高分辨力的超声图像检查可以分析大小为 1 mm 的病灶。放射性核素显像检查也是一种常用的检查手段,常用的甲状腺扫描有 ^{131}I 和 ^{99m}Tc 扫描。甲状腺结节可依据其对放射性核素的摄取能力及图像不同而分类,其缺点是不能完全区分良性或恶性结节,而仅是做初步判断分析。近年来,还开展了应用 75 硒(^{75}Se)-硒蛋氨酸作为示踪剂的甲状腺正相扫描法,与正常甲状腺组织比较,恶性结节病变区内有更多的细胞分裂,更高的细胞密度,病灶处出现正相图像。细针穿刺活检术对于甲状腺结节的诊断价值是公认的,其细胞学准确度达 50%～97%。但取样也可有误,特别是有囊性变患者及结节较小者,如直径 <1 cm 的病变,穿刺准确度可有困难。若细针穿刺活检不能确定,还可用粗针再穿刺活检,其结果可能更加准确。

二、治疗原则

1. 非手术治疗

一般单纯性结节性甲状腺肿,无论是单结节还是多发性结节,均不考虑将手术作为首选治疗方案,可试用甲状腺制剂治疗,如甲状腺粉(片),每天 1～2 次口服。或用左甲状腺素钠(L-T4)片,每天 1～2 次即可。治疗期间应观察甲状腺功能及结节大小的变化。

2. 手术治疗

对于结节较大影响外观或产生压迫症状者;药物治疗后结节仍在短期迅速增大者;或伴有明显甲状腺功能变化,经辅助检查手段怀疑恶性或明确为恶性者,可采取手术治疗。手术方式推荐为甲状腺次全切除或腺叶切除术。

第二节　甲状腺腺瘤

甲状腺腺瘤是起源于甲状腺滤泡细胞的良性肿瘤,是甲状腺最常见的良性肿瘤,好发于甲状腺功能的活动期,常表现为甲状腺囊内单个边界清楚的结节,有完整的包膜,大小不等。临床上分为滤泡状和乳头状实性腺瘤两种,前者较为多见。此病在全国呈散发性存在,于地方性甲状腺肿流行区稍多见。甲状腺腺瘤在女性的发病率为男性的 5～6 倍,提示性别因素可能与发病有关。甲状腺腺瘤中可发现癌基因 c-myc 的表达及 H-ras 的活化突变和过度表达。实验发现,促甲状腺素(TSH)可刺激正常甲状腺细胞表达前癌基因 c-myc,从而促使细胞增生。高功能腺瘤中还可发现 TSH-G 蛋白腺嘌呤环化酶信号转导通路所涉及的蛋白发生了突变,包括 TSH 受体跨膜功能区的胞外和跨膜段的突变以及刺激型 GTP 结合蛋白的突变。此外,甲状腺腺瘤还可见于一些家族性肿瘤综合征中,包括考登(Cowden)综合征和卡尼尔(Carney)综合征等。部分甲状腺腺瘤患者可发现血 TSH 水平增高,可能与其发病有关。

一、诊断要点

1. 临床症状

患者多为女性,年龄常在 40 岁以下,一般均为甲状腺体内的单发结节。病程进展缓慢,多数在数月至数年甚至时间更长,患者常因稍有不适或无任何症状而发现颈部肿物。有些肿块可逐渐吸收而缩小,有些可发生囊性变。病史较长者,往往因钙化而致瘤体坚硬,有些可发展为功能自主性腺瘤而引起甲状腺功能亢进。巨大瘤体可产生邻近器官受压征象,但并不侵犯这些器官。有少数患者因瘤内出血导致瘤体突然增大,伴胀痛,如乳头状囊性腺瘤。

2. 体格检查

触诊多为单发结节,圆形或椭圆形,表面光滑,边界清楚,质地韧实,与周围组织无粘连,无压痛,可随吞咽上下移动。肿瘤直径一般在数厘米,巨大者少见。

3. 辅助检查

甲状腺 B 超诊断准确性高,除明确大小位置外,还可进一步明确肿物为实性或囊性,边缘是否清楚等,同侧腺叶也相应增大,实性为腺瘤,囊性为甲状腺囊肿。甲状腺功能检查各项指标通常均在正常范围。[131]I 扫描多为温结节,囊腺瘤可为凉结节,也可为热结节或冷结节。若瘤体较大,颈部正侧位片可见气管受压或移位,部分瘤体可见钙化影像。细针穿刺活检术对于甲状腺腺瘤同样具有重要的诊断价值。

二、鉴别诊断

(1)与结节性甲状腺肿相鉴别。结节性甲状腺肿虽有单发结节,但甲状腺多呈普遍肿大,在此情况下易于鉴别。一般来说,腺瘤的单发结节长期间仍属单发,而结节性甲状腺肿经长期病程之后多成为多发结节。另外,甲状腺肿流行地区多诊断为结节性甲状腺肿,非流行地区多诊断为甲状腺腺瘤。在病理上,甲状腺腺瘤的单发结节有完整包膜,界限清楚;而结节性甲状腺肿的单发结节无完整包膜,界限也不清楚。

(2)与甲状腺癌相鉴别。甲状腺癌可表现为甲状腺质硬结节,表面凹凸不平,边界不清,颈淋巴结肿大,并可伴有声嘶、霍纳综合征等症状。辅助检查手段如甲状腺 B 超、超声造影、细针穿刺活检术有助于鉴别诊断。

三、治疗原则

对于较小的甲状腺腺瘤(直径<1.5 cm)可以暂不手术,定期随访复查。对于结节较大影响外观或产生压迫症状者;伴甲状腺功能亢进的高功能腺瘤,怀疑恶性者,可采取手术治疗。有以下情况者应考虑癌变可能:肿瘤短期迅速增大;瘤体活动受限或固定;出现声音嘶哑、呼吸困难等压迫症状;肿瘤硬实,表面粗糙不平;出现淋巴结肿大。手术方式推荐甲状腺次全切除或腺叶切除术,根据术中冰冻切片的病理诊断,决定下一步手术方式。

第三节　甲状腺功能亢进

甲状腺功能亢进（简称甲亢）的病因包括毒性弥漫性甲状腺肿，也称格雷夫斯病（Graves 病）、炎性甲亢（亚急性甲状腺炎、无痛性甲状腺炎、产后甲状腺炎和桥本甲亢）、药物性甲亢（左甲状腺素钠和碘致甲亢）、人绒毛膜促性腺激素（hCG）相关性甲亢（妊娠呕吐性暂时性甲亢）和垂体 TSH 瘤甲亢。临床上 80% 以上的甲亢是由 Graves 病引起的，这是一种甲状腺自身免疫病，是由于患者的淋巴细胞产生了刺激甲状腺免疫球蛋白（TSI）。临床上测定 TSI 的方法为测定促甲状腺素受体抗体（TRAb）。Graves 病的病因目前并不清楚，可能与发热、睡眠不足、精神压力大等因素有关。

一、诊断要点

1. 临床症状

患者可有甲状腺轻度增大，可出现交感神经功能过度兴奋的表现，如性情急躁、易激动、失眠、皮肤温暖、易出汗。患者也可有心悸和胸部不适感。部分患者可出现双侧眼球突出，个别突眼严重的患者上下眼睑闭合困难，甚至不能盖住角膜。突眼患者可出现视力减退、怕光、复视、眼部胀痛、流泪等症状，但突眼严重程度与甲亢严重程度无关。此外，患者还可出现停经、阳痿（内分泌紊乱）和腹泻（肠蠕动增加）等症状，个别患者伴有周期性肌麻痹（钾代谢障碍）。极个别患者有局限性的胫前黏液性水肿，常与严重突眼同时或先后发生，临床表现为双侧前方下段和足背皮肤呈暗红色、粗糙、变韧，形成大小不同的片状结节。

2. 体格检查

触诊时甲状腺可轻度增大。由于腺体血管扩张和血流加速，扪诊可有震颤，听诊时可有杂音，尤其是甲状腺上动脉进入上极处更加明显。患者常有双手细速颤动，严重者舌和足也有颤动。长期甲亢患者可出现左心肥大伴有收缩期杂音，严重的病例可出现心律失常甚至心力衰竭。

3. 甲状腺功能测定

通常有三种测定方法，即基础代谢率、甲状腺吸收 ^{131}I 率和利用放射免疫法测定血清中甲状腺素含量。

（1）基础代谢率：可以根据脉压和脉率计算，在清晨空腹静卧时反复进行测定。常用的公式为：基础代谢率（%）＝脉率＋脉压－111。但这种计算在半数以上的患者中有误差，误差率可达 10%，也不适用于心律失常的患者。基础代谢率的升高，其程度与临床症状的严重程度相一致。轻度甲亢基础代谢率升高 20%～30%，中度升高 30%～60%，重度则可升高 60% 以上。

（2）放射性[131]I试验：给正常人服用[131]I，24 h内可被甲状腺摄取30%～40%，其他60%～70%在48 h内经尿排出。功能亢进的甲状腺摄取70%～80%的[131]I，而功能减退的甲状腺摄取量<20%。在服后2 h及24 h进行测定，如果2 h甲状腺[131]I摄取量为人体总量的25%以上，或24 h为人体总量的50%以上，且[131]I高峰提前出线，则提示甲亢。但摄取的速度和集聚的程度并不能反映甲亢的严重程度。血清中甲状腺素的含量是具有诊断价值的客观指标。在甲亢发生早期，T_3水平上升较快，约4倍于正常值；T_4水平上升则相对较缓。故T_3的测定是诊断甲亢的敏感依据。在诊断有困难时，可进行促甲状腺激素释放激素（TRH）兴奋试验；若为阴性，即在静脉注射TRH后TSH不升高（垂体分泌受抑制），则有诊断意义。

二、鉴别诊断

临床上需要重点鉴别的是炎性甲亢（或称破坏性甲亢），它是由于甲状腺炎性反应导致甲状腺滤泡细胞膜通透性发生改变，滤泡细胞中大量甲状腺激素释放入血，引起血液中甲状腺激素明显升高和TSH下降，临床表现和生化检查酷似甲亢。鉴别Graves病和炎性甲亢十分重要，因为前者需要积极治疗，后者则不需治疗。两者最大的区别是甲状腺摄[131]I率检查中，前者甲状腺摄[131]I率是升高或正常的，后者是被抑制的。此外，前者的TRAb是阳性，后者是阴性的；前者可合并甲状腺相关性眼病，后者不合并甲状腺相关性眼病。

三、治疗原则

1. 药物治疗

抗甲状腺药物治疗适应范围广，无论大人或小孩，男性还是女性，轻症或者重症甲亢，首次发病还是甲亢复发，孕妇或哺乳期女性甲亢都可以用药物治疗。抗甲状腺药物有两大类——咪唑类和硫氧嘧啶类，代表药物分别为甲巯咪唑（又称他巴唑）和丙硫氧嘧啶（又称丙嘧）。

2. 监测不良反应

甲亢治疗一般需要1～2年，治疗中需要根据甲状腺功能情况酌情增减药物剂量。药物治疗不良反应包括粒细胞减少、药物过敏、肝功能受损、关节疼痛和血管炎等。药物治疗初期需要严密监测药物的不良反应，尤其是粒细胞缺乏，应告诫患者出现发热和/或咽痛时须立即检查粒细胞，一旦明确为粒细胞缺乏应立即停药急诊。药物治疗停药后甲亢复发率高，大约为50%。放射碘适合甲状腺中度肿大或甲亢复发的患者，医生根据甲状腺对放射碘的摄取率计算每个患者需要的放射剂量。放射碘对孕妇和哺乳期妇女是绝对禁忌证。此外，放射碘治疗也不适合有甲状腺眼病的甲亢患者，因为治疗后眼病可能会加剧。

3. 手术治疗

除了青少年患者，以及病情较轻的患者和伴有其他严重疾患不适宜手术的患者外，手术治疗是目前最有效的治疗方法,尤其对于较严重的病例。对于继发性甲亢和高功能腺瘤,应用抗甲状腺药物或放射碘治疗效果不佳,同时还有恶变的可能性存在,更宜以手术治疗为主。已并发左心扩大、心律失常,甚至发生心力衰竭者,更应手术才能治愈;试图完全治愈上述心脏症状再进行手术,反而会使病情恶化。手术方法为甲状腺大部切除,术后除眼球突出的症状外,其他症状都能消失或减轻。据统计,手术治愈率高达 90%～95%,而病死率在 1% 以下。对于妊娠妇女,鉴于甲亢对妊娠可能造成的不良影响,如引起流产、早产、胎儿宫内死亡、妊娠高血压综合征等,妊娠还可能加重甲亢。因此,在妊娠早、中期,即前 4～6 个月,仍应考虑手术治疗;到晚期时甲亢与妊娠间相互影响已不大,则可分娩后再行手术治疗。

第四节　甲 状 腺 癌

甲状腺癌是最常见的甲状腺恶性肿瘤,约占全身恶性肿瘤的 1%。除髓样癌外,绝大部分甲状腺癌起源于滤泡上皮细胞。其发病原因目前仍没有定论:碘缺乏导致甲状腺激素合成减少,促甲状腺激素(TSH)水平增高,刺激甲状腺滤泡增生肥大,发生甲状腺肿大,使甲状腺癌发病率增加;X 线照射可导致细胞核变性,甲状腺素的合成大为减少,导致癌变。有研究表明,TSH 通过 cAMP 介导的信号转导途径调节甲状腺滤泡细胞的生长,可能发生甲状腺癌;血清 TSH 水平增高,诱导出结节性甲状腺肿;给予诱变剂和 TSH 刺激后可诱导出甲状腺滤泡状癌。此外,其他甲状腺疾病和甲状腺癌也有一定的关系,如结节性甲状腺肿、甲状腺增生、甲状腺腺瘤、慢性淋巴细胞性甲状腺炎和甲状腺功能亢进症等。甲状腺癌根据病理学类型,可分为乳头状癌、滤泡状癌、髓样癌和未分化癌,而其中乳头状癌和滤泡状癌又称为分化型甲状腺癌,占甲状腺恶性肿瘤的 95% 以上。不同类型甲状腺癌的治疗与预后也不同。

一、诊断要点

1. 临床症状

甲状腺结节明显增大、质地变硬、腺体在吞咽时上下移动性减小,以上 3 个症状如果在短期内发生或加重,则可能为未分化癌;如果以上症状逐渐出现,患者年龄在 40 岁以下,则腺癌可能性大。颈部淋巴结转移早晚差别很大,晚期可引起耳部、枕部和肩的疼痛,声音嘶哑,继而发生压迫症状,如明显的呼吸和吞咽困难及霍纳(Horner)综合征,远处转移主要至扁骨(颅骨、椎骨、胸骨、盆骨等)和肺。髓样癌多为双侧肿瘤,由于肿瘤本身可产生激素样活性物质(5-羟色胺和降钙素),在临床上可产生腹泻、心悸、颜面潮红和血钙浓度降低等症状,血清降钙素浓度多升高;此外,可伴有其他内分泌腺的增生,如嗜铬细胞瘤、甲状旁腺增生等。

2. 体格检查

甲状腺结节有时很小,不易触及,体格检查时需仔细。一般来说,多个结节为良性病变,而单个孤立结节中有 5％为甲状腺癌。

3. 辅助检查

应首选甲状腺 B 超检查,其他影像学检查如颈部增强 CT 及 MRI 主要用于甲状腺癌转移的发现、诊断和定位。在甲状腺内发现沙粒样钙化灶,则提示有恶性的可能。近年来,超声造影手段的应用大大提高了超声下甲状腺癌的诊断率。细针穿刺活检方法简单易行,通常使用直径 0.7～0.9 mm 细针,在超声引导下直接刺入结节,然后在结节内以 2～3 个不同方向进行穿刺吸取。需要注意的是,在拔出穿刺针前,一定要让注射器塞慢慢向前退回原处以消除注射器腔内负压,这样在拔出穿刺针时才不会将结节周围的组织细胞混着吸入,又能避免已吸入的结节细胞群自穿刺针腔内进入注射器腔,这样的细胞群才具有诊断价值,但最终确诊应由病理切片决定。此外,采用发射免疫法测定血清中甲状腺球蛋白(Tg),在分化型甲状腺癌中其水平明显升高,特别是在术后监护和随访中具有重要意义。

二、鉴别诊断

(1) 亚急性甲状腺炎:由于在数日内发生甲状腺肿胀,可以引起误诊,病史中多有上呼吸道感染,值得注意的是血清中甲状腺素水平增高、放射性碘摄取量却显著降低,这种分离现象很有诊断价值。试用小剂量糖皮质激素后,颈部疼痛很快缓解,甲状腺肿胀随后消失,也是值得推荐的鉴别方法。

(2) 慢性淋巴细胞性甲状腺炎:由于甲状腺肿大且质地较硬,易误诊为甲状腺癌。此病多发生在女性,且病程较长,甲状腺肿大呈弥漫性且对称,表面光滑,试用甲状腺素后腺体常可明显缩小。

(3) 乳突状囊性腺瘤:由于囊内出血,甲状腺体短期内迅速增大,特别是平时忽略了有甲状腺结节存在,更易引起误诊,追问病史常有重体力劳动或剧烈咳嗽史。

三、治疗原则

1. 手术治疗

甲状腺癌的治疗以手术为主,其手术方式与手术范围近年来经历了较大的发展,但仍存在颇多的争议。其手术范围与疗效与病理类型有关。① 分化型甲状腺癌:对于肿瘤局限在单侧腺体内、肿瘤直径<4 cm、侧区颈部淋巴结无转移的患者,通常采用单侧腺叶切除加患侧中央区淋巴结清扫术;若癌肿已侵犯双侧腺叶,或者虽然肿瘤局限于一侧腺叶、但直径较大,则行双侧腺叶加峡部切除术＋患侧中央区淋巴结清扫术。手术时注意保护喉返神经,尽量原位保留所有甲状旁腺,切除标本中应仔细寻找有无甲状旁腺,如找到应进行自体移植。如术前明确有颈侧区淋巴结转移,在切除原发癌的同时应行颈淋巴结清

扫术。对没有颈侧区淋巴结转移的患者,一般不行预防性颈淋巴结清扫术;日后随访中若发现颈部淋巴结转移,可再行颈淋巴结清扫术。② 髓样癌:积极切除双侧腺叶及峡部,同时清除患侧或双侧淋巴结。③ 未分化癌:预后较差,一般不主张手术治疗。④ 淋巴瘤:以放疗为首选。

关于颈部淋巴结清扫,近年都主张行改良的功能性颈淋巴结清扫术,也就是保留胸锁乳突肌、颈内静脉和副神经,清除颈前后三角中的淋巴脂肪组织。但若病期较晚,颈淋巴结受侵犯的范围广泛,则仍应行传统的颈淋巴结清扫术。

2. 内分泌治疗

在内分泌治疗方面,由于分化型甲状腺癌均有 TSH 受体,TSH 可通过其受体影响肿瘤的生长和功能。因此,患者在术后均应终身服用甲状腺素片,以抑制 TSH 分泌,定期检测血清中 TSH 水平来调整药物剂量。

3. 放射性碘治疗

应用放射性碘治疗甲状腺癌,其疗效完全视肿瘤摄碘率的多少而定,而肿瘤摄碘率与其病理学类型和分化程度有关。未分化癌和髓样癌通常对放射性碘治疗无效,分化程度高的乳头癌和滤泡状癌,摄碘率高、疗效好,特别适用于手术后 40 岁以上的高危患者、多发性乳头状癌灶、包膜有明显侵犯的滤泡状腺癌以及有远处转移者。此外,有少数分化型甲状腺癌患者经过手术治疗、内分泌治疗和放射性碘治疗后疾病仍进展,称为放射性碘难治性分化型甲状腺癌。该部分患者治疗较棘手,尚无明显有效的治疗方法。

第五节 甲状旁腺功能亢进

甲状旁腺功能亢进是指甲状旁腺分泌过多甲状旁腺激素(PTH)。骨痛、骨折和尿路结石是困扰人们生活的常见病症,而引起上述病变的重要原因之一就是甲状旁腺功能亢进。甲状旁腺最重要的功能是通过增加或减少甲状旁腺激素的分泌量来维持人体血钙水平的相对稳定。发生甲状旁腺功能亢进的原因可分为 3 种:① 甲状旁腺自身发生了病变,如过度增生、瘤性变甚至癌变,称为原发性甲状旁腺功能亢进;② 由于身体存在其他病症,如长期维生素 D 缺乏、小肠功能吸收障碍或肾功能不全等,血钙低于正常值,需要甲状旁腺增加甲状旁腺激素的分泌来提高血钙水平,因此,可以认为是代偿性亢进,称为继发性甲状旁腺功能亢进;③ 在长期继发性亢进的基础上甲状旁腺又发生了瘤性变,称为三发性甲状旁腺功能亢进。如甲状旁腺本身并无上述病变,但由于身体其他病变器官分泌类似甲状旁腺激素的物质,其表现在很大程度上与甲状旁腺激素分泌过多相同,称为假性甲状旁腺功能亢进,并不是真正意义上的甲状旁腺功能亢进。

一、诊断要点

1. 临床症状

甲状旁腺功能亢进的临床症状包括全身和局部两部分。

(1) 全身症状包括① 神经精神及骨骼肌肉系统。轻者可表现为抑郁和焦虑,晚期严重者可为精神失常。因骨骼严重脱钙导致病理性骨折和疼痛,个别患者可有厌世想法,也可出现逆行性健忘、嗜睡等神经系统症状。在肌肉系统方面,患者常有疲乏感、大腿肌无力、肌痛等。② 消化系统:甲状旁腺功能亢进患者溃疡病发病率高,有报道其胰腺炎发病率也升高。③ 关节及软组织:本病 20%～30% 的患者合并软骨钙化症,可能与钙盐沉着有关,易发生假性痛风,关节痛、钙化性肌腱炎也时有发生。④ 泌尿系结石及肾衰竭:由于高血钙,大量钙离子通过肾脏不能再吸收而排到尿内,出现高尿钙,而钙易与磷酸根、草酸根结合成钙盐结石,沉积于肾盂、输尿管内,严重者可导致肾衰竭。⑤ 骨骼系统:由于甲状旁腺激素的破骨作用,钙和磷酸盐不断从骨中释出,临床可出现骨疼痛、骨质疏松、骨畸形,在支重骨骼尤其明显,可出现病理性骨折、身高缩短。

(2) 局部表现包括:对于病史长、体积较大的甲状旁腺腺瘤,个别的可因位置关系(如位于气管食管沟之间),吞咽食物时有轻微的下咽障碍感;个别腺瘤发生包膜内出血者,可有局部刺激和疼痛感;有的甲状旁腺癌侵犯喉返神经,可因一侧声带麻痹出现声音嘶哑。

2. 实验室检查

(1) 血清钙测定:取患者空腹时周围静脉血测定血清钙值。因血清钙值常有波动,一般至少测 3 次才能肯定,患者血清钙浓度常在 3 mmol/L 以上。

(2) PTH 测定:最可靠且有直接证据诊断甲状旁腺功能亢进的方法。

(3) 甲状旁腺回流静脉血 PTH 值测定:可以达到定性、定位的目的。经股静脉插管,管尖上升到左右颈内静脉分段取血,并把管尖抽退到左右无名静脉、锁骨下静脉、上腔静脉抽血测 PTH 值,可以定位并区别是甲状旁腺增生还是肿瘤,单发还是多发,以及异位的大致部位。缺点是操作复杂、有侵入性、X 线下暴露时间长、费用高。

3. 影像学检查

颈部 B 超为最常用的检查,可查出在甲状旁腺的常见部位出现占位性改变。该检查具有无创、经济、易重复的特点,是目前首选的影像学检查方法。颈部 CT 或 MRI 对于发现纵隔内异位甲状旁腺有较大意义。^{99m}Tc MIBI 甲状旁腺显像是敏感性比较高的检查方法,尤其是对发现多发性、异位性或转移性病变有重要意义。

二、鉴别诊断

甲状旁腺功能亢进患者主要与临床上有高血钙的患者进行鉴别。以下患者可能有高钙血症:① 恶性肿瘤有骨转移;② 肿瘤产生或分泌某些物质有 PTH 样作用,即所谓假性甲状旁腺功能亢进;③ 有的肿瘤可产生骨钙移动性物质,如前列腺素、破骨细胞活性素等,可致血钙浓度升高;④ 引起高钙血症的其他因素如维生素 D 中毒、类肉瘤、肾上腺皮质功能衰竭等,也有乳癌骨转移时应用雌激素或雄激素等,均属少见或罕见。

三、治疗原则

甲状旁腺功能亢进的治疗原则是去除病因。具体治疗根据不同病因采用不同的方法,以手术治疗为主。

(1) 甲状旁腺增生:原则上手术治疗,术中需要全面探查双侧颈部,一般先探查右侧,当解剖到达甲状腺平面时先显露甲状腺中静脉予以结扎切断,然后游离出甲状腺下静脉,结扎切断,牵拉甲状腺下部中部,检查甲状旁腺的热区,即甲状腺下动脉进入甲状腺内并与喉返神经交叉的范围内(直径 2～3 cm),双侧均如此探查。当发现甲状旁腺增生长大,先不切除,待 4 个甲状旁腺全部找到后再决定手术方式。个别异位甲状旁腺,术前定位应尽可能全面,以便指导手术;有的不可避免进行再次手术。

(2) 甲状旁腺腺瘤:治疗方法为手术摘除。由于本病多为单侧腺瘤,双侧各有一个腺瘤者很少,加上应用^{99m}Tc MIBI 阳性率很高,现在基本上都是只做肿瘤侧的探查。肿瘤查到后,习惯上同侧另外一个也要探查,如有肿大则考虑增生性病变,对侧还应探查。多发性甲状旁腺腺瘤有两种情况,一种是左右两侧各有一个腺瘤,术前可以发现,可做双侧探查,切除腺瘤,临床上有时不易与增生鉴别,应由病理检查来确认;另一种情况为先后发生,即摘除一个腺瘤后,若干年后又发生一个新的腺瘤,诊断及处理原则相同。

(3) 甲状旁腺腺癌:在切除原发灶的同时是否行颈淋巴结清扫术,仍有争议。

(4) 继发性甲状旁腺功能亢进:如果引起继发性甲状旁腺功能亢进的原因可以消除,则甲状旁腺功能亢进多是可消退的,无须切除甲状旁腺。至于因长期肾功能不全所致继发性甲状旁腺功能亢进是否需要手术,主要取决于甲状旁腺功能亢进的程度。一般来讲,如果具备下列条件之一就要考虑接受手术治疗:① 高钙血症;② 严重骨营养不良;③ 骨骼疼痛或皮肤瘙痒;④ 碱性磷酸酶水平持续升高等。

四、预后

甲状旁腺功能亢进患者的预后与其病因、程度、合并疾病等内在因素有关,也与治疗方法是否科学有关。绝大多数原发性甲状旁腺功能亢进患者都可获得根治,治疗越早恢复越彻底。肌无力和精神症状在成功手术后多可消失,骨质疏松也可得以改善,但已经发生的肾功能损害或纤维性囊性骨炎则难以恢复。值得指出的是,甲状旁腺癌首次手术是否科学规范是决定能否获得根治最重要的影响因素。

第六章
乳 腺 疾 病

第一节　急 性 乳 腺 炎

　　急性乳腺炎是乳腺的急性化脓性感染,大多发生在产后哺乳期最初的 3～4 周,尤以初产妇多见。因乳房血管丰富,早期就可出现寒战、高热及脉快等脓毒血症的表现。

　　急性乳腺炎的致病菌大多数为金黄色葡萄球菌,少数为链球菌。金黄色葡萄球菌常常引起深部脓肿,链球菌感染则易引起弥漫性蜂窝织炎。常见的感染途径有① 致病菌直接侵入乳管,上行到腺小叶。腺小叶中淤积的乳汁是理想的培养基,有利于入侵细菌的生长和繁殖,继而扩散到乳腺实质。金黄色葡萄球菌常常引起乳腺脓肿,感染可沿乳腺纤维间隔蔓延,最终形成多房性脓肿。② 6 月龄婴儿已长牙,哺乳过程中易致乳头损伤,致病菌直接由乳头表面的破损、皲裂入侵,沿淋巴管蔓延到腺小叶或小叶间的脂肪、纤维组织,引起蜂窝织炎。

一、诊断要点

　　(1) 患侧乳房皮肤红、肿,局部变硬,有压痛及搏动性疼痛,可触及边界不清的肿块。

　　(2) 可合并全身感染中毒症状,寒战、高热、白细胞及中性粒细胞比例增高。

　　(3) 常伴有患侧腋下淋巴结肿大,触痛明显。

　　(4) 除皮肤红肿外,若出现明显炎症水肿,表明深层乳房组织内脓肿形成。

　　(5) 脓肿形成时可查出局部波动感;疑有深层脓肿形成时,可行 B 超检查。

二、鉴别诊断

　　(1) 炎性乳腺癌:本病较少见,乳房内肿块质地硬,可有轻触痛,不伴有高热及白细胞计数升高。同侧腋窝淋巴结肿大、质硬、无触痛等以资区别。

　　(2) 乳腺导管扩张症:又名浆细胞性乳腺炎,起病较缓慢,不伴有全身感染中毒症状,炎症多局限于乳晕区。

（3）乳汁淤滞：可出现乳房胀痛、红肿及发热，与早期急性乳腺炎不易区别，经哺乳或乳汁吸吮后胀痛消失。

三、治疗原则

（1）早期：可行局部热敷或理疗。

（2）选用广谱抗生素如头孢菌素类。

（3）早期不必停止哺乳，患侧应用吸乳器尽力帮助乳汁排出。

（4）若脓肿形成应行脓肿切开引流。手术时为避免损伤乳管，应行放射状切口。将所有脓腔内的间隔分开，保持引流通畅。

（5）深部脓肿若波动感不明显，可先用超声定位，并用针头穿刺证实后再行引流。深部脓肿或乳腺后脓肿，可以在乳腺下皱襞处做弧形切口，在乳腺后间隙于胸肌筋膜间分离。

四、随访及预后

（1）加强孕期卫生宣教，哺乳期应保持乳头乳晕区皮肤卫生，防止发生乳头擦伤。

（2）如有乳头内陷，应将乳头轻轻挤出后清洗干净，并可经常挤捏、提拉、矫正。

（3）养成定时哺乳、婴儿不含乳头而睡等良好习惯。

（4）避免乳汁淤积，每次哺乳应将乳汁吸空；如有淤积，可按摩或用吸乳器排尽乳汁。

（5）如乳头破损或皲裂，应暂停哺乳、及时治疗，并用吸乳器吸出乳汁。

第二节　乳腺囊性增生病

乳腺囊性增生病是妇女中常见的乳腺疾病，多见于30～50岁的妇女，又称乳腺病、小叶增生、乳腺结构不良症、纤维囊性病等。本病具有乳腺组成成分增生，在结构、数量及组织形态上表现出异常等特点。

本病与卵巢功能失调有关，体内雌、孕激素比例失调，使乳腺实质增生过度和复旧不全。部分乳腺实质成分中女性激素受体的质和量异常，使乳房各部分的增生程度参差不齐。

一、诊断要点

一侧或双侧乳房胀痛和肿块是本病的主要表现，部分患者具有周期性。

（1）乳房胀痛：轻者如针刺样，可累及到肩部、上肢或胸背部。一般于月经前明显，月经后减轻或消失，严重者整个月经周期均有疼痛。

（2）肿块：体格检查发现一侧或双侧乳房内可有大小不一、质韧而不硬的单个或多个结节，可有触痛；与周围乳腺组织界限不清，不与皮肤或胸肌粘连，有时表现为界限不清的增厚区；肿块可于月经后缩小。

（3）乳头溢液：少数患者可见，常为棕色、浆液性或血性液体。

（4）病程有时很长，但停经后症状常自动消失或减轻。

二、鉴别诊断

当局限性乳腺增生肿块明显时，需要与乳腺癌相区别。乳腺癌肿块更明确，质地偏硬，与周围乳腺有较明显的区别；有时伴腋窝淋巴结肿大，钼靶和超声检查有助于两者的鉴别。

三、治疗原则

（1）对症治疗：中药疏肝理气及调和冲任等方法可缓解疼痛，如口服逍遥散 3～9 g，每天 3 次；绝经前疼痛明显，可在月经来潮前服用甲睾酮，每次 5 mg，每天 3 次；亦可口服孕酮，每天 5～10 mg，月经前服 7～10 天。

（2）手术治疗：对病灶局限于乳房一部分，以及月经后仍有明显肿块等症状者也可手术。

四、随访及预后

（1）随访及复查：对局限性乳腺囊性增生病，应在月经干净后 5 天内复查，若肿块变软、缩小或消退，则可观察并定期随访；若肿块无明显消退或在随访过程中局部病灶有恶变可疑时，应予以切除并做快速病理检查。

（2）单纯囊性增生病很少恶变，若伴有上皮不典型增生，特别是重度者，则恶变可能性较大，属于癌前病变。

第三节　乳腺纤维腺瘤

乳腺纤维腺瘤是女性最常见的乳房肿瘤，约占乳房良性肿瘤的 3/4。发病年龄以 20～30 岁的青年女性最多。本病产生的原因是小叶内纤维细胞对雌激素的敏感性异常增高，可能与纤维细胞所含雌激素受体的量或质的异常有关。雌激素是本病发生的刺激因子，所以纤维腺瘤发生于卵巢功能期。

一、诊断要点

（1）肿块：好发于乳房外上象限，纤维腺瘤大小不一，大多呈卵圆形，有时为分叶状；

质硬似橡皮球的弹性感,表面光滑,与周围组织分界清楚,不与皮肤或胸肌粘连,易推动,活动度大。

（2）腋淋巴结常无肿大。

（3）月经周期对肿块大小并无影响。

二、治疗原则

手术切除是唯一有效的治疗方法。应将肿瘤连同其包膜整块切除,以周围包裹少量正常组织为宜,肿块必须常规做病理检查。

三、随访及预后

由于妊娠可使纤维腺瘤突然迅速增大,所以在妊娠前后发现的纤维腺瘤一般应及时治疗。

第四节　乳　腺　癌

乳腺癌是女性最常见的恶性肿瘤,发病率呈逐年上升,多发于 40～60 岁绝经前后的妇女。病因尚未明确,可能与内分泌、饮食、肥胖等有关。早期确诊、及时合理治疗是提高本病治愈率的关键。

一、诊断要点

1. 临床症状

（1）无痛性肿块:多为乳腺癌最常见的第一个症状,多数患者在无意中发现。肿块质地较硬,边界不清,逐步增大,可引起乳房局部隆起。晚期可浸润胸肌及胸壁而呈固定,不易被推动。邻近乳头或乳晕的癌肿因侵入乳管使其缩短,可把乳头牵向癌肿一侧,进而使乳头扁平、回缩、凹陷。肿瘤广泛浸润皮肤后融合成暗红色,弥漫成片,甚至可蔓延到背部或对侧胸部皮肤,形成盔甲样,可引起呼吸困难。皮肤破溃,常有恶臭,易出血,或向外生长呈菜花样。

（2）酒窝征:若肿块累及 Cooper 韧带(连接腺体与皮肤间的纤维束),可使其收缩而致肿块表面皮肤出现凹陷,即酒窝征。

（3）"橘皮样"改变:若癌肿继续增大,癌细胞堵塞皮下淋巴管,引起淋巴回流障碍,可出现真皮水肿,皮肤呈"橘皮样"改变。

（4）卫星结节:癌细胞沿皮下淋巴网广泛扩散到乳房及其周围皮肤,形成小结节。

（5）腋窝淋巴结肿大和上肢水肿:乳腺癌淋巴转移最初多见于腋窝,腋窝出现可疑为恶性的肿大淋巴结也是乳腺癌的首发体征,淋巴结质硬、无痛、可被推动;随后数目增多,并融合成团,甚至与皮肤或深部组织粘连。癌细胞可沿淋巴管自原发灶转移到同侧腋下淋巴结,堵塞主要淋巴管后可使上臂淋巴回流受阻而引起上肢水肿。肿大的淋巴结压迫腋静脉可引起上肢青紫色肿胀。臂丛神经受侵或被肿大淋巴结压迫可引起手臂及肩部酸痛。

(6) 转移症状:乳腺癌转移至肺、骨、肝时可出现相应的症状。如肺转移可出现胸痛、气急,骨转移可出现局部疼痛,肝转移可出现肝大、黄疸等。

(7) 特殊类型乳腺癌:主要包括炎性乳癌和乳头湿疹样乳腺癌(佩吉特病,Paget disease)。乳房大片区域出现发红、水肿,皮肤粗糙增厚、表面发热等炎症样表现,整个乳房实变或深部可及肿块,应考虑为炎性乳癌。炎性乳腺癌并不多见,但其发展迅速、预后差。乳头、乳晕区出现瘙痒、烧灼感,而后出现非外伤及感染因素所致的皮肤粗糙、浅表溃疡或糜烂,有时覆盖黄褐色鳞屑痂皮,应考虑乳头湿疹样乳腺癌。乳头湿疹样乳腺癌少见,恶性程度低、发展慢,部分病例于乳晕区可扪及肿块,较晚也可发生腋淋巴结转移。

2. 影像学检查

钼靶 X 线摄片可见毛刺状、形态不规则的肿块影,也可无肿块影而出现短棒状或簇状点状细砂粒样的小钙化点。位于乳晕下的肿块引起的乳头内陷在 X 线片上表现为漏斗征,也可有导管阴影增粗增多、血管增粗、皮肤增厚等征象。B 超可见形态不规则、回声不均的肿块,对于判断肿瘤是实质性还是囊性较 X 线片为好。乳腺磁共振成像较 X 线片更能明确乳腺内的结构,检查腋下及纵隔有无肿大淋巴结。

3. 细胞学检查

如有乳头溢液,可将液体做涂片检查;如有乳头糜烂或湿疹样改变,可做细胞学检查。空心针穿刺活检可于术前明确肿瘤性质及检测各种预后指标。

二、鉴别诊断

(1) 乳腺纤维腺瘤:常见于青年妇女,肿瘤大多圆形或椭圆形、边界清楚、活动度大,发展缓慢,易于诊断。

(2) 乳腺囊性增生病:多见于中年妇女,特点是乳房胀痛,肿块大小与质地可随月经周期变化,肿块或局部乳腺增厚与周围乳腺组织分界不明显。可观察 1 个至数个月经周期,若月经来潮后肿块缩小变软,则继续随访;如无明显消退,可考虑手术切除及活检。

(3) 浆细胞性乳腺炎:临床上多呈炎症表现,肿块有触痛。急性期应给予抗感染治疗;炎症消退后若肿块仍存在,则需手术切除。

三、临床分期

乳腺癌的分期以国际 TNM 分期为主。

(1) T 分期:原发肿瘤,如表 6-4-1 所示。

表 6-4-1　乳腺癌原发肿瘤 T 分期

分　期	评　估　标　准
T_x	原发肿瘤不能确定(治疗前已被切除)
T_0	没有原发肿瘤证据
T_{is}	原位癌(导管原位癌、不伴有肿块的乳头乳晕湿疹样癌)
T_1	肿瘤最大径≤2 cm
T_{1mic}	微小浸润癌,最大径≤0.1 cm
T_{1a}	0.1 cm<肿瘤最大径≤0.5 cm
T_{1b}	0.5 cm<肿瘤最大径≤1 cm
T_{1c}	1 cm<肿瘤最大径≤2 cm
T_2	2 cm<肿瘤最大径≤5 cm
T_3	肿瘤最大径>5 cm
T_4	无论肿瘤大小,直接侵及胸壁或皮肤(胸壁包括肋骨、肋间肌及前锯肌)
T_{4a}	肿瘤侵犯胸壁,不包括胸肌
T_{4b}	乳腺皮肤水肿(包括橘皮样变),或溃疡,或不超过同侧乳腺的皮肤卫星结节
T_{1c}	同时包括 T_{4a} 和 T_{4b}
T_{1d}	炎性乳腺癌

注:① 伴有肿块的乳头乳晕湿疹样癌按肿瘤大小分类;② AJCC 第 8 版中将小叶原位癌从分期系统中删除,归类为良性病变,有发展为乳腺癌的危险因素,但并不作为癌进行治疗

(2) N 分期:区域淋巴结,如表 6-4-2 所示。

表 6-4-2　乳腺癌区域淋巴结 N 分期

分　期	评　估　标　准
N_x	区域淋巴结不能确定(例如曾经切除)
N_0	区域淋巴结无转移
N_1	同侧腋窝淋巴结转移,可活动
N_2	同侧腋窝淋巴结转移,固定或相互融合或缺乏同侧腋窝淋巴结转移的临床证据,但临床上发现有同侧内乳淋巴结转移
N_{2a}	同侧腋窝淋巴结转移,固定或相互融合
N_{2b}	仅临床上发现[*]同侧腋窝淋巴结转移,而无同侧腋窝淋巴结转移的临床证据
N_3	同侧锁骨下淋巴结转移伴或不伴有腋窝淋巴结转移;或临床上发现同侧内乳淋巴结转移和腋窝淋巴结转移的临床证据;或同侧锁骨上淋巴结转移伴或不伴腋窝或内乳淋巴结转移
N_{3a}	同侧锁骨下淋巴结转移
N_{3b}	同侧内乳淋巴结及腋窝淋巴结转移
N_{3c}	同侧锁骨上淋巴结转移

注:[*] "临床上发现"指影像学检查(淋巴结闪烁扫描除外)、临床体格检查或肉眼可见的病理异常

（3）M 分期：远处转移，如表 6-4-3 所示。

表 6-4-3　乳腺癌远处转移 M 分期

分　期	评　估　标　准
M_x	远处转移无法评估
M_0	无远处转移
M_1	有远处转移

（4）临床分期：如表 6-4-4 所示。

表 6-4-4　乳腺癌临床分期

临床分期	肿瘤 TNM 分期
0 期	$T_{is} N_0 M_0$
Ⅰ 期	$T_1 N_0 M_0$
ⅡA 期	$T_{0\sim1} N_1 M_0$
ⅡB 期	$T_2 N_1 M_0$、$T_3 N_0 M_0$
ⅢA 期	$T_0 N_2 M_0$、$T_1 N_2 M_0$、$T_2 N_2 M_0$、$T_3 N_{1\sim2} M_0$
ⅢB 期	$T_4 N_0 M_0$、$T_4 N_1 M_0$、$T_4 N_2 M_0$
ⅢC 期	任何 T、$N_3 M_0$
Ⅳ 期	任何 T、任何 N、M_1

四、治疗

乳腺癌的治疗方法有手术、放疗、化疗、内分泌以及靶向治疗等。

1. 治疗原则

根据临床分期及肿瘤部位，各期乳腺癌治疗选择大致如下。

（1）早期乳腺癌：指临床分期为Ⅰ、Ⅱ期的能手术治疗的乳腺癌，以手术治疗为主。手术方式可采用改良根治术、根治术或保留乳房的手术方式。术后根据患者的年龄、病灶部位、淋巴结有无转移及激素受体等决定是否需要辅助治疗。

（2）局部晚期乳腺癌：指临床分期为ⅢA 和ⅢB 期的病例，此类病例单纯手术治疗效果欠佳，目前采用术前新辅助化疗，使肿瘤降期后再决定手术方式，如术前化疗后肿瘤退缩不明显，必要时可给予放疗，手术后应继续予以必要的辅助治疗。

（3）晚期：指临床分期为ⅢC 及Ⅳ期的病例，应予以化疗及内分泌治疗为主，而手术及放疗可作为综合治疗的一部分。

2. 化疗

采用多药联合治疗的方案,常用的方案有 AC-T(多柔比星/环磷酰胺→紫杉醇)方案、CMF(环磷酰胺/氨甲蝶呤/氟尿嘧啶)方案及 CAF(环磷酰胺/多柔比星/氟尿嘧啶)方案等。

3. 内分泌治疗

分为卵巢抑制或切除及内分泌药物两种(见图 6-4-1)。

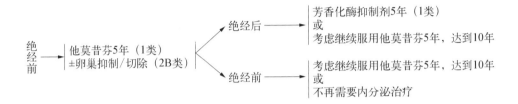

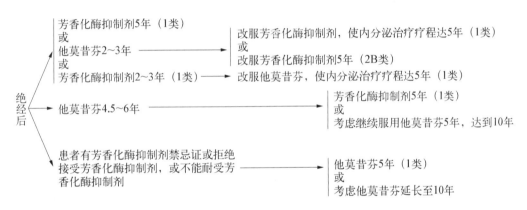

图 6-4-1 乳腺癌的内分泌治疗

4. 靶向治疗

对肿瘤有 $Her-2$ 基因高表达者可应用曲妥珠单抗或帕妥珠单抗治疗。

五、随访及预后

乳腺癌的预后与年龄、绝经与否、有无妊娠、哺乳及病理类型等有关,主要影响因素为手术分期及有无淋巴结转移。近年来,乳腺癌患者术后 5 年生存率有所提高,Ⅰ、Ⅱ期可达 70% 以上,这归功于乳腺癌的早期发现、早期诊断及术后综合辅助治疗的不断完善。重视普查及宣教,提倡母乳喂养,低脂高纤维饮食,定期进行自我检查;对高危人群进行定期筛查,也有助于乳腺癌的早期发现。

第七章
腹部损伤

第一节　脾　破　裂

脾是腹部内脏最容易受损的器官。在腹部闭合性损伤中,脾破裂(splenic rupture)占20%～40%;在腹部开放性损伤中,脾破裂约占10%。有慢性病理改变(如血吸虫病、疟疾、淋巴瘤等)的脾更易破裂。按病理解剖,脾破裂可分为中央型破裂(破在脾实质深部)、被膜下破裂(破在脾实质周边部分)和真性破裂(破损累及被膜)三种。前两种因被膜完整,出血量受到限制,故临床上并无明显内出血征象而不易被发现,可形成血肿而最终被吸收。但血肿(特别是被膜下血肿)在某些微弱外力的影响下,可以突然转为真性破裂,导致诊治中措手不及的局面。

临床上所见的脾破裂,约85%是真性破裂。破裂部位较多见于脾上极及隔面,有时在裂口对应部位有下位肋骨骨折存在。破裂如发生在脏面,尤其是邻近脾门者,有撕裂脾蒂的可能。若出现此种情况,出血量往往很大,患者可迅速发生休克,甚至未及抢救已致死亡。

脾切除术后的患者,主要是婴幼儿,对感染的抵抗力减弱,甚至可发生以肺炎球菌为主要病原菌的脾切除后凶险性感染(OPSI)而致死。随着对脾功能认识的深化,在坚持"抢救生命第一,保留脾第二"的原则下,尽量保留脾的原则(特别是儿童)已被多数外科医生接受。

一、脾损伤分型和分级

脾损伤分型和分级迄今尚未达成统一标准。在我国第六届全国脾脏外科学术研讨会上制订了Ⅳ级分级法。Ⅰ级:脾被膜下破裂或被膜及实质轻度损伤,手术所见脾裂伤长度<5.0 cm,深度<1.0 cm;Ⅱ级:脾裂伤总长度>5.0 cm,深度>1.0 cm,但脾门未累及,或脾段血管受累;Ⅲ级:脾破裂伤及脾门部或脾部分离断,或脾叶血管受损;Ⅳ级:脾广泛破裂,或脾蒂、脾动静脉主干受损。

二、治疗原则

(1) 无休克或容易纠正的一过性休克,影像学检查(B 超、CT)证实脾裂伤比较局限、表浅,无其他腹腔脏器合并伤者,可在严密观察血压、脉搏、腹部体征、血细胞比容及影像学变化的条件下行非手术治疗。若病例选择得当,小儿的成功率高于成人。

(2) 观察中如发现继续出血或发现有其他脏器损伤,应立即中转手术。不符合非手术治疗条件的伤员应尽快剖腹探查,以防延误。

(3) 彻底查明伤情后明确可能保留脾者(主要是 I 级损伤),可根据伤情采用生物胶粘合止血、物理凝固止血、单纯缝合修补、脾破裂捆扎、脾动脉结扎及部分脾切除等。

(4) 脾中心部碎裂、脾门撕裂或有大量失活组织、高龄及多发伤情况严重者,需迅速施行全脾切除术。为防止小儿日后发生 OPSI,有主张可将 1/3 脾组织切成薄片或小块埋入大网膜囊内进行自体移植。成人的 OPSI 发生率甚低,多无此必要。

(5) 在野战条件下或原先已呈病理性肿大的脾发生破裂,应行脾切除术。

(6) 脾被膜下破裂形成的血肿和少数脾真性破裂后被网膜等周围组织包裹形成的局限性血肿,可因轻微外力影响、胀破被膜或血凝块而发生为延迟性脾破裂。一般发生在伤后 2 周,也有迟至数月以后的,此种情况下应切除脾。

第二节 肝 破 裂

肝破裂(liver rupture)在各种腹部损伤中占 15%～20%,右肝破裂较左肝为多。肝破裂无论在致伤因素、病理类型和临床表现方面都和脾破裂极为相似;但因肝破裂后可能有胆汁溢入腹腔,故腹痛和腹膜刺激征常较脾破裂伤者更为明显。肝破裂后,血液有时可通过胆管进入十二指肠而出现黑便或呕血,诊断中应予注意。肝被膜下破裂也有转为真性破裂的可能,而中央型肝破裂则更易发展为继发性肝脓肿。

一、肝外伤分级

国内黄志强提出如下简洁、实用的肝外伤分级: I 级,裂伤深度≤3 cm; II 级,伤及肝动脉、门静脉、肝胆管的 2～3 级分支; III 级或中央区伤,伤及肝动脉、门静脉、肝总管或其一级分支合并伤。

二、治疗原则

处理肝破裂手术治疗的基本要求是彻底清创、确切止血、消除胆汁溢漏和建立通畅的引流。肝火器伤和累及空腔脏器的非火器伤都应手术治疗,其他刺伤和钝性伤则主要根据伤员全身情况决定治疗方案。血流动力学指标稳定或经补充血容量后保持稳定的伤员,可在严密观察下进行非手术治疗。生命体征经补充血容量后仍不稳定或需大量输血才能维持血压者,说明有继续活动性出血,应尽早剖腹手术。

(1) 暂时控制出血,尽快查明伤情:开腹后发现肝破裂并有凶猛出血时,可用纱布压迫创面暂时止血,同时用手指或橡皮管阻断肝十二指肠韧带控制出血,以利探查和处理。常温下每次阻断的时间不宜超过 20 min。肝硬化等病理情况时,肝血流阻断时间每次不宜超过 15 min。若需控制更长时间,应分次进行。在迅速吸除腹腔积血后,剪开肝圆韧带和镰状韧带,直视下探查左右半肝的隔面和脏面,但应避免过分牵拉肝,避免加深、撕裂肝的伤口。如阻断入肝血流后,肝裂口仍有大量出血,说明肝静脉和腔静脉损伤,即应用纱布填塞止血,并迅速剪开伤侧肝的三角韧带和冠状韧带,以判明伤情,决定选择术式。

(2) 肝单纯缝合:探明肝破裂伤情后,应对损伤的肝进行清创,具体方法是清除裂口内的血块、异物以及离断、粉碎或失去活力的肝组织。清创后应对出血点和断裂的胆管逐一结扎。对于裂口不深、出血不多、创缘比较整齐的病例,在清创后可将裂口直接予以缝合。如在缝合前将大网膜、明胶海绵或氧化纤维填入裂口,可提高止血效果并加强缝合线的稳固性。缝合时应注意避免裂口内留有无效腔,否则有发展为脓肿或有继发出血的可能。肝损伤如属被膜下破裂,小的血肿可不予处理,张力高的大血肿应切开被膜,进行清创,彻底止血和结扎断裂的胆管。

(3) 肝动脉结扎术:如果裂口内有不易控制的动脉性出血,可考虑行肝动脉结扎。结扎肝总动脉最安全,但止血效果有时不满意。结扎左肝或右肝动脉效果肯定,但手术后肝功能可能波动。结扎肝固有动脉有一定危险,故应慎用。

(4) 肝切除术:对于有大块肝组织破损,特别是粉碎性肝破裂,或肝组织挫伤严重的患者,应施行肝切除术。但不宜采用创伤大的规则性肝叶切除术,而是在充分考虑肝解剖特点的基础上做清创式肝切除术。即将损伤和失活的肝组织整块切除,并应尽量多保留健康肝组织,切面的血管和胆管均应予结扎。

(5) 纱布块填塞法:对于裂口较深或肝组织已有大块缺损而止血不满意、又无条件进行较大手术的患者,仍有一定应用价值。有时可在用大网膜、明胶海绵、氧化纤维或止血粉填入裂口后,用长而宽的纱条按顺序填入裂口达到压迫止血的目的,以挽救患者生命。纱条尾端自腹壁切口或另做腹壁戳孔引出作为引流。手术后第 3～5 天起,每日抽出纱条一段,7～10 天取完。此法有并发感染或在抽出纱条的最后部分时引起再次出血的可能,故非至不得已,应避免采用。

(6) 肝损伤累及肝静脉主干或肝后段下腔静脉破裂的处理:出血多,且较汹涌,有并发空气栓塞的可能,病死率高达 80%,处理十分困难。通常需扩大为胸腹联合切口以改善显露,采用带蒂大网膜填塞后,用粗针线将肝破裂伤缝合、靠拢。如此法无效,则需实行肝血流阻断(包括腹主动脉、肝门和肝上下端的下腔静脉)后,缝补静脉破裂口。

不论采用以上何种手术方式,外伤性肝破裂手术后在创面或肝周应留置多孔硅胶双套管行负压吸引,以引流渗出的血液和胆汁。

第三节 胰腺损伤

胰腺损伤(pancreatic injury)占腹部损伤的 10%～20%。胰腺损伤常系上腹部强力挤压暴力直接作用于脊柱所致,损伤常在胰的颈、体部。由于胰腺位置深而隐蔽,早期不易被发现,甚至在手术探查时也有漏诊可能。胰腺损伤后常并发胰液漏。因胰液侵蚀性强,又影响消化功能,故胰腺损伤的病死率高达 20%左右。

一、诊断要点

胰腺破损或断裂后,胰液可积聚于网膜囊内而表现为上腹部明显压痛和肌紧张,还可因膈肌受刺激而出现肩部疼痛。外渗的胰液经网膜孔或破裂的小网膜进入腹腔后,可很快出现弥漫性腹膜炎,结合受伤机制,容易考虑到胰腺损伤的可能。但单纯胰腺钝性伤,临床表现不明显,往往容易延误诊断。部分病例渗液被局限在网膜囊内,直至形成胰腺假性囊肿才被发现。

胰腺损伤所引起的内出血数量一般不大,所致腹膜炎在体征方面也无特异性,血淀粉酶和腹腔穿刺液的淀粉酶水平升高,有一定的诊断参考价值。但血淀粉酶和腹腔液淀粉酶升高非胰腺创伤所特有,上消化道穿孔时也可有类似表现,且胰腺损伤也可无淀粉酶升高。重要的是,凡上腹部创伤,都应考虑到胰腺损伤的可能。B超可发现胰腺回声不均和周围积血、积液。诊断不明而病情稳定者可作CT检查,能显示胰腺轮廓是否整齐及周围有无积血、积液。

二、治疗原则

处理高度怀疑或诊断为胰腺损伤者应立即手术治疗。因腹部损伤行剖腹手术,怀疑有胰腺损伤可能者应探明胰腺。胰腺严重挫裂伤或断裂者手术时较易确诊,但损伤范围不大者可能漏诊。凡在手术探查时发现胰腺附近后腹膜有血肿者,应将血肿切开,包括切断胃结肠韧带或按 Kocher 方法掀起十二指肠等探查胰的腹侧和背侧,以查清胰腺损伤。手术的目的是止血、清创、控制胰腺外分泌及处理合并伤。被膜完整的胰腺挫伤,仅做局部引流便可。胰体部分破裂而主胰管未断者,可用丝线做褥式缝合修补。胰颈、体、尾部的严重挫裂伤或横断伤,宜做胰腺近端缝合、远端切除术。胰腺有足够的功能储备,不会发生内、外分泌功能不足。胰腺头部严重挫裂或断裂,为了保全胰腺功能,可结扎头端主胰管、缝闭头端腺体断端处,并行远端与空肠 Roux - Y 吻合术。胰头损伤合并十二指肠破裂者可施行十二指肠憩室化手术,只有在胰头严重毁损确实无法修复时才施行胰头十二指肠切除。

各类胰腺手术后腹内均应留置引流物，因为胰腺手术后并发胰漏的可能性很大。引流物不仅要做到引流通畅，还不能过早取出。最好是同时使用烟卷引流和双套管负压吸引，烟卷引流可在数日后拔除，胶管引流则应维持 10 天以上，因为有些胰漏要在 1 周以后才逐渐表现出来。如发现胰漏，应保证引流通畅，一般多可在 4～6 周内自愈，亦有拖延数月之久者，很少需要再次手术。生长抑素八肽（奥曲肽）及生长抑素十四肽（施他宁）可用于预防和治疗外伤性胰漏。另外，宜禁食并给予全胃肠外营养治疗。

第四节　胃和十二指肠损伤

腹部闭合性损伤时胃很少受累，只在胃膨胀时偶可发生。上腹或下胸部的穿透伤则常导致胃损伤（gastric injury），且多伴有肝、脾、胆及胰等损伤。胃镜检查及吞入锐利异物也可引起穿孔，但很少见。若损伤未波及胃壁全层（如浆膜或浆肌层裂伤、黏膜裂伤），可无明显症状。若全层破裂，则会立即出现剧烈腹痛及腹膜刺激征，肝浊音界消失，膈下有游离气体，胃管引流出血性物质。但单纯胃后壁破裂时症状体征不典型，有时不易诊断。

一、诊断要点

十二指肠的大部分位于腹膜后，损伤的发病率很低，占整个腹部创伤的 3.7%～5%；损伤较多见于十二指肠降、水平部（3/4 以上）。十二指肠损伤的诊断和处理存在不少困难，病死率和并发症发生率都相当高。据统计，十二指肠战伤的病死率在 40% 左右，平时伤的病死率为 12%～30%；若同时伴有胰腺、大血管等相邻器官损伤，病死率则更高。伤后患者早期死亡原因主要是严重合并伤，尤其是腹部大血管伤；后期死亡则多因诊断不及时和处理不当引起十二指肠瘘致感染、出血和循环衰竭。

十二指肠损伤（duodenal injury）如发生在腹腔内部分，破裂后可有胰液和胆汁流入腹腔而早期引起腹膜炎。术前临床诊断虽不易明确损伤所在部位，但因症状明显，一般不致耽误手术时机。及时识别闭合伤所致的腹膜后十二指肠破裂较困难。这类损伤的早期症状体征多不明显，应提高警惕。下述情况可为诊断提供线索：右上腹或腰部持续性疼痛且进行性加重，可向右肩及右睾丸放射；右上腹及右腰部有明显的固定压痛；腹部体征相对轻微而全身情况不断恶化；有时可有血性呕吐物；血清淀粉酶水平升高；X 线腹部平片可见腰大肌轮廓模糊，有时可见腹膜后呈花斑状改变（积气）并逐渐扩展；胃管内注入水溶性碘剂可见外溢；CT 检查显示腹膜后及右肾前间隙有气泡；直肠指检有时可在骶前扣及捻发音，提示气体已达到盆腔腹膜后间隙。

二、治疗原则

手术探查必须包括切开胃结肠韧带探查后壁。部分病例、特别是穿透伤,胃前后壁都有穿孔,还应特别注意检查大小网膜附着处以防遗漏小的破损。边缘整齐的裂口,止血后可直接缝合;边缘有挫伤或失活组织者需修整后缝合;广泛损伤者宜行部分切除术。外科治疗全身抗休克和及时得当的手术处理是两大关键。手术探查时如发现十二指肠附近腹膜后有血肿,组织被胆汁染黄或在横结肠系膜根部有捻发音,应高度怀疑十二指肠腹膜后破裂的可能。此时应切开十二指肠外侧后腹膜或横结肠系膜根部后腹膜,以便探查十二指肠降部与横部。

手术方法很多,取决于损伤部位,归纳起来主要有下列几种。

(1) 单纯修补术:适用于裂口不大,边缘整齐,血运良好且吻合无张力者。

(2) 带蒂肠片修补术:裂口较大不能直接缝合者,可游离一小段带蒂空肠管,将其剖开修剪后镶嵌缝合于缺损处。

(3) 损伤肠段切除吻合术:若十二指肠的水平、升段出现严重损伤不宜缝合修补时,可将该肠段切除行端端吻合。若张力过大无法吻合,则将远端关闭,利用近端与空肠行端侧吻合;或缝闭两个断端,做十二指肠空肠侧端吻合。

(4) 损伤修复加幽门旷置术:采用上述修补、补片或切除吻合方法修复损伤后,为保证愈合、防止破裂,通过胃窦部切口以可吸收缝线将幽门做荷包式缝闭,3周后幽门可再通。此法能达到与十二指肠憩室化相同的效果,却比后者简便、创伤小,因此已逐步取代了憩室化手术。

(5) 浆膜切开血肿清除术:除上腹不适、隐痛外,十二指肠壁内血肿的主要表现为高位肠梗阻,若非手术治疗2周梗阻仍不解除,可手术切开血肿清除血凝块,修补肠壁,或行胃空肠吻合术。治疗十二指肠破裂的任何手术方式都应附加减压手术,如置胃管、胃造口、空肠造口或行病灶近、远侧十二指肠减压,以及胆总管造瘘等,以保证十二指肠创伤愈合,减少术后并发症。

(6) 十二指肠损伤合并胰腺损伤时,可采用十二指肠憩室化或胰十二指肠切除术。

第五节 小 肠 破 裂

一、诊断要点

小肠占据着中、下腹的大部分空间,故受伤的机会比较多。小肠破裂(small intestine rupture)后可在早期即产生明显的腹膜炎表现,故诊断一般并不困难。小肠破裂后,只有少数患者有气腹,所以如无气腹表现,并不能否定小肠穿孔的诊断。一部分患者的小肠裂口不大,或穿破后被食物渣、纤维蛋白素甚全突出的黏膜所堵塞,可能无弥漫性腹膜炎的表现。

二、治疗原则

小肠破裂的诊断一旦确定,应立即进行手术治疗。手术时要对整个小肠和系膜进行系统细致的探查,系膜血肿即使不大也应切开检查以免遗漏小的穿孔。手术方式以简单修补为主,一般采用间断横向缝合以防修补后肠腔发生狭窄。有以下情况时,则应采用部分小肠切除吻合术: ① 裂口较大或裂口边缘部肠壁组织挫伤严重者;② 小段肠管有多处破裂者;③ 肠管大部分或完全断裂者;④ 肠管严重挫伤、血运障碍者;⑤ 肠壁内或系膜缘有大血肿者;⑥ 肠系膜损伤影响肠壁血液循环者。

第六节　结 肠 破 裂

一、诊断要点

结肠损伤发病率较小肠为低,但因结肠内容物液体成分少而细菌含量多,故腹膜炎出现得较晚,但较严重。一部分结肠位于腹膜后,受伤后容易漏诊,常常导致严重的腹膜后感染。

二、治疗原则

由于结肠壁薄、血液供应差、含菌量大,故结肠破裂(colon rupture)的治疗不同于小肠破裂。除少数裂口小、腹腔污染轻、全身情况良好的患者可以考虑一期修补或一期切除吻合(限于右半结肠)外,大部分患者先采用肠造口术或肠外置术处理,待 3～4 周后患者情况好转时,再行关闭瘘口。近年来,随着急救措施、感染控制等条件的进步,施行一期修补或切除吻合的病例有增多趋势。对比较严重的损伤,一期修复后可加做近端结肠造口术,确保肠内容物不再进入远端。一期修复手术的主要禁忌为: ① 腹腔严重污染;② 全身严重多发伤或腹腔内其他脏器合并伤,须尽快结束手术;③ 伴有重要的其他疾病如肝硬化、糖尿病等;④ 失血性休克需大量输血(＞2 000 ml)者、高龄患者、高速火器伤者、手术时机已延误者。

第七节　直 肠 损 伤

一、诊断要点

直肠上段在盆底腹膜反折之上,下段则在反折之下,其损伤后的表现是不同的。如直肠损伤(rectal injury)在腹膜反折之上,其临床表现与结肠破裂是基本相同的;如发生在反折之下,将引起严重的直肠周围感染,但并不表现为腹膜炎,诊断容易延误。腹膜外直肠损伤临床可表现为:① 血液从肛门排出;② 会阴部、骶尾部、臀部、大腿部的开放伤口有粪便溢出;③ 尿液中有粪便残渣;④ 尿液从肛门排出。直肠损伤后,直肠指检可发现直肠内有出血,有时还可摸到直肠破裂口。怀疑直肠损伤而指诊阴性者,可行直肠镜检查。

二、治疗原则

直肠上段破裂,应开腹进行修补,如属毁损性严重损伤,可切除后端端吻合,同时行乙状结肠双筒造口术,2～3 个月后闭合造口;直肠下段破裂时,应充分引流直肠周围间隙以防感染扩散,并应施行乙状结肠造口术,使粪便改道直至直肠伤口愈合。

第八章
腹 外 疝

第一节 腹 股 沟 疝

腹腔内脏器或组织在腹股沟区通过腹壁缺损突出者,称为腹股沟疝。腹肌沟疝是最常见的腹外疝,占全部腹外疝的90%。

根据疝环与腹壁下动脉的关系,腹股沟疝分为腹股沟斜疝和腹股沟直疝两种。斜疝从位于腹壁下动脉外侧的腹股沟管内环突出,向内下、向前斜行经腹股沟管,再穿出腹股沟环,占95%。直疝从腹壁下动脉内侧的腹股沟三角区直接由后向前突出,不经内环,仅占5%。腹股沟疝多数发生于男性,男女发病率之比为15:1;右侧比左侧多见。老年患者中直疝发生率有所上升,但仍以斜疝多见。

一、解剖特点

1. 腹股沟区解剖层次

腹股沟区位于髂部,呈三角形,左右各一。上界是髂前上棘到腹直肌外缘,下界为腹股沟韧带。腹股沟区的腹壁层次与腹前壁其他部位一样,由浅及深分为7层:皮肤、浅筋膜(camper's筋膜)、深筋膜(Scarpa筋膜)、肌肉层(腹外斜肌、腹内斜肌、腹横肌以及它们的腱膜)、腹横筋膜、腹膜外脂肪和腹膜(壁层),层次结构虽同,但更为薄弱。

(1)腹外斜肌:此肌在髂前上棘与脐连线水平以下,已无肌肉,进入腹股沟区移行为腱膜。此腱膜在髂前上棘到耻骨结节之间,向后向上反折,增厚成为腹股沟韧带。该韧带内侧部有一小部分纤维,继续向后向下向外反折成陷窝韧带(Gimbernat韧带),附着于耻骨梳上,边缘呈弧形。此韧带的游离内缘组成了股环的内界。陷窝韧带继续向外延续,附于耻骨疏韧带(Cooper韧带)。上述各韧带在腹股沟疝修补术中很为重要。腹外斜肌腱膜的纤维自外上方向下方行走,在耻骨结节的外上方分为上、下二脚,二脚之间形成一个三角形裂隙,即为腹股沟管的外环。正常人的外环口可容一食指尖。在腹外斜肌腱膜深面,有两条呈平行的髂腹下神经和髂腹股沟神经于腹内斜肌表面行走,二者纤维可相互交叉相连,有时成为一条神经,行腹股沟疝修补术时,谨防误伤。

(2) 腹内斜肌与腹横肌:在腹股沟区,腹内斜肌与腹横肌分别起自腹股沟韧带的外侧 1/2 与 1/3,两者的肌纤维都向内下行走,下缘构成弓状,越过精索前、上方,在其内侧都折向后方,止于耻骨结节。在手术和尸体解剖中,发现腹内斜肌下缘弓多为肌肉,甚至少形成腱膜;而位于深面的腹横肌下缘多为腱膜结构,称腹横腱膜弓。此腹横腱膜弓在各类疝修补术中是修补的基本用物,有极重要的临床意义。约有 5% 的病例,腹横腱膜弓与腹内斜肌下缘腱膜结构在精索内后侧互相融合,形成联合肌腱或称腹股沟镰,止于耻骨结节。

(3) 腹横筋膜:在腹股沟区,腹横筋膜外侧与腹股沟韧带相连,内侧与耻骨梳韧带相连。在腹股沟韧带中点上方约 2 cm 处,腹横筋膜有一卵圆状裂隙,即为腹股沟内环。精索由此通过,腹横筋膜向下将其包绕,成为精索内筋膜,腹横筋膜在内环内侧增厚致密,形成凹间韧带;而在腹股沟韧带内侧 1/2 区,则覆盖股动、静脉,并伴随至股部,形成股鞘前层。

综上所述,可以清楚地看到在腹沟内侧 1/2 区,腹横腱膜弓(或联合肌腱)下缘与腹股沟韧带之间,有一个极为薄弱的腹壁"空隙"区;与其他腹前壁不同,此区完全没有强有力的肌肉层(腹内斜肌与腹横肌)保护,仅一层腹外斜肌的腱膜和一层菲薄的腹横筋膜,力量极为薄弱,这就构成了腹股沟区好发疝的解剖基础。尤其当人立位时,该区所承受的腹内压力比平卧时约增加 3 倍。

2. 腹股沟管解剖

腹股沟管在正常情况下为一潜在的管道,位于腹股沟韧带的内上方,大体相当于腹内斜肌、腹横肌的弓状下缘与腹股沟韧带之间。在成人管长 4~5 cm,有内、外两口和上下前后 4 壁。内口即内环或称腹环,即上文所述腹横筋膜中的卵圆形裂隙。外口即外环,或称皮下环,是腹外斜肌腱膜下方的三角形裂隙。管的前壁是腹外斜肌腱膜,在外侧 1/3 尚有部分腹内斜肌;后壁是腹横筋膜及其深面的腹膜壁层,后壁内、外侧分别尚有腹横肌腱(或联合肌腱)和凹间韧带。上壁为腹横腱膜弓(或联合肌腱),下壁为腹股沟韧带和陷窝韧带。腹股沟管内男性有精索,女性有子宫圆韧带通过,还有髂腹股沟神经和生殖股神经的生殖支。

3. 直疝三角

直疝三角,又称 Hesselbach 三角,亦称腹股沟三角。直疝三角是由腹壁下动脉构成外侧边,腹直肌外缘构成内侧边,腹股沟韧带构成底边的一个三角形区域。此处腹壁缺乏完整的腹肌覆盖,且腹横筋膜又比周围部分为薄,所以是腹壁的一个薄弱区。腹股沟直疝即在此由后向前突出,故称直疝三角。直疝三角与腹股沟管内环之间有腹壁下动脉和凹间韧带(腹横筋膜增厚而成)。

4. 肌耻骨孔

肌耻骨孔的概念由法国医师 Fruchaud 于 1957 年提出。人体的腹股沟部位有一个薄弱区域,其内界为腹直肌外缘,外界为髂腰肌,上界为腹横肌和腹内斜肌,下界为骨盆的骨性边缘,这个区域称为肌耻骨孔。肌耻骨孔内无肌层结构,抵挡腹腔内压力的只有腹横筋膜,当腹横筋膜薄弱时就会发生腹股沟疝。肌耻骨孔概念的提出为腹膜前修补疝提供了可靠的理论和解剖依据。

二、临床表现

临床症状可因疝囊大小或有无并发症而异。基本症状是腹股沟区出现一个可复性肿块,开始肿块较小,仅在患者站立、劳动、行走、跑步、剧咳或婴儿啼哭时出现,平卧或用手压时肿块可自行回纳,消失不见。腹股沟疝一般无特殊不适,仅偶尔伴局部胀痛和牵涉痛。随着疾病的发展,肿块可逐渐增大。斜疝的肿块呈带蒂柄的梨形,上端狭小,下端宽大;直疝的肿块位于耻骨结节外上方,呈半球形。

检查时,患者取仰卧位,肿块可自行消失或用手将包块向外上方轻轻挤推,向腹腔内回纳消失。疝块回纳后,检查者可用食指尖轻轻经阴囊皮肤沿精索向上伸入扩大的外环,嘱患者咳嗽,斜疝则指尖有冲击感,而直疝则无咳嗽冲击感。检查者用手指紧压腹股沟管内环,然后嘱患者用力咳嗽,斜疝肿块并不出现;倘若移开手指,则可见肿块从腹股沟中点自外上方向内下鼓出。这种压迫内环试验可用来鉴别斜疝和直疝。后者在疝块回纳后,用手指紧压住内环嘱患者咳嗽时疝块仍可出现。

以上为可复性疝的临床特点。难复性斜疝在临床表现方面除胀痛稍重外,其主要特点是疝块不能完全回纳。滑动性斜疝往往表现为较大而不能完全回纳的难复性疝。临床上除了肿块不能完全回纳外,尚有"消化不良"和便秘等症状。滑动性疝多见于右侧,左右发病率之比约为1∶6。

嵌顿性疝常发生在强力劳动或排便等腹内压骤增时,通常都是斜疝。临床上常表现为疝块突然增大,并伴有明显疼痛。平卧或用手推送肿块不能使之回纳。肿块紧张发硬,且有明显触痛。嵌顿的内容物为大网膜,局部疼痛常较轻微;如为肠襻,不但局部疼痛明显,还可伴有阵发性腹部绞痛、恶心、呕吐、便秘、腹胀等机械性肠梗阻的病象。疝一旦嵌顿,自行回纳的机会较小;多数患者的症状逐步加重,如不及时处理,终将成为绞窄性疝。肠管壁疝嵌顿时,由于局部肿块不明显,又不一定有肠梗阻表现,容易被忽略。绞窄性疝的临床症状多较严重。

三、诊断要点

一般根据临床症状和体格检查结果就可以诊断,B超、CT、MRI等影像学检查并非必须。在诊断存疑的情况下可以行这些检查来帮助诊断。腹股沟疝需与以下疾病鉴别:

(1) 睾丸鞘膜积液:完全在阴囊内,肿块上缘可触及,无蒂柄进入腹股沟管内;发病后,从来不能回纳,透光试验检查呈阳性,肿块呈囊性弹性感;睾丸在积液之中,故不能触及。而腹股沟斜疝时,可在肿块后方扪到实质感的睾丸。

(2) 精索鞘膜积液:肿块位于腹股沟区睾丸上方,无回纳史,肿块较小、边缘清楚、有囊性感,牵拉睾丸时肿块可随之而上下移动;但无咳嗽冲击感,透光试验阳性。

(3) 交通性鞘膜积液:患者每日起床或站立活动后肿块慢慢出现逐渐增大,平卧和睡觉后逐渐缩小,挤压肿块体积也可缩小,透光试验阳性。

(4) 睾丸下降不全:隐睾多位于腹股沟管内,肿块小、边缘清楚,用手挤压时有一种特殊的睾丸胀痛感;同时,患侧阴囊内摸不到睾丸。

(5) 髂窝部寒性脓肿:肿块往往较大,位置多偏右腹股沟外侧,边缘不清楚,但质软而有波动感;腰椎或骶髂关节有结核病变。

四、治疗原则

腹股沟疝以手术治疗为主。根据患者的状态、疝的情况选择合适的治疗方式。

1. 非手术治疗

(1) 一般主张在1周岁以内的婴儿可暂不手术,先用棉线束带或绷带压迫腹股沟管内环,以防疝的突出。

(2) 对于年老体弱或伴其他严重疾病不宜手术者,可配用疝带。

(3) 对于男性初发腹股沟疝的患者,如果没有症状或症状轻微,患者没有手术意愿,可以观察等待,暂不手术。

(4) 对于嵌顿性疝,原则上应紧急手术,以防止肠管坏死。但在下列少数情况下可采取手法复位:① 如嵌顿时间较短(3~5 h内)、局部压痛不明显、没有腹部压痛和腹膜刺激症状者,尤其是小儿,因其疝环周围组织富于弹性,可以试行复位;② 病史长的巨大疝患者,估计腹壁缺损较大而疝环松弛者。手法复位,切忌粗暴,以免挤破肠管。回纳后,应严密观察24 h,注意有无腹痛、腹肌紧张以及大便带血现象,也须注意肠梗阻现象是否得到解除。手法复位成功也仅是一种姑息性临时措施,有一定的危险性,须严格控制应用,成功后建议患者尽早进行手术治疗,以防复发。

2. 手术治疗

疝的手术方法很多,但可归为传统的腹股沟疝修补术和无张力疝修补术。传统的腹股沟疝修补术又称为组织与组织的修补,基本原则是疝囊的高位结扎、加强或修补腹股沟薄弱区域。各种术式依主张如何修补的创制者而命名,方法有佛格逊(Ferguson)法、巴西尼(Bassini)法、赫尔斯坦(Halsted)法、麦克凡(McVay)法和Shouldice法。

无张力疝修补术是指应用合成材料来修补腹股沟的薄弱区域。根据合成材料放置部位的不同可分为平片无张力疝修补(Lichtenstein手术)、充填式无张力疝修补(Rutkow手术)和全肌耻骨孔的腹膜前修补。根据采用器械与否可分为开放式无张力疝修补和经腹腔镜疝修补术(LIHR)。LIHR又可分为经腹膜前、完全经腹膜外和经腹腔法。

嵌顿性和绞窄性疝的处理原则:嵌顿性疝需要紧急手术,以防止疝内容物坏死并解除伴发的肠梗阻,绞窄性疝的内容物已坏死,更需手术。术前应做好必要的准备。如有脱水和电解质紊乱,应迅速补液或输血。手术的关键在于正确判断疝内容物的生命力,然后根据病情确定处理方法。

第二节　股　疝

腹腔内脏器或组织通过股环、经股管向卵圆窝突出的疝称为股疝。股疝的发病率占腹外疝的 3‰~5‰,多见于 40 岁以上妇女。

一、解剖特点

股管(femoral canal)为股鞘内侧份一个潜在性间隙(股鞘内侧格),长 1~2 cm。其上口为股环,通腹膜外间隙;下口为盲端,正对隐静脉裂孔。其前壁由上向下依次为腹股沟韧带、隐静脉裂孔镰状缘的上端和筛筋膜;后壁依次为耻骨梳韧带、耻骨肌及其筋膜;内侧壁依次为腔隙韧带及股鞘内侧壁;外侧壁为股静脉内侧的纤维隔。

股环呈卵圆形,其内侧界为腔隙韧带,后界为耻骨梳韧带,前界为腹股沟韧带,外侧界为股静脉内侧的纤维隔。股环是股管上通腹腔的通道,被薄层疏松结缔组织覆盖,称股环隔,上面衬有腹膜。从腹腔面观察,此处有一小凹,称股凹,位置高于管环约 1 cm。股管内除有 1~2 个腹股沟深淋巴结外,尚有脂肪组织。

股疝因腹内压增高和股环松弛引起。妇女骨盆较宽阔,股管上口相对松弛,联合肌腱及陷窝韧带薄弱缺乏弹性,加之多次妊娠和分娩所致腹内压增高,使下坠的腹腔内脏器经股环连同腹膜推入股管,自卵圆窝突出。疝内容物多为小肠和大网膜。由于股环本身较小,周围韧带均较坚韧,而股管几乎是垂直而下,出卵圆窝后折向前方构成锐角,因此股疝容易发生嵌顿和绞窄。

二、诊断要点

1. 临床表现

易复性股疝的症状较轻,常为患者不注意,尤其肥胖者更易被疏忽和漏诊。股疝之疝块通常不大,主要表现为卵圆窝处有一半球形隆起,质地柔软,位于腹股沟韧带下方。由于囊外有丰富的脂肪组织,平卧而回纳疝内容物后,有时疝块并不完全消失。由于疝囊颈狭小,当咳嗽增加腹压时,局部咳嗽冲动感不明显,一部分患者可在久站后感到患处胀痛、下坠不适。约半数病例,在发生嵌顿引起局部明显疼痛,出现急性肠梗阻疝状时才来就诊。故对急性肠梗阻患者,尤其是中年妇女,应注意检查有无股疝,以免漏诊。

2. 鉴别诊断

股疝的诊断有时并不容易,特别应与下列疾病进行鉴别。

（1）腹股沟斜疝：位于腹股沟韧带的上内方，股疝则位于腹股沟韧带的下外方，一般不难鉴别诊断。应注意的是，较大的股疝除疝块的一部分位于腹股沟韧带下方以外，一部分有可能在皮下伸展至腹股沟韧带上方。用手指探查外环是否扩大，有助于两者的鉴别。

（2）脂肪瘤股疝：疝囊外常有一增厚的脂肪组织层，在疝内容物回纳后，局部肿块不一定完全消失。这种脂肪组织有被误诊为脂肪瘤的可能。两者的不同在于脂肪瘤的基底并不固定，活动度较大；股疝基底是固定而不能被推动的。

（3）肿大的淋巴结嵌顿性股疝常误诊为腹股沟区淋巴结炎。

（4）大隐静脉曲张结节样膨大：卵圆窝处结节样膨大的大隐静脉在站立或咳嗽时增大，平卧时消失，可能被误诊为易复性股疝。压迫股静脉近心端可使结节样膨大增大。此外，下肢其他部分同时有静脉曲张对鉴别诊断有重要意义。

（5）髂腰部结核性脓肿：脊柱或骶髂关节结核所致寒性脓肿可沿腰大肌流至腹股沟区，并表现为一肿块。这一肿块也可有咳嗽冲击感，且平卧时也可暂时缩小，可与股疝相混淆。仔细检查可见这种脓肿多位于腹股沟的外侧部分、偏髂窝处，且有波动感。检查脊柱常可发现腰椎有病征。

三、治疗原则

股疝一旦确诊，应及时手术。最常采用的是麦克凡（McVay）、全肌耻骨孔的腹膜前无张力修补（开放或腹腔镜均可）。

第三节　切口疝

腹壁切口疝是腹部手术后，腹壁起主要支持作用的肌腱膜层愈合不良而产生的腹壁疝，发生率为 $2.0\%\sim11.0\%$。腹部大型手术后切口感染者切口疝的发生率更高。

一、病因

切口疝的发生包含了多种因素，可分为局部因素和全身因素两方面。

1. 局部因素

（1）切口感染：是切口疝发生的主要原因，感染最终虽然可以得到控制，但腹壁的肌腱膜层因愈合不良出现薄弱缺损，之后就可能出现腹壁切口疝。

（2）切口裂开：各种形式的切口裂开未得到及时有效的处理均会直接导致切口疝的发生。

（3）切口选择：切口位置与切口方向也与切口疝发生相关。下腹部切口的切口疝发生率高于上腹部切口，纵向切口术后切口疝发生的危险要显著高于横向切口。

（4）缝合技术：在缝合上层次不对、对合不当、过于稀疏、嵌入其他组织，以及缝合腹膜时留有缺口等均可能诱发切口疝。

2. 全身因素

(1) 肥胖：这类患者的肌肉薄弱、腹壁松弛度弱，手术后切口易撕裂因而容易发生切口疝。

(2) 腹内压增高的慢性疾病：老年患者常存在慢性阻塞性肺病(COPD)、前列腺增生、顽固性便秘等一系列引起腹内压增高的疾病，容易发生切口裂开和愈合不良而导致切口疝的发生。

(3) 糖尿病：这类患者的伤口愈合能力差，切口疝发生率是正常人的5倍。

(4) 营养不良、使用肾上腺皮质激素和其他免疫抑制药物阻碍切口愈合过程，从而导致切口疝的发生。

(5) 胶原代谢紊乱：切口疝患者部分存在胶原代谢紊乱，直接影响切口愈合。

二、诊断要点

腹壁切口处有肿物突出是其主要症状，站立和用力时突出或明显，平卧时缩小或消失。疝块较大有较多的脏器和组织突出时，可有腹部隐痛、牵拉下坠感等不适，部分患者可伴食欲减退、恶心、焦虑等。多数切口疝内容物可与腹膜外腹壁组织粘连而成为难复性疝，有时可有不完全性肠梗阻的表现。少数疝环小的患者，可发生嵌顿。

体格检查发现切口瘢痕处肿物，多数与切口相等，亦有切口疝形成小于切口区域者。疝内容物可达皮下，皮下脂肪层菲薄者可见到肠型或蠕动波。嘱患者平卧，将肿物复位用手指伸入腹壁缺损部位，再令患者屏气可清楚地扪及疝环边缘了解缺损的大小和边缘组织强度。

辅助检查如CT，除了可以清楚地显示腹壁切口疝缺损的位置、大小、疝内容物及其与腹内脏器的关系外，还有助于发现某些隐匿疝、多发疝和嵌顿疝。

典型切口疝通过详细询问病史以及仔细的体格检查就可明确诊断，超声、CT等影像学检查可用以辅助诊断，评价切口疝缺损大小和疝内容物，为进一步制订手术方案提供参考。某些急腹症患者，体格检查时应该注意观察有无切口疝的嵌顿或绞窄，尤其是在伴有肠梗阻的时候。

三、治疗原则

外科手术是治愈腹壁切口疝唯一有效的方式。诊断明确后，无手术禁忌者建议尽早进行手术；对年老体弱、腹腔内压力增高的慢性疾病患者、癌症晚期和合并内外科急危重症者，采用非手术治疗。

1. 非手术治疗

腹壁切口疝应以手术治疗为主。非手术治疗包括：保护切口疝、防止疝内容物损伤；局部使用弹力腹带或腹围包扎，防止疝块突出；处理咳嗽、便秘等全身情况。

2. 手术治疗

(1) 手术时机：切口疝形成后，局部组织需要再塑型，这一过程约需 6 个月。为预防术后复发，切口疝的修复手术以疝发生后 6 个月实施为宜。因第一次手术后，腹腔脏器存在炎性粘连，修复手术较早实施，容易损伤肠管。

(2) 手术原则：① 切除切口瘢痕；② 显露疝环后沿其边缘清楚地解剖出腹壁各层组织；③ 回纳疝内容物后，在无张力或低张力的条件下修复各层腹壁组织。

(3) 修补方法：① 直接缝合。疝环直径≤5 cm 的较小或筋膜结实的切口疝可直接缝合。② 自体组织移植：适用于修补疝环>5 cm 的切口疝。常用的自体组织有阔筋膜腹直肌前鞘股薄肌的自体真皮等，因这种修补方法创伤大，且又造成新的组织缺损，故已被合成材料修复所取代。③ 合成材料修补：可分为开放式和经腹腔镜修补法，也可根据补片放置部位有不同分类。

第四节　脐　　疝

脐疝是指腹腔内容物由脐部薄弱区突出的腹外疝。脐位于腹壁正中部，在胚胎发育过程中是腹壁最晚闭合的部位。脐部缺少脂肪组织，使腹壁最外层的皮肤、筋膜与腹膜直接连在一起，成为全部腹壁最薄弱的部位，腹腔内容物容易从此部位突出形成脐疝。

小儿脐疝发病原因是脐环闭锁不全或脐部瘢痕组织不够坚韧，当哭闹过多、咳嗽、腹泻等促使腹内压力增高时，便会导致腹腔内容物，特别是小肠，连同腹膜、腹壁皮肤一起由脐部逐渐向外顶出，形成脐疝。

成人脐疝较少见，可能与脐环处瘢痕组织变弱有关。诱因包括妊娠、慢性咳嗽、腹腔积液等。疝内容物初期为大网膜，随后还有小肠、结肠等。常因与疝囊壁发生广泛粘连，形成多房性间隙。

一、诊断要点

小儿脐疝多属易复性疝，较常见。当啼哭、站立和用劲时，脐部膨胀出包块，直径 1～2 cm，无其他症状，多呈半球形或圆柱状，肿物顶端有一小瘢痕，是为脐痕；肿物特点为可复性，即哭闹、咳嗽、直立时肿物饱满增大，且触之较坚实；小儿安静或者家长用手按压时，肿物缩小或回纳入腹腔，伴有肠鸣音。肿物缩小或还纳后，局部留有松弛皮肤皱褶。

成人脐疝多见于中年肥胖经产妇女。主要症状是脐部有半球形疝块，可回纳，伴有消化不良、腹部不适和隐痛。疝环通常较小，周围瘢痕组织较坚韧，较易发生嵌顿和绞窄。巨大的脐疝呈垂悬状。

二、治疗原则

大多数小儿脐疝通过脐部筋膜环的逐步收缩而在 1 岁内自愈。患儿 2 岁前,除非嵌顿,可观察等待,采用非手术疗法促使自愈;如满 2 周岁,脐疝直径超过 1.5 cm 者,宜手术治疗。成人脐疝宜尽早手术治疗,嵌顿时紧急手术。

手术方式包括组织的直接缝合和采用合成材料的疝修补。脐疝疝囊应尽可能切除。

第九章
胃十二指肠疾病

第一节 胃十二指肠溃疡

一、胃十二指肠溃疡穿孔

急性穿孔是胃十二指肠溃疡的常见并发症,起病急、变化快、病情重,需紧急处理。十二指肠溃疡穿孔多发生在球部前壁,胃溃疡穿孔多见胃小弯。溃疡穿孔后,主要是酸性消化液进入腹腔,引起化学性腹膜炎。腹膜受到刺激引起剧烈疼痛和渗出;6~8 h后细菌开始繁殖,形成化脓性腹膜炎;细菌毒素吸收和体液丢失,进一步引起休克。

1. 诊断要点

(1)临床症状:患者多有溃疡病史,部分患者有服用非甾体消炎药或皮质类激素病史。患者在穿孔前常有溃疡症状加重或有过度疲劳、精神紧张等诱发因素。患者突发上腹部剧痛,呈"刀割样",迅速波及全腹。患者面色苍白、出冷汗,常伴有恶心、呕吐,严重时可有血压下降。

(2)体格检查:患者表情痛苦、屈曲体位、不愿移动。腹式呼吸减弱或消失、全腹压痛,以穿孔处为重。腹肌紧张呈"板样腹",反跳痛明显;肠鸣音减弱消失;叩诊肝浊音界缩小消失,可闻及移动性浊音。

(3)辅助检查:白细胞计数升高,立位X线片检查膈下可见新月状游离气影。

2. 鉴别诊断

(1)急性胆囊炎:表现为右上腹绞痛或持续性疼痛伴阵发性加剧,疼痛向右肩放射,伴畏寒发热。右上腹局部压痛、反跳痛,可触及肿大胆囊,墨菲征(Murphy征)阳性。胆囊坏疽穿孔可有弥漫性腹膜炎表现,但X线片检查少有膈下游离气体。B超提示胆囊炎或者胆囊结石。

(2)急性胰腺炎:腹痛发病不如溃疡穿孔急骤,可伴腹胀;腹痛多位于上腹部偏左,向背部放射。渗出加重,也会引起腹膜炎症状,肠鸣音减弱或消失,腹胀明显伴肌紧张,但很少出现"板样腹",有血、尿淀粉酶水平增高,CT检查胰腺肿胀、坏死,周围渗出。

（3）急性阑尾炎：溃疡穿孔后消化液沿右侧结肠旁沟流至右侧髂窝,引起右下腹麦氏点腹膜炎症,易与急性阑尾炎混淆。但通常急性阑尾炎少全腹体征,局部和全身症状较轻,很少出现"板样腹"体征。

3. 治疗原则

（1）对于全身感染症状较轻、难以耐受手术的患者,在严密观察下可以保守治疗。通过禁食、胃肠减压、制酸、生长抑素抑制消化酶以及抗生素抗感染治疗,观察中一旦病情加剧及时转手术治疗。

（2）对于急性胃十二指肠穿孔患者,以穿孔缝合修补术为首先考虑的主要术式,术后需要正规的抗溃疡药物治疗。胃溃疡缝合修补,如果操作无困难可先楔形切除溃疡,纵切横缝贯穿缝合正常胃壁。十二指肠溃疡穿孔易造成流出道梗阻,不宜采取此术式。

（3）对于胃溃疡穿孔、十二指肠球部溃疡穿孔合并幽门梗阻的患者,在穿孔病程早期、腹腔感染轻微以及患者全身状况良好的情况下,也可以选择彻底性的胃大部切除术,一次性解决穿孔和溃疡。

（4）对于穿孔时间短、估计腹腔污染轻微者可以选择腹腔镜手术,否则应选择开腹手术。

4. 随访及预后

患者缝合修补术后就需要正规抗溃疡药物治疗,术后1、3、6个月胃镜检查随访。大部分患者通过正规抗溃疡治疗,能够痊愈。

二、胃十二指肠溃疡瘢痕梗阻

胃窦幽门区、幽门管或十二指肠球部溃疡反复发作,形成瘢痕性狭窄。在溃疡瘢痕尚未狭窄到足以影响胃的流出道时,待痉挛和水肿消退后,症状是可逆的。但当瘢痕导致严重狭窄时,症状进行加剧不会缓解,需要手术介入。

1. 诊断要点

（1）临床症状：主要表现为腹胀和反复呕吐。初期表现为上腹部胀和不适,同时伴有嗳气和恶心。随着症状加重,出现腹痛和呕吐。呕吐物为宿食,有腐败酸臭味,不含胆汁。

（2）体格检查：上腹部可见胃型,晃动上腹部可闻及"振水声"。

（3）辅助检查：通过内镜明确梗阻的原因和性质。如果选用胃肠造影检查,一般不选用钡剂,宜选用水性造影剂,钡剂很难通过胃管吸出体外。

2. 鉴别诊断

（1）水肿性幽门梗阻：患者在水肿消退后可以通过正规的消化溃疡药物治疗缓解,避免手术。主要鉴别方法是通过胃肠减压、高渗盐水洗胃,患者幽门梗阻症状可以缓解。

（2）周围肿瘤压迫：胃、十二指肠降部、胰头部肿瘤压迫引起胃流出道梗阻,通过胃镜、超声胃镜、CT 明确诊断。

3. 治疗原则

（1）非手术治疗：放置胃管，进行胃肠减压和引流。高渗盐水洗胃，减轻胃壁水肿。同时补充体液、电解质，维持酸碱平衡和营养。非手术治疗未能缓解者需要考虑手术治疗。

（2）手术治疗：术前全身情况如脱水、贫血需要纠正；胃壁水肿需要改善。手术目的是解除梗阻、消除病因，因此首选胃大部切除术。

4. 随访及预后

患者梗阻缓解后需要正规抗溃疡药物治疗，术后 3～6 个月胃镜检查随访。

三、胃十二指肠溃疡大出血

溃疡基底因炎症腐蚀到血管，导致破裂出血。通常为动脉出血，引起呕血、柏油样便，导致急性失血性贫血。患者心率加快、血压下降，甚至出现失血性休克。十二指肠溃疡出血多位于球部后壁，溃破胃十二指肠动脉进入十二指肠壁的分支；胃溃疡出血多位于胃小弯，溃破胃左动脉胃小弯血管弓进入胃壁的分支。

1. 诊断要点

（1）临床症状：与出血量、出血速度相关。出血量少者仅有黑便；出血量大且速度快者可表现为呕血，色鲜红。便血色泽由黑色转为紫色，色鲜亮，柏油样。患者出现眼前发黑、心慌、乏力。短期出血超过 800 ml，患者可出现晕厥和休克症状。

（2）体格检查：患者烦躁不安，脉搏细速，四肢湿冷。出血时患者多无明显腹部体征。由于肠腔内积血刺激肠蠕动增加，肠鸣音增强、增多。

（3）辅助检查：红细胞计数、血红蛋白值和血细胞比容连续监测可帮助评估出血量和速度。注意患者的凝血功能，失血可造成患者大量凝血酶消耗。胃镜检查可以定位以及胃镜下操作止血治疗，同时为手术提供必要的参考。选择性动脉造影可明确出血部位。

2. 鉴别诊断

（1）胃底食管静脉曲张破裂出血：患者有肝硬化病史，面色晦暗，腹壁浅静脉显露，呕血表现更为多见。胃镜检查可以明确。

（2）应激性溃疡出血：通常有创伤，重度感染，多脏器功能不全，使用激素、非甾体抗炎药等应激药物。胃镜检查可见胃壁散在多发浅溃疡引起的出血。

（3）急性胆道出血：通常有胆道感染、原发胆道畸形、结石、肿瘤或寄生虫等胆道疾病诱因，出血相对量少、速度慢，不易急性休克。体格检查有黄疸、肝损等表现。

3. 治疗原则

（1）补充血容量：快速输入平衡盐溶液补充容量，同时进行输血配型实验。检测生命体征：心率、血压、中心静脉压以及尿量；观察周围循环变化。开放中心静脉，当失血量达到全身血容量的 20%，可输注全血、浓缩红细胞，补充凝血酶原；维持红细胞比容不低于

30%；晶胶体比例以 3∶1 为宜。

（2）放置胃管：吸出残血，冲洗胃腔观察出血情况。经胃管注入 200 ml 含 8 mg 去甲肾上腺素的冰生理盐水，并夹管约 30 min；每 4~6 小时重复，以期止血。

（3）药物治疗：静脉使用凝血酶；静脉输注抑制胃酸；静脉应用生长抑素，减少消化系统血供、减少消化酶分泌。

（4）胃镜以及选择性动脉栓塞治疗：胃镜明确出血原因和部位，通过电凝、喷洒药物、上止血夹等措施止血。通过数字减影血管造影（DSA）明确出血部位，选择性栓塞出血部位的血管，进一步止血。

（5）手术治疗：约 10% 的患者非手术治疗无效，需要手术；但切记手术不是等非手术治疗无效后的最后选择。手术治疗的适应证：① 经积极非手术治疗无效者；② 出血速度快，短期出现休克症状者；③ 高龄患者伴有动脉硬化，出血自行停止可能性小；④ 血库血源紧张，输血困难；⑤ 经过非手术治疗出血已经停止，但短期可能再次出血，应及时在窗口期积极手术；⑥ 可能合并穿孔等并发症者。

手术方式：① 对于高龄、一般情况差不能耐受长时间手术者，行出血部位的贯穿缝扎止血。十二指肠后壁溃疡出血，可以切开前壁，缝扎止血；对于溃疡较大、瘢痕明显、不适合切开十二指肠者，也可以于胃幽门后方、胃十二指肠动脉上下两处缝扎，但同时需要术中胃镜明确止血效果。② 行胃大部切除术切除胃溃疡以止血；对于十二指肠溃疡出血，若行溃疡旷置，需贯穿缝扎溃疡以及处理周围血管。

4. 随访及预后

患者溃疡出血停止后需要正规抗溃疡药物治疗，术后 1、3、6 个月胃镜检查随访。大部分患者通过正规抗溃疡治疗后溃疡能够痊愈。

第二节　胃　癌

胃癌是最常见的恶性肿瘤之一，在我国消化道恶性肿瘤中居第二位，好发年龄在 50 岁以上，男女发病比约为 2∶1。胃癌的好发部位以胃窦为主，其次为胃底贲门。

一、病理学特征

1. 病理大体分型

胃癌分为早期胃癌和进展期胃癌。早期胃癌可分为Ⅰ~Ⅲ型。Ⅰ型为隆起型，癌灶突向胃腔。Ⅱ型为浅表型，癌灶平坦没有明显的隆起和凹陷。Ⅱ型还分为 3 个亚型，即Ⅱa 浅表隆起型、Ⅱb 浅表平坦型和Ⅱc 浅表凹陷型。Ⅲ型为凹陷型，为较深的溃疡。

进展性胃癌按 Borrmann 分型分为四型：Ⅰ型（息肉型或肿块型），边界清楚突入胃腔的块状癌灶；Ⅱ型（溃疡局限型），边界清楚并隆起的溃疡状癌灶；Ⅲ型（溃疡浸润型），为边界不清的溃疡向周围浸润;Ⅳ型(弥漫浸润型):肿瘤沿胃壁各层全周性浸润生长,边界不清。

2. 临床病理分期

美国癌症联合会(AJCC)第 8 版的 TNM 分期手册已于 2016 年 12 月出版,胃癌的新版分期将于 2018 年 1 月 1 日正式实施。T 代表原发肿瘤的浸润深度。T_1:肿瘤侵及固有层、黏膜肌层或黏膜下层;T_2:肿瘤浸润超过黏膜下层,但局限于固有肌层;T_3:肿瘤浸润超过固有肌层,但局限于浆膜下组织;T_{4a}:肿瘤侵犯浆膜(脏腹膜);T_{4b}:肿瘤侵犯邻近组织结构。N 代表区域淋巴结转移情况。N_0:区域淋巴结无转移;N_1:区域淋巴结转移 1~2 个;N_2:区域淋巴结转移 3~6 个;N_{3a}:区域淋巴结转移 7~15 个;N_{3b}:区域淋巴结转移 16 个以上。M 代表肿瘤远处转移情况。M_0:无远处转移;M_1:有远处转移。现在根据 TNM 的不同组合将胃癌分为Ⅰ~Ⅳ个临床病理分期(见表 9-2-1)。

表 9-2-1 AJCC 第 8 版胃癌临床病理分期

病理分期	N_0	N_1	N_2	N_{3a}	N_{3b}
T_1	ⅠA	ⅠB	ⅡA	ⅡB	ⅢB
T_2	ⅠB	ⅡA	ⅡB	ⅢA	ⅢB
T_3	ⅡA	ⅡB	ⅢA	ⅢB	ⅢC
T_{4a}	ⅡB	ⅢA	ⅢA	ⅢB	ⅢC
T_{4b}	ⅢA	ⅢB	ⅢB	ⅢC	ⅢC
M_1	Ⅳ				

3. 扩散和转移

(1) 直接浸润:浸润生长的胃癌突破浆膜后,侵犯网膜、结肠、胰腺、肝、脾等邻近组织器官。当癌组织侵犯黏膜下层后,可向胃壁组织间隙和淋巴网蔓延,贲门胃底癌易侵及食管下段;胃窦癌可向十二指肠浸润。

(2) 淋巴结转移:是胃癌的主要转移途径。进展期胃癌的淋巴结转移率高达 70% 左右。胃的区域淋巴结分为 16 组,依据距离胃的远近,分为 3 站。晚期胃癌可经胸导管转移至左锁骨上淋巴结,或经肝圆韧带转移至脐部(见表 9-2-2)。

(3) 血行转移:胃癌细胞进入门静脉或体循环向身体其他部位播散,形成转移灶。常见的转移器官有肝、肺、胰、骨骼等,最常见的是肝转移。

(4) 腹膜种植转移:胃癌组织浸润至浆膜外后,肿瘤细胞脱落种植在腹膜和脏器浆膜上,形成转移结节。直肠前凹的转移癌,直肠指检可以发现。女性患者胃癌可以形成卵巢转移性肿瘤,称 Krukenberg 瘤。腹膜种植转移是晚期胃癌和胃癌术后复发的常见方式。癌细胞腹膜广泛播散时可出现大量癌性腹水。

表 9-2-2　胃癌区域淋巴结

编号	名称	编号	名称
No.1	贲门右淋巴结	No.12a	肝十二指肠韧带内沿肝动脉淋巴结
No.2	贲门左淋巴结	No.12b	肝十二指肠韧带内沿胆管淋巴结
No.3	胃小弯淋巴结	No.12p	肝十二指肠韧带内沿门静脉后淋巴结
No.4sa	胃短血管淋巴结	No.13	胰头后淋巴结
No.4sb	胃网膜左血管淋巴结	No.14v	肠系膜上静脉淋巴结
No.4d	胃网膜右血管淋巴结	No.14a	肠系膜上动脉淋巴结
No.5	幽门上淋巴结	No.15	结肠中血管淋巴结
No.6	幽门下淋巴结	No.16a1	主动脉裂孔淋巴结
No.7	胃左动脉淋巴结	No.16a2	腹腔干上缘至左肾静脉下缘之间腹主动脉周围淋巴结
No.8a	肝总动脉前淋巴结		
No.8p	肝总动脉后淋巴结	No.16b1	左肾静脉下缘至肠系膜下动脉上缘之间腹主动脉周围淋巴结
No.9	腹腔干淋巴结		
No.10	脾门淋巴结	No.16b2	肠系膜下动脉上缘至腹主动脉分叉之间腹主动脉周围淋巴结
No.11p	脾动脉近端淋巴结		
No.11d	脾动脉远端淋巴结		

二、诊断要点

1. 临床症状

早期胃癌患者多数无明显症状,偶有进食后饱胀等非特异性的上消化道症状。随着疾病进展,患者会出现食欲下降、易饱、乏力、体重减轻。有些患者会出现上腹部痛,肿瘤破裂或侵犯胃壁血管后,会出现黑便、呕血等消化道出血症状;也有可能发生急性穿孔。根据肿瘤位置不同,也有特殊表现。贲门胃底癌可有胸骨后疼痛和进食后梗阻感;幽门胃窦肿瘤可至幽门梗阻而发生呕吐,呕吐物多为隔夜宿食和胃液。

2. 体格检查

早期患者多无明显体征。晚期患者可以触及上腹部质硬、固定的肿块,锁骨上淋巴结肿大,直肠前凹扪及肿块,出现贫血、腹水、黄疸、营养不良甚至恶病质等表现。

3. 辅助检查

实验室检查和影像学检查不仅可以辅助和明确诊断,更能为术前准备和术前分期提供有力的依据。

(1)血常规检查:部分患者有贫血;大便常规检查有隐血;肿瘤标志物检查 CEA、CA199、CA125 和 CA724 可见升高,但目前仅用于判断肿瘤预后和治疗效果随访,无助于胃癌诊断。

（2）纤维胃镜检查：能直接观察胃黏膜病变的部位和范围，并可以对病灶进行钳取后病理学检查以明确诊断，是最有效的诊断方法。通过染色和放大内镜，可以提高小胃癌和微小癌的检出率。超声胃镜对病变区域探测可了解胃壁肿瘤浸润深度，有助于术前临床分期。肿瘤符合指征可以胃镜下切除。

胃镜检查需要准确描述胃癌原发灶部位、大小、数目和大体病理学类型。基于胃的解剖分区距门齿的距离（UML 分区，上、中、下区）、大小弯、前后壁对病灶进行定位；对于早期胃癌，选择放大内镜或染色内镜对病灶范围进行准确定位；食管胃结合部癌应详细描述贲门和肿瘤上缘距门齿距离、齿状线是否清晰、食管是否受侵及浸润范围。胃镜下组织活检应满足明确基本病理学诊断的要求，标本质量许可时还应尽可能明确胃癌的组织学类型和分化程度。

（3）X 线钡餐检查：多采用气钡双层造影，通过黏膜相和充盈相对比观察做出诊断。早期胃癌的主要改变为黏膜相异常，而进展期胃癌可反映 Borrmann 分型，主要征象有龛影（溃疡性）、充盈缺损（肿块型）、胃壁僵硬胃腔狭窄（弥漫浸润型），以及蠕动异常和排空障碍等。相对于胃镜检查，气钡双层造影更能表现肿瘤胃壁浸润范围，指导手术切除范围的选择；对胃上部癌是否侵犯食管有诊断价值。

（4）CT 检查：增强螺旋 CT 在评价病变范围、区域淋巴结转移和远处转移方面具有较高价值，是判断胃癌术前临床分期的首选办法。CT 检查通常使用低张水充盈，观察胃壁肿瘤的范围和深度。对于 T 分期，增强 CT 显示三层胃壁，为内外两层略高密度和中间略低密度层（见表 9-2-3）。CT 主要依照大小形态对淋巴结转移做出判断。经验上以淋巴结短径≥8 mm，或病灶周围淋巴结聚集≥3 个，或淋巴结显著强化或出现坏死，作为判断淋巴结转移的标准。淋巴结肿大可能是转移也可能是炎症，淋巴结不肿大可能是正常也可能是转移，同时诊断的标准难以固定。因此，N 分期的诊断准确性主观性较大。

表 9-2-3 肿瘤 T 分期相对应得 CT 影像学表现

肿瘤分期	CT 影像学表现
T_{1a}（黏膜）	肿瘤显示强化和或黏膜内层增厚，低密度层完整
T_{1b}（黏膜下层）	低密度层破坏<50%厚度
T_2（固有肌层）	低密度层破坏>50%厚度，和略高密度的外层不相邻
T_3（浆膜下层）	强化的肿瘤和外层已不可分，外层外侧缘光滑或胃周脂肪界面少量线条状影
T_{4a}（浆膜层）	外层外侧缘结节状或不规则和或胃周脂肪界面致密带状浸润
T_{4b}（邻近组织）	胃肿瘤和邻近器官的脂肪界面消失或直接侵犯邻近器官

（5）正电子发射成像技术（PET）：主要作为辅助判断胃癌远处转移，但对与胃癌腹腔内种植也存在局限性。腹腔镜检查和腹腔细胞脱落学检查是腹腔种植转移检查的主要手段。

三、鉴别诊断

1. 胃溃疡

胃癌早期没有特殊症状,常容易与胃溃疡或慢性胃炎相混淆,应加以鉴别;尤其是青年人易被漏诊、误诊。胃溃疡一般通过胃镜活检可明确诊断。胃溃疡直径一般在 2 cm 以内,边缘锐利,无周围隆起,胃黏膜皱襞以溃疡为中心辐射状,而非黏膜皱襞中断。

2. 浅表性胃炎

浅表性胃炎多表现为胃痛、胃部胀痛,常伴有食欲不振,或胀满、恶心呕吐、反酸;常反复发作,不伴消瘦、恶病质征象。浅表性胃炎做胃镜检查可与胃癌相区分,注意活检位置,与Ⅱ型早期胃癌和部分黏膜病灶轻微而黏膜下胃壁浸润的 Borrmann Ⅳ 进展期胃癌鉴别。浅表性胃炎不会发生胃壁坚硬和胃腔缩窄,必要时做多次胃镜活检以及钡餐辅助检查可明确诊断。

3. 肥厚性胃窦炎

肥厚性胃窦炎可引起胃窦狭窄、蠕动消失,但黏膜正常多有环形皱襞,胃壁仍保持一定伸展性。浸润型胃癌黏膜平坦或呈颗粒变形,尤其是胃壁僵硬,低张造影亦不扩张,两者区别不难。

4. 原发性恶性淋巴瘤

原发性恶性淋巴瘤占胃恶性肿瘤的 0.5%～8%,多见于青壮年。临床表现除上腹部饱胀、恶心等非特异消化道症状外,还可见贫血、乏力、消瘦等,有 30%～50% 患者可见持续高热或间歇热。胃镜下组织活检将有助于诊断,同时超声内镜和 CT 检查提示胃黏膜下浸润性病灶,黏膜相对完好。

四、治疗原则

(一) 手术治疗

手术是胃癌的主要治疗手段,也是目前治愈胃癌的唯一方法,分为根治性手术和姑息性手术。手术方式有开腹手术、腹腔镜手术和机器人手术。关于腹腔镜胃癌根治术的手术适应证,目前的共识是:肿瘤侵犯深度$<T_{4a}$ 期,并可以达到 D2 根治切除术;胃癌术前分期为Ⅰ、Ⅱ、Ⅲ$_a$期;肿瘤浸润深度达到 T_{4a} 期,可临床探索性手术。

1. 根治性手术

完全切除胃癌原发灶、彻底清扫胃周淋巴结、重建消化道是胃癌根治术的基本要求和操作。为保证手术疗效和安全性,应把握手术适应证,合理选择手术方式,严格遵循无瘤原则,减少意外损伤和术中出血,注重手术彻底性的同时力争将手术创伤控制到最低水平。

2. 胃切除范围

切缘无癌累及是胃癌根治手术的基本要求。术中应常规测量上下切缘距离,并遵循以下标准确定切除范围:早期胃癌(T_1)切缘距肿瘤边缘>2 cm。局限型进展期癌肿切缘距肿瘤边缘应>3 cm,浸润型进展期癌肿切缘距肿瘤边缘应>5 cm。距离未达上述要求者,则应对切缘全层组织进行快速病理学检查以排除肿瘤累及可能。测量应在非牵拉的自然状态下进行,强调在体初测,切除后复测。非局限性癌肿累及食管时,肿瘤可沿黏膜下层向上浸润,形成指状或条束状凸起,在体测量时应以肿瘤浸润的最高点作为肿瘤的边缘。术中宜常规行快速切片检查,排除切缘阳性。

3. 淋巴结清扫

淋巴结清扫范围以 D(dissection)表示,第一站淋巴结未全部清除者为 D0,第一站淋巴结全部清除为 D1,第二站淋巴结全部清除为 D2,依次为 D3。

因期施治是确定淋巴结清扫范围的基础,术中应根据临床分期合理选择淋巴结清扫术式(见表 9-2-4)。D2 清扫作为胃癌根治术的标准术式,适用于所有可根治切除的进展期胃癌和部分淋巴结转移可能性较大的早期胃癌。对于食管胃结合部癌、U 区小弯侧癌肿应首选 D2+No. 10 手术。U 区大弯侧 T_2 以上癌肿应施行标准 D2 清扫术,脾门淋巴结肿大疑有转移者宜选择切脾清扫术。D1 或 D1+手术仅适用于 cT_1N_0 期胃癌,临床上应谨慎施行,如术中发现可疑淋巴结转移,仍应选择标准 D2 清扫。D2+清扫的临床价值仍有争议,不作为胃癌根治手术的常规选择。淋巴结清扫标准要求至少检获 16 枚淋巴结;根治性全胃切除淋巴结清扫应该≥21 枚。

表 9-2-4 根据胃切除范围而定的淋巴结清扫

淋巴结清扫	全 胃 切 除	远端胃切除	近端胃切除
D1	No. 1~7,食管累及+No. 110	No. 1、3、4sb、4 d、5、6、7	No. 1、2、3、4sa、4sb、7
D1+	D1+No. 8a、9、10,食管累及+No. 110	D1+No. 8a、9	D1+No. 8a、9、11p,食管累及+No. 110
D2	D1+No. 8a、9、10、11p、11 d、12a,食管累及+No. 110	D1+No. 8a、9、11p、12a	D1+No. 8a、9、11p、12a

淋巴结清扫强调整块切除原则(En bloc resection),采用锐性解剖,沿着正确的层面和间隙进行手术操作,尽量避免分块切除、摘除或直接切割淋巴结。要求根部结扎切断主要血管,确保相应组别淋巴结的整块切除。完成切除手术后应仔细检查手术野,重点了解各区域清扫是否达到规范要求,及时拾遗补阙。

4. 手术方式

手术方式根据肿瘤部位、进展程度以及临床分期来确定。

(1) 早期胃癌:病变局限少有淋巴结转移,大部分施行 D1 手术可获得根治性切除,可行腹腔镜和开腹胃部分切除术。部分患者可实施内镜下胃黏膜切除术(EMR)和胃黏膜剥离术(ESD),日本消化内镜学会(JGES)联合日本胃癌协会(JGCA),共同制定了早期胃癌 ESD、EMR 治疗指南。内镜治疗的绝对适应证:肉眼可见黏膜内(cT_{1a})分化癌、病灶直径≤2 cm,必须无溃疡(瘢痕)发生,即:UL(-)。相对适应证:① 无溃疡性病灶:

UL(一)、病灶直径>2 cm 的 cT_{1a} 分化癌;② 合并溃疡存在:UL(+)、病灶直径<3 cm 的 cT_{1a} 分化癌;③ 无溃疡性病灶:UL(一)、病灶<2 cm 的 cT_{1a} 分化癌。

(2)进展期胃癌:标准治疗是 D2 淋巴结清扫的胃切除术。① U 区、M 区或涉及 2 个以上分区的癌肿应行全胃切除。② L 区癌行远端胃切除。③ 部分肿瘤上缘位置较低的 M 区或 LM 区癌,若能保证近切缘无癌残留,亦可选择远端胃切除术;位于小弯侧 Borrmann Ⅲ 型以上的浸润型癌,为保证切缘,应选择全胃切除。④ 伴胰体尾浸润的可根治切除的胃癌,可行全胃切除联合胰体尾切除术。⑤ U 区大弯侧进展期癌肿或疑有脾门淋巴结转移者,若可根治切除,可选全胃切除联合脾切除术。⑥ 分期为 cT_1N_0 的 U 区癌,若可保留远侧 1/2 以上的残胃容积,可选择近端胃切除术。

胃切除术后的消化道吻合方式有:① 远端胃大部切除术后的 Billroth Ⅰ 式和 Billroth Ⅱ式、Roux-en-Y 吻合、Billroth Ⅱ +Braun 吻合以及非离断的 Roux-en-Y 吻合;② 全胃切除后的食管-空肠 Roux-en-Y 吻合、空肠储袋 Roux-en-Y 吻合;③ 近端胃切除后的残胃-食管吻合及双通道重建。然而到目前为止,没有完美的消化道重建方式,吻合遵循通畅、无张力、血供好的原则。

5. 姑息性手术

原发灶无法切除,针对由胃癌导致的梗阻、穿孔、出血等并发症而做的手术,如胃空肠吻合、空肠造口、穿孔修补等手术。

(二)非手术治疗

非手术治疗包括化疗、放疗、靶向治疗、免疫治疗等,可单独或联合治疗,以及作为手术的辅助治疗方式,是系统性治疗的范畴。系统性治疗中化疗更为主要和普遍,可在根治手术的术前、术中和术后使用,以延长生存期;也可对姑息术后、不能手术和术后复发的晚期肿瘤进行治疗。给药途径可使用口服、静脉、腹腔注入、动脉插管区域给药。单药有效率 20% 左右,联合使用可以提高疗效,日本研究单药治疗胃癌比较推荐的是 S-1。

早期胃癌根治术后原则上不必辅助化疗,有下列情况应进行辅助化疗:癌灶面积 >5 cm^2;病理组织分化差;淋巴结有转移;多发病灶;年龄低于 40 岁者。进展期胃癌建议术后辅助化疗。施行化疗的患者应当有明确的病理诊断,一般情况良好,心、肝、肾和造血系统无异常,无严重并发症。胃癌术后辅助化疗早期开始,疗效较好。

对于进展期胃癌术前新辅助化疗(neoadjuvant chemotherapy)是否使患者获益,还有争论。目前的循证证据为新辅助治疗提供了一定依据,但在适应人群、治疗方案和周期、评价手段等方面还存在疑惑。对于Ⅳ期患者,或者区域淋巴结转移较多的患者,往往直接手术不是优选的治疗方案,在给予化疗取得良好疗效后再行手术可达 R0 切除标准,此被定义为转化治疗。胃癌的转化治疗特别是针对胃癌腹膜转移的新辅助腹腔内与全身联合化疗(NIPS)被认为是目前较为理想的胃癌腹膜转移转化治疗方法,较姑息性全身化疗能显著改善患者的预后。

胃癌对放疗敏感性较低,较少采用。靶向治疗对晚期胃癌治疗有一定效果,通过循证医学证据进入诊疗指南的有两个药物：一线的曲妥珠单抗(抗 HER-2 抗体)和二线的雷莫卢单抗(Ramucirumab)，雷莫卢单抗是抗血管内皮生长因子受体 2(VEGFR-2)抗体。胃癌的免疫治疗包括非特异的免疫调节剂和获得性免疫治疗，最近在肿瘤免疫治疗研究方面进步显著，但在胃癌临床免疫治疗方面尚没有肯定的推荐。

胃癌化疗方案很多，2015 年 NCCN 第 3 版《胃癌临床实践指南》推荐系统治疗方案。

1. 辅助化疗方案

(1) 术前化疗：静脉输注 5-氟尿嘧啶(5-FU)可以替换为卡培他滨。

首选方案：① 紫杉醇和卡铂；② 顺铂和氟尿嘧啶；③ 奥沙利铂和氟尿嘧啶。

其他方案：① 伊立替康和顺铂；② 紫杉醇和氟嘧啶(5-FU 或卡培他滨)。

(2) 围手术期化疗：术前 3 个周期，术后 3 个周期。推荐方案：① ECF(表柔比星、顺铂和氟尿嘧啶)；② ECF 修改方案：Ⅰ. 表柔比星、奥沙利铂和氟尿嘧啶，Ⅱ. 表柔比星、顺铂和卡培他滨，Ⅲ. 表柔比星、奥沙利铂和卡培他滨；③ 氟尿嘧啶和顺铂。

(3) 术后化疗：用于经历 D2 淋巴结清扫术的患者。推荐方案：① 卡培他滨和奥沙利铂；② 卡培他滨和顺铂。

2. 转移性或局部晚期的系统治疗方案

(1) 一线治疗：两种细胞毒性药物方案因毒性较低优先选择，三药方案可在身体状况良好的患者中考虑，并且可接受充足的毒性评估。曲妥珠单抗与化疗合用治疗 HER-2 过表达的胃腺癌患者。

首选方案：① DCF (多西他赛、顺铂和氟尿嘧啶)；② DCF 修改方案：Ⅰ. 多西他赛、顺铂和氟尿嘧啶(改良方案)，Ⅱ. 多西他赛、奥沙利铂和氟尿嘧啶，Ⅲ. 多西他赛、卡铂和氟尿嘧啶；③ ECF(表柔比星、顺铂和氟尿嘧啶)；④ ECF 修改方案：Ⅰ. 表柔比星、奥沙利铂和氟尿嘧啶，Ⅱ. 表柔比星、顺铂和卡培他滨，Ⅲ. 表柔比星、奥沙利铂和卡培他滨；⑤ 氟尿嘧啶和伊立替康；⑥ 氟尿嘧啶类(5-FU 或卡培他滨)和顺铂；⑦ 氟尿嘧啶类(5-FU 或卡培他滨)和奥沙利铂。

其他方案：① 紫杉醇、顺铂或卡铂；② 多西他赛和顺铂；③ 多西他赛和伊立替康；④ 氟尿嘧啶类(5-FU 或卡培他滨)；⑤ 多西他赛；⑥ 紫杉醇。

(2) 二线治疗：方案选择取决于之前的治疗方案和身体状况。

首选方案：① 雷莫卢单抗和紫杉醇；② 多西他赛；③ 紫杉醇；④ 伊立替康；⑤ 雷莫卢单抗。

其他方案：① 伊立替康和顺铂；② 伊立替康和氟尿嘧啶类(5-FU 或卡培他滨)；③ 多西他赛和伊立替康。

(3) 可考虑的替代方案：① 丝裂霉素和伊立替康；② 丝裂霉素和 5-FU。

五、随访及预后

胃癌的预后与胃癌的病理分期、部位、生物学行为以及治疗措施有关。早期胃癌比进展期胃癌预后好,Ⅰ期胃癌患者的5年生存率为82%~95%。肿瘤体积小、浸润深度浅、无淋巴结转移、无血管神经侵犯,可行根治性手术的胃癌患者预后较好。而 Borrmann Ⅳ型较 Borrmann Ⅰ型胃癌患者的预后差;贲门癌与 U 区癌较 M 区和 L 区癌患者的预后差。

胃癌患者术后如果需要,尽可能早实施辅助治疗,一般在手术后2周进行。术后复查肿瘤指标,胃镜、腹部 CT 了解术后情况。饮食注意少食多餐、高蛋白饮食,减少粗糙刺激性食物,如有频繁呕吐,需要及时行水溶性造影检查或胃镜检查了解有无吻合口水肿梗阻。患者术后注意补充铁剂以及维生素。

第三节　胃肠道间质瘤

胃肠间质瘤(GIST)是胃肠道最常见的间叶源性肿瘤,占消化道肿瘤的1%~3%,其中60%~70%发生在胃,20%~30%发生在小肠,10%发生在结直肠,也可发生在食管、网膜和肠系膜等部位。GIST 由突变的 *c-kit* 或血小板源性生长因子受体 α(PDGFRA)基因驱动,组织学上多由梭形细胞、上皮样细胞、偶或多形性细胞排列成束状或弥漫状图像,免疫组织化学检测通常为 *c-kit* 基因编码的 KIT 蛋白(CD117)或 DOG-1 表达阳性。发病年龄广泛,75%发生在50岁以上人群,男女发病率相近。

一、诊断要点

1. 临床症状

GIST 患者的症状与肿瘤大小、部位和生长方式相关。肿瘤小者症状不明显,可有上腹部不适和不典型的消化道症状。随着肿瘤长大,可有出血、腹块等症状,约25%的 GIST 患者有消化道出血。由于肿瘤增长过快使血供不足致黏膜缺血、糜烂、溃疡、中心坏死,破溃于胃及肠腔,有报道破裂入腹腔引起腹腔大量出血;溃疡和穿孔时可有腹痛;位于小肠可引起梗阻;十二指肠压迫胆总管可有黄疸。

2. 体格检查

患者一般无明显的腹部体征,肿瘤较大者可扪及腹部包块;急性大出血可有肠鸣音活跃;梗阻可有胃肠型,腹部压痛和肠鸣音亢进;穿孔则有急腹症表现,腹部压痛、反跳痛及肌紧张。

3. 辅助检查

(1)内镜检查:可见黏膜下肿块,顶端可有中心溃疡。由于黏膜相对完整,黏膜活检检出率较低;应该注意不适当的活检可能引起肿瘤的破溃、出血和增加肿瘤播散的危险性;尤其对于部位较深的,如肿瘤位于十二指肠,进行活检需慎重;估计手术能够完整切除且不严重影响相关脏器的功能者,可以直接进行手术;如果要进行新辅助治疗,则需要活检。

超声内镜可以发现直径＜2 cm 的肿瘤,同时超声内镜引导下的穿刺活检可以提高诊断的敏感度。因此,超声内镜是检查 GIST 的首选方法,可清晰显示病变来源、胃壁各层结构、部位以及病变的大小、形状、边缘和回声等情况。超声内镜下表现来自胃肠壁的第四层低回声区(固有肌层)的高回声结节,有时也发生于第二层低回声区(黏膜肌层)或黏膜肌深处。

(2) CT 和 MRI 检查:有助于发现腔外生长的肿瘤,了解肿瘤有无转移以及与邻近脏器的关系。

GIST 在影像学上多表现为突向腔内或腔外生长或沿胃肠壁浸润,大小不等,形态多为分叶状的类圆形肿块,也可为不规则形,大部分边界完整。体积较大的肿块内常因坏死、囊变而显示密度不均。肿块边缘可出现钙化,CT 增强后实性部分多为中度以上强化,病变多数血供丰富,中高度强化,伴瘤周多迂曲供血血管,中央低强化区域对应出血、坏死、囊变、液化。病变与周围脏器脂肪间隙尚清晰,也有少数较大者周围脂肪间隙模糊。胃、肠周围淋巴结不明显,偶尔发现转移。MRI 下肿瘤实性部分表现为 T_1WI 低信号,T_2WI 高信号,增强扫描明显强化。肿瘤内出血区域依据出血时间的长短在 T_1WI 和 T_2WI 图像中由高信号向低信号变化。反相位成像时,组织邻近脂肪间隙的一侧会出现线样无信号区,借助这一特征可辅助判断肿瘤来源于胃肠道或是邻近其他实性脏器。

(3) 组织病理检查:可见多数梭形细胞,免疫组织化学检测显示 CD117 和 DOG-1 过渡表达,观察细胞核有丝分裂象,判断 GIST 的危险度分级(见表 9-3-1),联合影像学检查进行 GIST 的初始评估。

表 9-3-1 GIST 的危险度分级

危险度分级	肿瘤最大径(cm)	核分裂象(/50HPF)*	肿瘤原发部位
极低	≤2	≤5	任何部位
低	＞2 且≤5	≤5	任何部位
中等	≤2	＞5	非胃原发
	＞2 且≤5	＞5	胃
	＞5 且≤10	≤5	胃
高	任何	任何	肿瘤破裂
	＞10	任何	任何部位
	任何	＞10	任何部位
	＞5	＞5	任何部位
	＞2 且≤5	＞5	非胃原发
	＞5 且≤10	≤5	非胃原发

注:* 50HPF 表示显微镜下 50 个高倍视野

4. 病理诊断思路

GIST 的病理诊断思路如图 9-3-1 所示。

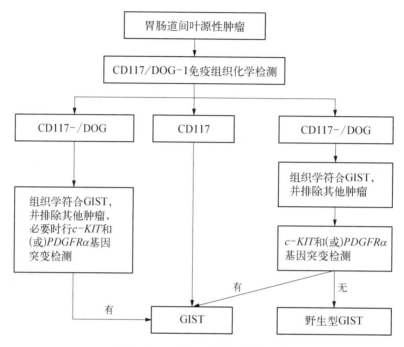

图 9-3-1　GIST 的病理诊断思路

二、治疗原则

1. 手术治疗

目前对于 GIST 的治疗仍首选外科手术治疗,完整的手术切除是治疗局部可切除性 GIST 的"金标准"。

对于意外发现的微小 GIST(直径<2 cm),有症状的或内镜超声下高危表现(包括边界不规则、囊性、溃疡型及异质性等)患者需要考虑手术治疗;而对于一部分无内镜超声下高危表现的微小 GIST,可以考虑间隔 6～12 个月的内镜随访。位于直肠的微小 GIST 由于恶性程度较高,且肿瘤一旦增大,保留肛门功能的手术难度相应增大,倾向于及早手术切除。

经活检证实 GIST 的病理诊断后完善治疗评估,手术适用于考虑可完整切除(保证切缘阴性)且不伴明显手术风险的 GIST,否则考虑进入药物治疗流程;可完整切除但伴有明显手术风险的 GIST 需要接受靶向治疗。治疗期间应严密监测,避免肿瘤迅速进展为不可切除。药物治疗后应综合疗效及患者依从性做出后续治疗方案的选择。

腹腔镜手术容易引起肿瘤破裂和导致腹腔种植,目前不常规推荐。如果肿瘤位于胃大弯、胃前壁、空肠、回肠等特殊位置,可以考虑在有经验的中心进行腹腔镜切除。术中使用"取物袋",要特别注意避免肿瘤破裂播散。较小的直肠 GIST 也可以腹腔镜下切除。

由于 GIST 起源于黏膜下,生长方式多样,内镜下恐难行根治性切除,且并发症发生率高,易造成肿瘤破裂播散,不推荐内镜下切除。内镜可作为腹腔镜手术的联合辅助。

GIST 的手术原则如下。

(1) 手术目标是将包含完整假包膜的肿瘤完整切除。如果初次手术没有做到完整切除,预计再次手术难度低并且风险可以控制、不会造成主要功能脏器损伤的可以考虑二次手术。

(2) 手术中触摸肿瘤不当可能造成破溃出血,因此术中探查要细心轻柔,减少对肿瘤的触碰。在完整切除肿瘤的同时,应避免肿瘤破裂和术中播散。

(3) GIST 很少发生淋巴结转移,除非有明确的淋巴结转移迹象,一般情况下不必常规清扫淋巴结。

(4) 切除所有可疑的肿瘤病灶后,送冰冻病理检查评估;通过节段性或楔形切除获得阴性切缘通常也是合理的。

(5) 手术应尽量减少并发症,避免严重的功能损害和复杂的多脏器联合切除。对于直肠和胃食管结合部的 GIST,应考虑直肠括约肌和食管贲门的保留。术前使用靶向治疗可以增加器官功能保留的可能性。

(6) 对于术后镜下切缘阳性并不是二次手术的指征,目前倾向于采用分子靶向药物治疗。

2. 药物治疗

GIST 对放疗、化疗不敏感,随着分子靶向药物的研究,药物治疗取得突破性进展。甲磺酸伊马替尼是一种选择性酪氨酸蛋白激酶抑制剂,其对因 *c-kit* 基因变异所引起的间质瘤敏感,可选择性作用于胃肠道间质瘤细胞 c-kit 酪氨酸激酶,阻断其介导的细胞信号转导途径,从而起到治疗作用。

随着药物的不断应用,耐药问题越加被重视,可分为原发性耐药和继发性耐药。原发性耐药主要与 *KIT* 野生型,*KIT9* 号外显子或 *PDGFRα18* 号外显子的 *D842V* 突变有关;继发性耐药主要与 *KIT*11、13、14、17 号外显子突变有关,此问题有待解决。以舒尼替尼为代表的多靶点酪氨酸激酶抑制剂是 GIST 的二线靶向治疗药物,可以抑制多个与肿瘤的生长和血管生成相关的酪氨酸激酶受体,对于伊马替尼耐药的 GIST 提供了新的治疗途径。

靶向治疗可以分为术前、术后辅助治疗以及转移性和手术无法切除 GIST 患者的治疗。

(1) 术前靶向治疗:术前治疗的目的是缩小肿瘤体积、降低临床分期、缩小手术范围;避免不必要的联合脏器切除、降低手术风险,同时增加根治性切除机会;对于特殊部位的肿瘤,可以保护重要脏器的结构和功能;对于瘤体巨大、术中破裂出血风险较大的患者,可以减少医源性播散的可能性。

术前治疗的适应证：① 术前估计难以达到完整切除；② 肿瘤体积巨大，术中易出血、破裂，可能造成医源性播散；③ 特殊部位的肿瘤，如胃食管结合部、十二指肠、低位直肠等，手术易损害重要脏器功能；④ 肿瘤虽可以切除，但估计手术风险较大，术后复发率、病死率较高；⑤ 估计需要进行多脏器联合切除手术。

对于术前治疗时间目前尚未达成共识。一般建议，给予伊马替尼术前治疗 6 个月左右施行手术比较适宜。过度延长术前治疗时间可能会导致继发性耐药。建议术前停药 1 周左右，待患者的基本情况达到要求，即可考虑进行手术。术后，原则上只要患者胃肠道功能恢复且能耐受药物治疗，应尽快进行药物治疗。对于完整切除者，术后药物维持时间可以参考辅助治疗的标准；对于姑息性切除或转移、复发患者的术后治疗，与复发转移未手术的 GIST 患者相似。

（2）术后辅助治疗：目前推荐有中、高危复发风险患者作为辅助治疗的适合人群。美国外科协会（ASOCOG）Z9001 研究证明，具有复发危险因素的 GIST 完整切除后，应用伊马替尼辅助治疗 1 年可明显改善患者的无复发生存率。亚组分析提示，不同基因突变类型患者应用辅助治疗的获益存在差异，*c-kit* 外显子 11 突变和 *PDGFRα* 非 *D842V* 患者行辅助治疗可以获益；同时，尚没有充分证据显示 *c-kit* 外显子 9 突变的 GIST 患者能否从辅助治疗中获益；而 *PDGFRα D842V* 突变和野生型 GIST 患者行辅助治疗未能获益。

对于中危患者，应至少给予伊马替尼辅助治疗 1 年；高危患者辅助治疗时间为 3 年。ASCOG Z9000 与 Z9001 研究中，患者接受伊马替尼辅助治疗 1 年，停药后 GIST 复发率明显升高；而 SSGXVIII/AIO 研究结果显示，高度复发风险的 GIST 患者术后接受伊马替尼辅助治疗 3 年与 1 年比较，可以进一步改善无复发生存率与总生存期。

（3）转移复发或不可切除 GIST 的靶向治疗：伊马替尼是转移复发或不可切除 GIST 患者的一线治疗药物，初始推荐剂量为 400 mg/d。而对于 *c-kit* 外显子 9 突变患者的初始治疗，研究表明应用伊马替尼 800 mg/d 比 400 mg/d 获得了更长的无进展生存期。推荐初始治疗给予高剂量伊马替尼。鉴于国内临床实践中多数患者无法耐受伊马替尼 800 mg/d 治疗。因此，在国内对于 *c-kit* 外显子 9 突变的 GIST 患者，初始治疗可以给予伊马替尼 600 mg/d。对于转移复发或不可切除 GIST，如伊马替尼治疗有效应持续用药，直至疾病进展或出现不能耐受的毒性。

如果在伊马替尼治疗期间发生肿瘤进展，首先应确认患者是否遵从医嘱，即在正确的剂量下坚持服药。局限性进展的 GIST，在手术可以完整切除局部病灶的情况下，建议实施手术治疗，术后可继续伊马替尼原剂量或增加剂量治疗。肿瘤广泛进展时，不建议采取手术；后续治疗应遵从 GIST 广泛性进展的处理原则。对于部分无法实施手术的 GIST 肝转移患者，动脉栓塞与射频消融治疗也可以考虑作为辅助治疗方式；而不宜接受局部治疗的局灶性进展患者，可以增加伊马替尼剂量或者给予舒尼替尼治疗。对于伊马替尼与舒尼替尼治疗均进展的 GIST 患者，建议参加新药临床研究，或者考虑给予既往治疗有效且耐受性好的药物进行维持治疗,也可以考虑使用其他分子靶向药物。

三、随访及预后

患者治疗后定期接受增强 CT 和内镜检查,根据 GIST 手术和药物治疗后的不同转归情况制订相应的随访流程。

（1）对接受完整手术切除且不曾接受甲磺酸伊马替尼术前治疗,并具有显著复发风险的 GIST,建议甲磺酸伊马替尼辅助治疗。这部分 GIST 包括中度和高度复发风险GIST,肿瘤破裂 GIST。

（2）对曾经接受甲磺酸伊马替尼术前治疗并接受完整切除后的 GIST,如果术前治疗取得显著疗效者,术后继续原剂量甲磺酸伊马替尼辅助治疗。关于具体持续时间,目前缺乏随机化分组的临床研究证据。但是一部分单中心或多中心的临床研究数据表明,2 年的甲磺酸伊马替尼辅助治疗可以使这部分患者获益。

（3）对于存在肿瘤肉眼残留切除病例,无论术前是否接受甲磺酸伊马替尼治疗,术后建议开始（或恢复）甲磺酸伊马替尼治疗并评估再手术切除可能性。如果甲磺酸伊马替尼治疗中出现了危及生命的不良反应时,应考虑更换为舒尼替尼治疗。

（4）治疗后复发进展的 GIST 分为局限性进展或广泛性进展。对于局限性进展GIST,可在维持原剂量甲磺酸伊马替尼情况下选择再手术、射频消融、栓塞治疗或姑息性放疗（仅针对小部分罕见的骨转移病例）;需要谨慎选择部分局限性进展的 GIST 行再手术,不完全切除往往会有较高的手术并发症发生率;也可根据患者的耐受性选择甲磺酸伊马替尼加量或换用舒尼替尼。

（5）对于标准剂量甲磺酸伊马替尼治疗下出现疾病进展的 GIST,只有在甲磺酸伊马替尼对绝大多数病灶失去控制的情况下,考虑直接换用二线药物舒尼替尼。在甲磺酸伊马替尼一线治疗和舒尼替尼二线治疗失败后,选择三线药物即瑞戈非尼。索拉菲尼、达沙替尼或尼洛替尼等药物可以用于三线治疗失败的选择。当进展期 GIST 不再能从当前的酪氨酸激酶抑制剂(TKI)治疗中获益时,可以重新选择当初治疗有效的靶向治疗药物。

第十章
小 肠 疾 病

第一节　克 罗 恩 病

克罗恩病的病因尚不明确,可能与感染、遗传、体液免疫和细胞免疫有一定关系。本病为贯穿肠壁各层的增殖性病变,可侵犯肠系膜和局部淋巴结,病变局限于小肠(主要为末端回肠)和结肠,二者可同时累及,常为回肠和右半结肠病变。

克罗恩病的病变呈节段分布,与正常肠段相互间隔,界限清晰,呈跳跃区的特征。病理变化分为急性炎症期、溃疡形成期、狭窄期和瘘管形成期(穿孔期)。急性期以肠壁水肿、炎症为主;慢性期肠壁增厚、僵硬,受累肠管外形呈管状,其上端肠管扩张。黏膜面典型病变如下。① 溃疡:早期浅小溃疡,后形成纵行或横行的溃疡,深入肠壁的纵行溃疡即形成较为典型的裂沟,沿肠系膜侧分布,肠壁可有脓肿。② 卵石状结节:由于黏膜下层水肿和细胞浸润形成的小岛突起,加上溃疡愈合后纤维化和瘢痕的收缩,使黏膜表面似卵石状。③ 肉芽肿:无干酪样变,有别于结核病。④ 瘘管和脓肿:肠壁的裂沟实质上是贯穿性溃疡,使肠管与肠管、肠管与脏器或组织(如膀胱、阴道、肠系膜或腹膜后组织等)之间发生粘连和脓肿,并形成内瘘管。如病变穿透肠壁,经腹壁或肛门周围组织而通向体外,即形成外瘘管。

一、诊断要点

(一) 临床表现

克罗恩病患者临床表现为腹痛、腹泻、腹块、瘘管形成和肠梗阻,可伴有发热、贫血、营养障碍及关节、皮肤、眼、口腔黏膜、肝脏等肠外损害。本病可反复发作,迁延不愈。

1. 消化系统表现

(1) 腹痛:位于右下腹或脐周,呈痉挛性疼痛,间歇性发作,伴肠鸣,餐后加重,便后缓解。如果腹痛持续、压痛明显,提示炎症波及腹膜或腹腔内,形成脓肿。全腹剧痛和腹肌紧张可能是病变肠段急性穿孔所致。

（2）腹泻：由病变肠段炎症渗出、蠕动增加及继发性吸收不良引起。开始为间歇发作，后期为持续性糊状便，无脓血或黏液。病变涉及结肠下段或直肠者，可有黏液血便及里急后重感。

（3）腹部包块：以右下腹与脐周为多见，是由肠粘连、肠壁与肠系膜增厚、肠系膜淋巴结肿大、内瘘或局部脓肿形成所致。

（4）瘘管形成：是克罗恩病的临床特征之一。由透壁性炎性病变穿透肠壁全层至肠外组织或器官，形成瘘管。内瘘可通向其他肠段、肠系膜、膀胱、输尿管、阴道腹膜后等处，外瘘则通向腹壁或肛周皮肤。

（5）肛门直肠周围病变：少数患者有肛门、直肠周围瘘管、脓肿形成，肛裂等病变。

2. 全身表现

（1）发热：发热系由于肠道炎症活动或继发感染引起，常为间歇性低热或中等度发热，少数呈弛张热，可伴毒血症。

（2）营养障碍：因食欲减退、慢性腹泻及慢性消耗疾病所致消瘦、贫血、低蛋白血症、维生素缺乏、缺钙、骨质疏松等症。

（3）急性发作期有水、电解质、酸碱平衡紊乱。

3. 肠外表现

部分患者有虹膜睫状体炎、葡萄膜炎、杵状指、关节炎、结节性红斑坏疽性脓皮病、口腔黏膜溃疡、慢性肝炎、小胆管周围炎、硬化性胆管炎等，偶见淀粉样变性或血栓栓塞性疾病。

（二）辅助检查

血液检查可见白细胞计数增高，红细胞计数及血红蛋白水平降低，与失血、骨髓抑制及铁、叶酸和维生素 B_{12} 等吸收减少有关；血细胞比容下降，红细胞沉降率增快；黏蛋白水平升高，白蛋白水平降低；血清钾、钠、钙、镁等浓度可下降。粪便检查可见红细胞和白细胞，隐血试验呈阳性。

肠吸收功能试验：因小肠病变行广泛肠切除或伴有吸收不良者，可行肠吸收功能试验进一步了解小肠功能。结肠镜检查是诊断克罗恩病最敏感的方法，主要风险为肠穿孔和出血。钡剂灌肠检查：钡影呈跳跃征象，用于不宜做结肠镜检查者。X 线小肠造影：通过观察小肠的病变，确定肠腔狭窄部位。CT 检查可同时观察整个肠道及其周围组织的病变，对于腹腔脓肿等并发症有重要的诊断价值。

二、鉴别诊断

1. 小肠及回盲部疾病

（1）急性阑尾炎：一般腹泻少见，右下腹痛比较严重，压痛及肌紧张更明显；发病急、病程短，有发热，血白细胞计数增加。但有些病例仍难准确地鉴别。当可疑急性阑尾炎，病情重且持续时应剖腹探查,以免阑尾坏死或穿孔造成更严重后果。腹部 CT 检查有助于两者的鉴别。

(2) 肠结核:与本病不易鉴别,X 线片表现也很相似。在其他部位如肺部或生殖系统有结核病灶者,多为肠结核。结肠镜检查及活检有助鉴别;如仍不能鉴别,可试用抗结核治疗。如疗效不显著,常需开腹探查,经病理检查才能诊断。病理检查中,结核病可发现干酪性肉芽肿,而克罗恩病则为非干酪性肉芽肿。

(3) 小肠淋巴瘤:患者有腹泻、腹痛、发热表现,体重下降,疲劳感更为明显,更易发生肠梗阻;症状多为持续性,恶化较快。与克罗恩病患者比较,小肠淋巴瘤患者的腹部肿块边界较清楚、较硬,一般无压痛;可有浅表淋巴结和肺门淋巴结肿大以及肝、脾明显肿大。X 线片及小肠镜检查可发现小肠淋巴瘤患者的肠腔内有肿物及溃疡,小肠活检有助于诊断。

(4) 十二指肠壶腹后溃疡:十二指肠克罗恩病常与消化性溃疡的症状和 X 线片表现相似。但克罗恩病的疼痛不如十二指肠溃疡有规律。纤维内镜检查及活检有助于诊断。制酸剂治疗对消化性溃疡有效,而对克罗恩病则无效。

(5) 非肉芽肿性溃疡性空肠回肠炎:腹痛和腹泻是此病的突出表现;体重下降、吸收不良和低蛋白血症更为明显。小肠活检显示病变为弥漫性、绒毛变平和增厚、基底膜炎症浸润、黏膜溃疡。

2. 结肠疾病

(1) 溃疡性结肠炎。

(2) 缺血性结肠炎:为血管供血障碍所致,多见于老年人;起病较急骤,多先有腹痛,继之腹泻、便血;病程为急性过程。结肠镜及钡灌肠造影有助于诊断。

(3) 结直肠结核:较回盲部少见。其特点见回肠、小肠结核。

(4) 阿米巴肠炎:寻找阿米巴原虫有助于诊断,但慢性阿米巴肠炎难以找到阿米巴原虫。据报道,血凝试验是诊断阿米巴肠炎的有效方法。

(5) 结肠淋巴瘤:参见小肠淋巴瘤。通过结肠镜及其活检一般可明确诊断。

(6) 放射性结肠炎:与放射部位相一致,病变程度与放射量有关。

三、治疗原则

本病尚无特殊治疗方法。无并发症时,支持疗法和对症治疗十分重要,可缓解有关症状。活动期宜卧床休息,高营养、低渣饮食。严重病例宜暂禁食,纠正水、电解质、酸碱平衡紊乱,采用肠内或肠外营养支持;贫血者可补充维生素 B_{12}、叶酸或输血;低蛋白血症者可输白蛋白或血浆。水杨酸偶氮磺胺吡啶、肾上腺皮质激素或 6 - 巯基嘌呤等药控制活动期症状有效;解痉、止痛、止泻和控制继发感染等也有助于症状缓解;补充多种维生素、矿物质可促进体内酶类和蛋白质的合成,同时具有保护细胞膜作用。

1. 药物治疗

(1) 水杨酸类:柳氮磺胺吡啶和 5 - 氨基水杨酸(5 - ASA)适用于慢性期和轻、中度活动期患者。一般认为柳氮磺吡啶(SASP)不能预防克罗恩病复发。对不能耐受 SASP 或过敏者可改用 5 - ASA。对直肠和乙状、降结肠病变可采用 SASP 或 5 - ASA 制剂灌肠，经肛门用药。严重肝或肾疾病患者、婴幼儿、出血性体质以及对水杨酸制剂过敏者，不宜应用 SASP 及 5 - ASA 制剂。

（2）肾上腺皮质激素：常用于中、重症或暴发型患者，对不能耐受口服者，可静滴氢化可的松或甲泼尼龙或促肾上腺皮质激素，14 天后改口服泼尼松维持。通常在急性发作控制后尽快停用，也可采用隔日口服泼尼松或合用 SASP 或 5 - ASA 作为维持治疗。对直肠、乙结肠、降结肠病变可采用药物保留灌肠，如氢化可的松琥珀酸盐、0.5% 普鲁卡因加生理盐水缓慢直肠滴入；也可与 SASP、5 - ASA 或锡类散等药物合并使用；妊娠期也可应用。

（3）其他药物：对肾上腺皮质激素或磺胺药治疗无效者，可改用或加用硫唑嘌呤、6 - 巯嘌呤(6MP)、环孢素、FK506 等其他免疫抑制剂，也可合用左旋咪唑、干扰素、转移因子、卡介苗及免疫球蛋白等免疫增强剂。此外，甲硝唑（灭滴灵）、广谱抗生素和单克隆抗体等也可应用。

2. 外科手术

手术治疗用于完全性肠梗阻、肠瘘与脓肿形成、急性穿孔或不能控制的大出血，以及难以排除癌肿的患者。对肠梗阻要区分炎症活动引起的功能性痉挛和纤维狭窄引起的机械梗阻。前者经禁食、积极内科治疗多可缓解而不需手术，对没有合并脓肿形成的瘘管，积极内科保守治疗有时亦可闭合，合并脓肿形成或内科治疗失败的瘘管才是手术的指征。手术方式主要是病变肠段的切除，手术切除包括病变及距离病变远、近侧 10 cm 的肠段及其系膜和淋巴结。如局部粘连严重或脓肿形成不能切除者，可做短路或旷置术，根据情况再做二期病变肠管切除术。如为腹腔内脓肿则切开引流。对多处病变的病例，只切除有并发症的病变肠管，避免因过度切除发生短肠综合征。因误诊阑尾炎等而在手术中发现为此病时，如无肠梗阻、穿孔等并发症，不必做肠切除术。

四、随访及预后

本病手术治疗后多在肠吻合口附近复发。推荐的预防性用药在术后 2 周开始，持续时间不少于 3 年。术后复发率高，应随访。本病的常见并发症为肠梗阻，偶见腹腔内脓肿、吸收不良综合征、急性穿孔大量便血，罕见中毒性结肠扩张。

第二节　肠　梗　阻

肠梗阻是肠腔的物理性或机能性阻塞，发病部位主要为小肠。小肠肠腔发生机械阻塞或小肠正常生理位置发生不可逆变化（肠套叠、嵌闭和扭转等）时会发生肠梗阻。小肠梗阻不仅使肠腔机械性不通，而且严重时会伴随局部血液循环严重障碍，致使患者出现剧烈腹痛、呕吐或休克等变化。本病病程发展迅速,预后差,如治疗不及时病死率高。

一、病因

1. 机械性肠梗阻

(1)肠外原因:粘连与粘连带压迫。粘连可引起肠折叠扭转而造成梗阻。先天性粘连带较多见于小儿;腹部手术或腹内炎症产生的粘连是成人肠梗阻最常见的原因,但少数病例可无腹部手术及炎症史;嵌顿性外疝或内疝;肠扭转常由于粘连所致;肠外肿瘤或腹块压迫。

(2)肠管本身的原因:先天性狭窄和闭孔畸形;炎症、肿瘤、吻合手术及其他因素所致的狭窄。例如:炎症性肠病、肠结核、放射性损伤、肠肿瘤(尤其是结肠瘤)、肠吻合等;肠套叠在成人较少见,多因息肉或其他肠管病变。

(3)肠腔内原因:由于成团蛔虫异物或粪块等引起肠梗阻已不常见。巨大胆石通过胆囊或胆总管十二指肠瘘管进入肠腔,产生胆石性肠梗阻的病例时有报道。

2. 动力性肠梗阻

(1)麻痹性:腹部大手术后腹膜炎、腹部外伤、腹膜后出血、某些药物肺炎、脓胸脓毒血症、低钾血症,或其他全身性代谢紊乱均可并发麻痹性肠梗阻。

(2)痉挛性:肠道炎症及神经系统功能紊乱均可引起肠管暂时性痉挛所致血管性肠梗阻、肠系膜动脉栓塞或血栓形成、肠系膜静脉血栓形成为主要病因。各种病因引起肠梗阻的概率随年代、地区、民族医疗卫生条件等不同而有所不同。例如:既往嵌顿疝所致的机械性肠梗阻的发生率最高,但随着医疗水平的提高,预防性疝修补术得到普及,现已明显减少,而粘连所致的肠梗阻的发生率明显上升。

二、诊断要点

1. 临床症状

(1)腹痛:单纯性机械性肠梗阻一般为阵发性剧烈绞痛。

(2)呕吐:在梗阻后即可发生,然后进入一段静止期,再发呕吐时间视梗阻部位而定。

(3)腹胀:一般在梗阻发生一段时间以后开始出现。

(4)排便、排气停止:在完全性梗阻发生后,排便、排气即停止。

(5)休克:早期单纯性肠梗阻患者,全身情况无明显变化,后可出现脉搏细速、血压下降、面色苍白、眼球凹陷、皮肤弹性减退、四肢发凉等征象。

2. 体格检查

腹部体征应注意是否有手术瘢痕,肥胖患者尤其应注意腹股沟疝及股疝,因为皮下脂肪过多容易忽略。膨胀的肠管有压痛、绞痛时伴有肠型或蠕动波。若局部压痛伴腹肌紧张及反跳痛,为绞窄性肠梗阻的体征。听诊时应注意肠鸣音音调的变化,绞痛时伴有气过水声,肠管高度扩张,可闻及"丁丁"(tinkling)的金属音(高调)。单纯性肠梗阻失水不重时,患者心率正常。心率加快是低血容量与严重失水的表现。绞窄性肠梗阻由于毒素的吸收,患者心率加快更为明显。肠梗阻患者体温正常或略有升高,体温升高是肠管绞窄或肠管坏死的征象。

3. 辅助检查

血常规及生化指标在单纯性肠梗阻早期无明显改变。随病情发展可出现白细胞计数升高、中性粒细胞比例升高(多见于绞窄性肠梗阻),缺水时血红蛋白值、血细胞比容升高。水、电解质钾和酸碱失衡,血液浓缩,尿常规可见尿比重增高。肠血运障碍时,呕吐物及粪便可含大量红细胞或潜血阳性。小肠梗阻时,站立位 X 线片显示小肠"阶梯样"液平,平卧位时见积气肠管进入盆腔;肠套叠时,空气灌肠可见肠套叠处呈"杯口"状改变;麻痹性肠梗阻时,X 线片可见小肠、结肠均胀气明显;绞窄性肠梗阻时,X 线片可见孤立性肠襻。

三、鉴别诊断

(1) 机械性梗阻与麻痹性梗阻:前者多须手术,后者常不必手术,故鉴别十分重要。① 机械性肠梗阻的主要诊断依据:阵发性腹痛,伴有肠鸣音亢进,腹部透视见扩大的肠腔内有液平面。② 麻痹性肠梗阻的主要诊断依据:持续性腹胀痛、肠鸣音消失,多有原发病因存在;X 线片检查见全部小肠和结肠都均匀胀气。但要注意以下两种情况:一种是机械性梗阻没有经过合理处理,梗阻上段的肠管肌肉过度扩张,终至麻痹,因而临床表现为腹痛渐渐减轻,腹胀则有增加,肠鸣音减弱或消失;另一种是梗阻上段肠管坏死穿孔,阵发性的腹痛可能因此减轻,其形成的腹膜炎也会引起继发性肠麻痹,掩盖了原先的机械性肠梗阻。③ 继发于机械性肠梗阻的肠麻痹和原发的麻痹性肠梗阻的鉴别:主要靠详细询问病史,如果患者发病之初有阵发性腹绞痛,并自觉腹内有很响的肠鸣音,以后腹痛转为持续性胀痛、腹内响声随之消失,就可诊断为继发于机械性肠梗阻的肠麻痹。

(2) 单纯性梗阻与绞窄性梗阻:两者鉴别的重要性在于,绞窄性肠梗阻预后严重,必须手术治疗;而单纯性肠梗阻则可先用非手术治疗。有下列临床表现者应怀疑为绞窄性肠梗阻:① 腹痛剧烈,发作急骤,在阵发性疼痛间歇期仍有持续性腹痛;② 病程早期即出现休克,并逐渐加重,或经抗休克治疗后改善不显著;③ 腹膜刺激征明显,体温、脉搏和白细胞计数有升高趋势;④ 呕吐或自肛门排出血性液体,或腹腔穿刺吸出血性液体;⑤ 腹胀不对称,腹部可触及压痛的肠襻。通常根据上述特点,绞窄性肠梗阻与单纯性肠梗阻的鉴别没有多大困难,但有时也有肠绞窄因临床表现不突出而未能及时手术,造成肠坏死、腹膜炎者,此种情况最常见于粘连索带引起的肠壁坏死,以及仅有肠壁部分绞窄的 Richter 疝。因此,单纯性肠梗阻经短时间非手术治疗后腹痛仍不减轻者,应考虑施行剖腹探查术。

(3) 小肠梗阻与结肠梗阻:因为结肠梗阻可能为闭襻性,治疗上胃肠减压效果多不满意,需尽早手术,故鉴别甚为重要。高位小肠梗阻者呕吐出现较早而频繁,水、电解质与酸碱平衡失调严重,腹胀不明显;低位小肠梗阻者呕吐出现晚,一次呕吐量大,常有粪臭味,腹胀明显。结肠梗阻的特点是腹痛常不显著,腹胀较早出现并位于腹周围,呕吐发生很迟,X线片检查结肠内胀气明显,且在梗阻处突然中止,钡剂灌肠可见梗阻部位。

（4）部分性肠梗阻与完全性肠梗阻：部分性梗阻者病情发展较慢,有排便、排气;完全性梗阻者病情发展快而重,多无排便、排气。

四、治疗原则

肠梗阻的治疗方法取决于梗阻的原因、性质、部位、病情和患者的全身情况。但不论采取何种治疗方法,纠正肠梗阻所引起的脱水、电解质丢失和酸碱平衡失调,做胃肠减压以改善梗阻部位以上肠段的血液循环以及控制感染等皆属必要。

（1）纠正脱水、电解质丢失和酸碱平衡失调：脱水与电解质的丢失与病情和疾病类别有关。

（2）胃肠减压：通过胃肠插管减压可引出吞入的气体和滞留的液体,解除肠膨胀,避免吸入性肺炎,减轻呕吐,改善由于腹胀引起的循环和呼吸窘迫症状,在一定程度上能改善梗阻以上肠管的瘀血、水肿和血液循环。少数轻型单纯性肠梗阻经有效的减压后,肠腔可恢复通畅。胃肠减压可减少手术操作困难,增加手术的安全性。

（3）控制感染和毒血症：肠梗阻时间过长或发生绞窄时,肠壁和腹膜常有多种细菌感染（如大肠杆菌、梭形芽孢杆菌、链球菌等）,积极地采用以抗革兰氏阴性杆菌为重点的广谱抗生素静脉滴注治疗十分重要。

（4）解除梗阻、恢复肠道功能：对一般单纯性机械性肠梗阻,尤其是早期不完全性肠梗阻,如由蛔虫、粪块堵塞或炎症粘连所致的肠梗阻等,可采取非手术治疗;早期肠套叠、肠扭转引起的肠梗阻亦可在严密的观察下先行非手术治疗;动力性肠梗阻除非伴有外科情况,不需手术治疗。

（5）外科手术：① 松解粘连或嵌顿性疝整复扭转或套叠的肠管等以消除梗阻的局部原因;② 切除坏死或有肿瘤的肠段引流脓肿等,以清除局部病变;③ 肠造瘘术可解除梗阻近端的肠段梗阻,短路手术（梗阻部位近、远端肠道吻合术）可绕过病变肠段恢复肠道的通畅。

五、随访及预后

积极手术干预是改善肠梗阻患者预后的关键。肠梗阻的并发症主要有肠坏死、体液和电解质丢失、感染和毒血症;绞窄性肠梗阻往往还伴有肠壁腹腔和肠腔内渗血,绞窄的肠襻越长失血量越大亦是导致肠梗阻患者死亡的原因之一。

第三节 肠系膜血管缺血性疾病

肠系膜血管缺血性疾病是由各种原因引起肠道急性或慢性血流灌注不足、回流受阻所致的肠壁缺血坏死和肠管运动功能障碍的一种综合征。凡全身血液循环动力异常、肠系膜血管病变以及其他全身或局部疾病引起的肠壁缺血,均可引发本病。此病可累及全消化道,但以左半结肠较为常见,尤以结肠脾曲多见。这是由于结肠脾曲是由肠系膜上、下动脉末梢吻合部供血,对抗缺血的能力最弱,易发生供血不足。这类疾病已不少见,其中发生于肠系膜动脉,特别肠系膜上动脉者多于肠系膜静脉。因肠系膜血管急性血循环障碍而导致肠管缺血坏死,临床上表现为血运性肠梗阻,可分为急性肠系膜缺血、慢性肠系膜缺血及结肠缺血。

一、诊断要点

1. 临床症状和体格检查

根据肠系膜血管阻塞的性质、部位、范围和发生的缓急,临床表现各有差别。一般阻塞发生过程越急、范围越广,表现越严重。动脉阻塞的症状又较静脉阻塞急而严重。一般发病急骤,早期表现为突然发生剧烈的腹部绞痛,恶心、呕吐频繁,腹泻,腹部平坦、柔软,可有轻度压痛,肠鸣音活跃或正常。其特点是严重的症状与轻微的体征不相称,全身改变也不明显,但如血管闭塞范围广泛,也可较早出现休克。随着肠坏死和腹膜炎的发展,腹胀渐趋明显,肠鸣音消失,出现腹部压痛、腹肌紧张等腹膜刺激征。呕出暗红色血性液体或出现血便,腹腔穿刺抽出液也为血性。血常规检查多表现血液浓缩,白细胞计数在病程早期便可明显升高,常达 $20 \times 10^9/L$ 以上。肠系膜上动脉血栓形成的患者,常先有慢性肠系膜上动脉缺血的征象,表现为饱餐后腹痛,以致患者不敢进食、日渐消瘦,并伴有慢性腹泻等肠道吸收不良的症状。当血栓形成突然引起急性完全性血管阻塞时,则表现与肠系膜上动脉栓塞相似。肠系膜上静脉血栓形成的症状发展较慢,多有腹部不适、便秘或腹泻等前驱症状。数日至数周后可突然剧烈腹痛、持续性呕吐,但呕血和便血更为多见,腹胀和腹部压痛,肠鸣音减少。

2. 辅助检查

(1) 血清学检查:多数患者外周血白细胞增多,达 $(10 \sim 30) \times 10^9/L$;红细胞沉降率增快 $(20 \sim 100 \text{ mm/L})$;可出现血清转氨酶、肌酸激酶、乳酸脱氢酶、碱性磷酸酶水平增高,腹水淀粉酶水平增高及代谢性酸中毒。代谢性酸中毒以及血清乳酸水平升高可用来判定存在肠坏死,但这些常是疾病晚期的表现。

(2) 腹部彩色多普勒超声检查:可见缺血肠段的血流明显少于正常,有助于确定缺血范围,可发现肠系膜静脉血栓。

(3) CT 检查:对于怀疑有肠系膜静脉血栓形成的病例,应选用 CT 检查。CT 检查可以使绝大多数患者获得诊断,但对于早期门静脉内小的血栓的诊断准确性较低。CT 可见肠系膜上静脉增宽,其中可见低密度信号,强化阶段可见周边强化,呈"牛眼征"。

(4) 选择性肠系膜血管造影:可见位于大静脉内的血栓,或肠系上膜静脉显影延迟。

(5) 磁共振成像:对诊断肠系膜上静脉血栓形成具有较高的敏感性和特异性。

(6) 诊断性腹腔穿刺:肠系膜静脉血栓形成的患者可以有浆液血性腹水,此时诊断性腹腔穿刺可能会对诊断有所帮助。

（7）内镜超声检查：可以发现肠系膜静脉血栓形成，但由于在检查中造成肠管扩张，最好用于无急性症状的患者。

（8）X线片检查：腹部平片多数早期可见局限性痉挛，随后见肠腔集气、病变肠段结肠袋消失，但无特征性；部分患者可见类似小肠 Kerckring 皱襞样的横嵴，后者为本病的特征性 X 线片征象之一。

二、鉴别诊断

肠系膜静脉血栓形成的患者可以有浆液血性腹水，这时诊断性腹腔穿刺可能会对诊断有所帮助。腹腔镜检查中的气腹操作可能增加腹腔内压，减少肠系膜血流量，应避免使用。由于结肠和十二指肠很少被累及，故纤维结肠镜和胃十二指肠镜检查的价值有限。内镜超声检查可以发现肠系膜静脉血栓形成，但由于在检查中造成肠管扩张，最好用于无急性症状的患者。对于肠系膜上静脉血栓形成的病例，CT 血管造影（CTA）是较好的检查方法，不仅可以显示肠系膜血管并确定受累肠管的范围，还可以排除其他导致腹痛的疾病。肠系膜血管造影则应在怀疑有血栓形成倾向的患者使用，这种情况下血栓往往位于肠系膜静脉系统中较小的血管中。

三、治疗原则

1. 手术治疗

肠系膜静脉血栓的治疗包括抗凝治疗和抗凝复合手术治疗两种。对急性或亚急性肠系膜缺血患者，一经诊断即应马上给予肝素治疗。肠系膜上静脉血栓形成的患者并不都需要手术探查，但有明确腹膜炎体征的患者须紧急手术。在术中如果肠系膜静脉血栓形成的诊断得以确立，即应开始抗凝治疗。由于缺血区肠管和正常肠管之间缺乏明确的界限，一味强调获得正常的肠管断端进行吻合可能导致切除过多有生机的肠管。故对该病实施肠切除的态度应当更加谨慎，以尽可能保存有生机的肠管为原则。

为避免切除过多可能存在生机的肠管，最好采取 24 h 后二次探查的方法。二次探查对于受累肠管广泛且存在一定肠系膜血流的患者尤其适用。在某些情况下，也可选择实施保守的肠切除后不进行肠管一期吻合，而将断端拖出腹壁造口的方法，将造口作为观察肠管生机的窗口，可以使一些条件较差的患者免于二次探查。

少数情况下，如果血栓形成时间较短且局限于肠系膜上静脉，可以进行取栓术。范围更为广泛的血栓不宜实施取栓术。

动脉痉挛是一种常见情况，通过联合应用动脉内罂粟碱输注、抗凝以及二次探查的方法，可以避免切除有可能恢复生机的缺血肠管。

2. 药物治疗

如果没有出现肠坏死，肠系膜静脉血栓形成可以不采取手术，而给予药物治疗。不过目前还没有指标能够准确地预示患者肠坏死的危险。对于没有腹膜炎或穿孔的患者不需要静脉抗生素治疗,但是在患病早期立即给予肝素抗凝治疗可以明显提高患者的存活率,降低复发率,即使在手术中应用也在所不惜。全身肝素治疗开始时可给予肝素 5 000 U 静脉注射,随后持续输注,保持活化部分凝血活酶时间为正常的 2 倍以上。即使存在消化道出血的情况,如果出现肠坏死的风险大于消化道出血的风险,也可以给予抗凝治疗。

3. 其他治疗

其他支持治疗手段包括胃吸引、液体复苏和禁食。在明确肠管无进一步缺血后可口服抗凝药物,尽管可能出现食管静脉曲张和出血,但长期抗凝治疗的好处仍然超过出血的风险。对没有新的血栓形成的患者,抗凝治疗的时间应维持 6 个月至 1 年。

将导管置入门静脉,注入尿激酶或组织纤维蛋白溶酶激活物进行直接溶栓的方法只有少量尝试性报道。由于有较高的出血风险,且患者就诊较晚,溶栓治疗成功率低,使该方法只能在少数病例取得成功。如果血栓位于较大的血管,预后较差,实施直接溶栓的预期效益超过出血的风险,可以考虑进行插管直接溶栓。

四、随访及预后

肠系膜血管栓塞起病急、预后差,术后肠系膜血管仍有栓塞的危险。术后血管再次栓塞是术后高病死率的原因之一。

第四节　短肠综合征

短肠综合征(short bowel syndrome)是指广泛小肠切除(包括部分结肠切除)术后,残留的功能性肠管不能维持患者营养需要的吸收不良综合征。临床以严重腹泻、体重减轻、进行性营养不良和水、电解质代谢紊乱为特征,影响机体发育,致死率较高。目前主要采用营养支持和小肠移植的治疗方法,但疗效不肯定,患者生存质量仍取决于剩余的小肠长度及其功能状态。

导致成人短肠综合征有多种不同原因,主要是由于肠系膜血管栓塞或血栓形成以及急性肠扭转导致大范围小肠切除(≥75%)。导致肠系膜血管栓塞或血栓形成的因素有:高龄、长期存在充血性心力衰竭动脉粥样硬化及心脏瓣膜疾病、长期利尿剂的应用、高凝状态口服避孕药。病态性肥胖患者空回肠短路手术也可发生短肠综合征症状。短肠综合征的较少见原因有:腹部损伤、肠道原发或继发性肿瘤放射性肠病变。极少见情况有:医疗失误,在消化性溃疡治疗中将胃与回肠吻合,产生与广泛小肠切除相似的临床症状。

一、诊断要点

临床症状与体格检查
(1)急性期:一般表现术后 1～3 个月因大量腹泻导致液体和电解质丢失、酸碱平衡紊乱,严重者危及生命;2~3周达高峰,每天从大便中丢失液体2.5~5 L,除腹泻外尚有乏力、少尿及脱水、电解质缺乏、酸碱平衡紊乱、低钙、低镁、抽搐等表现。

(2)适应期:为一初步经口摄取并逐步增加摄入量的适应阶段,常延续数月至1年。该期腹泻明显减轻,水及电解质失衡有所缓解,最突出的临床表现为营养不良、消瘦,严重者出现低蛋白血症和水肿,也可因维生素和矿物质缺乏而出现夜盲症、周围神经炎凝血障碍性出血倾向贫血及骨软化等。

(3)稳定期:一般经过术后1年左右时间才呈现稳定状态。由于残留的肠管已能最大限度地代偿,病情逐渐稳定,可维持相对正常的家庭生活,但仍可能有脂溶性维生素钙和其他微量元素缺乏的表现。回肠切除过多患者可出现维生素 B_{12} 缺乏症。部分患者不可能达到完全经口营养的阶段,需借助于家庭胃肠外营养。临床特点:① 腹泻;② 胃液高分泌状态及消化性溃疡;③ 营养障碍;④ 肠道高草酸和肾结石;⑤ 细菌过度生长。

二、治疗原则

短肠综合征的治疗根据其临床分期的不同采用不同的治疗策略:急性期以肠外营养维持水电解质平衡为主;适应期为肠外营养与逐步增加肠内营养相结合的治疗;稳定期使患者逐步过渡到肠内营养为主。

(一) 非手术治疗

1. 急性期

(1)维持机体的水、电解质和酸碱平衡及营养。

(2)防治感染:选择抗厌氧菌和需氧菌的抗生素。患者持续发热应及时行B超或CT检查,以早期发现腹部脓肿并有效处理。

(3)控制腹泻:禁食及胃肠外营养可抑制胃肠道蠕动和分泌,延缓胃肠道的排空,减轻腹泻的程度;腹泻难以控制者可应用生长抑素和合成类似物皮下注射。

2. 适应期

残存肠管开始出现代偿变化,腹泻次数趋于减少。在保证营养摄入足够的前提下,逐步用肠腔内营养代替静脉营养,以预防小肠黏膜刷状缘的酶活性降低;应早日恢复经口进食。此期,还应注意补充脂溶性维生素、维生素 B_{12}、钙、镁、铁、矿物质药物制剂。

同时,亦应特别注意肠外营养所致的并发症,如脓毒血症、肝病、小肠细菌过度增殖等。

3. 稳定期

此期残存小肠功能已得到最大代偿,通常能耐受口服饮食,不需限制脂肪及将液体与固体分开,但仍有30%的患者在该期出现吸收不良现象,需定期测定血浆维生素、矿物质、微量元素浓度,并予补充调节治疗。如经过非手术治疗仍不能奏效的短肠综合征患者,则需考虑手术治疗。

(二) 手术治疗

手术治疗的目的是通过增加肠吸收面积或减慢肠运输时间(延缓食糜排空),增加小肠的吸收能力。

1. 减慢肠运输的手术方式

（1）小肠肠段倒置术：将一段小肠倒置吻合使倒置的肠管呈逆蠕动,能减慢肠运输和改变肌电活动,有利于营养物质的吸收。

（2）结肠间置术：利用结肠蠕动缓慢且肠段蠕动冲击少见的特点,将结肠间置于空肠或回肠间,延长肠运输时间。

（3）小肠瓣或括约肌再造术：广泛切除小肠同时又切除了回盲部的患者预后极差,本术式主要为此类病例所设计。

2. 增加肠表面面积的手术方式

小肠缩窄延长术：将一段小肠,沿长轴切开一分为二,并注意将肠系膜血管分开,以保持各自的血供,分别缝合成为两个细的肠管,其直径为原肠管的一半长度。该手术方式适合肠段扩张的患者(特别是儿童),但有潜在的并发症,如吻合处多发粘连及狭窄。

3. 小肠移植

小肠移植是治疗短肠综合征最理想和最有效的方法,适用于需要永久依赖全肠外营养的患者。但由于小肠移植有较高的病死率和排斥反应等并发症,尚不能在临床广泛开展。

三、随访及预后

小肠广泛切除术后患者的预后,除与剩余小肠的长度、结肠保留的情况、是否存在回盲瓣及术后处理是否得当有直接关系外,还与病因及患者手术时的全身情况有关。1956年 Pietz 提出残存小肠长度在 60 cm 以上者尚能存活,而少于 60 cm 者很少能存活的观点。王成恩报道了 2 例残存小肠长度在 50 cm 以内的病例,1 例死亡,1 例存活;而残存小肠长度在 60 cm 以上者都存活。作者认为残存小肠长度在 60 cm 以上者大多能存活,完全胃肠外营养使那些残存极少量小肠的患者的预后有了显著改善;完全或接近完全小肠切除后的患者,仍能依靠长期胃肠外营养存活数年。随着小肠移植技术的日趋完善,移植的并发症包括移植免疫反应、多源性感染和供肠功能的恢复等问题逐步得到解决,无疑将给严重的短肠综合征患者带来长期存活的希望。

第五节　肠　　瘘

肠瘘(intestinal fistula)是指肠管之间、肠管与其他脏器或者体外出现病理性通道,造成肠内容物流出肠腔,引起感染、体液丢失、营养不良和器官功能障碍等一系列病理生理改变。肠瘘可分为内瘘(internal fistula)和外瘘(external fistula)两类。肠内容物不流出腹壁,如小肠间内瘘、小肠结肠瘘、小肠胆囊瘘、小肠膀胱瘘等。肠管与体外相通则称肠外瘘。临床上,根据瘘口所在部位、经瘘口流出的肠液量、肠道瘘口的数目、肠道是否存在连续性以及引起肠瘘的病变性质等,将肠瘘分为高位瘘与低位瘘、高流量瘘与低流量瘘、单个瘘与多发瘘、端瘘与侧瘘以及良性瘘与恶性瘘等。

一、诊断要点

1. 临床症状

肠瘘的临床表现比较复杂,其病情轻重受多种因素的影响,包括肠瘘的类型、原因、患者身体状况以及肠瘘发生的不同阶段等。肠间内瘘可无明显症状和生理紊乱。肠外瘘早期一般表现为局限性或弥漫性腹膜炎症状,患者可出现发热、腹胀、腹痛、局部腹壁压痛及反跳痛等。手术后患者的症状有时与原有疾病的症状、体征难以区别,临床医师对患者诉腹胀、没有排气排便缺乏足够的重视,而将此归结为术后肠蠕动差、肠粘连等,往往失去了对肠瘘的早期诊断。在瘘管形成、肠液溢出体外以后,则主要表现为瘘口形成与肠内容物漏出、感染、营养不良、水电解质和酸碱平衡紊乱以及多器官功能障碍等。

(1)瘘口形成与肠内容物漏出:肠外瘘的特征性表现是在腹壁可出现一个或多个瘘口,有肠液、胆汁、气体、粪便或食物流出。唇状瘘可在创面观察到外翻的肠黏膜,甚至破裂的肠管。瘘口周围的皮肤红肿、糜烂。由于消化液的作用,可出现大片皮肤或腹壁缺损。十二指肠瘘和高位空肠瘘流出量可很大,每天达 4 000～5 000 ml,含有大量胆汁和胰液,经口进食的食物很快以原形从瘘口排出。低位小肠瘘流出量仍较多,肠液较稠,主要为部分消化的食糜。结肠瘘一般流出量少,呈半成形的粪便,瘘口周围皮肤腐蚀较轻。肠间内瘘可表现为不同程度的腹泻,应用止泻剂无效。肠道与输尿管、膀胱或者子宫发生的瘘,则可出现肠内容物随尿液或者从阴道排出,或者尿液随大便排出。感染是肠瘘发生和发展的重要因素,也是主要临床表现之一。腹腔感染,特别是腹腔脓肿可引起肠瘘。肠瘘发生初期,肠液漏出会引起不同程度的腹腔感染、腹腔脓肿,如病情进一步发展还可出现弥漫性腹膜炎、脓毒血症等临床表现。

(2)营养不良:由于肠内容物特别是消化液的漏出,造成消化吸收障碍,加上感染、进食减少以及原发病的影响,肠瘘患者大多出现不同程度的营养不良,可有低蛋白血症、水肿、消瘦等相应的临床表现。水电解质和酸碱平衡紊乱依肠瘘的位置类型、流量不同,有程度不等的内稳态失衡,表现可以多样,常见的是低钾、低钠、代谢性酸中毒等。多器官功能障碍肠瘘后期,病情得不到控制,可出现多器官功能障碍,较易出现胃肠道出血、肝脏损害等。此外,肠瘘患者还可能存在一些与瘘发生相关的疾病,如消化道肿瘤、肠粘连、炎性肠病、重症胰腺炎以及多发性创伤等,出现相应的临床表现。

十二指肠瘘发生后,患者常表现为突然出现的持续性腹痛,以右上腹最明显,局部腹壁肌肉紧张、压痛、反跳痛,可伴有高热、脉速、白细胞计数升高。肠瘘一般发生于十二指肠溃疡穿孔、胃切除术后十二指肠残端吻合口瘘、盲襻梗阻、十二指肠憩室以及内镜检查损伤等,症状的严重程度与漏出液的多少有关。瘘孔较小时,漏出物仅是少量的黏液和十二指肠液,症状较轻、愈合较快;若瘘口较大,则有大量的水样胆汁漏出,伤口附近的皮肤很快发生糜烂,大量消化液流失,很快发生水、电解质紊乱,甚至导致患者死亡。空肠回肠内瘘常有腹泻;外瘘则有明显的肠液外溢,瘘口皮肤红肿、糜烂、疼痛,并常有腹腔感染。长期外瘘,肠液丢失量大,则出现不同程度的营养不良。当肠腔与其他脏器,如泌尿系等相通时,常出现相应器官的感染症状。肠瘘的远端常有部分或是完全性梗阻。持久的感染、营养摄入困难,可造成营养不良、体重迅速下降。

2. 辅助检查

根据临床表现、病史及有关检查,肠瘘的诊断多无困难,但是为了实施正确的治疗,对肠瘘的诊断需明确以下重要问题。① 肠瘘的位置与数目:即明确是高位肠瘘还是低位肠瘘,是单个瘘还是多发瘘;② 瘘管的走行情况:如瘘管的形状、长度、有无脓腔存在、是否与其他脏器相通;③ 肠道的通畅情况:是端瘘还是侧瘘,瘘的远端有无梗阻;④ 肠瘘的原因:是良性瘘还是恶性瘘;⑤ 有无腹腔脓肿和其他并发症,以及瘘管的引流情况等;⑥ 患者的营养状态和重要器官功能情况,是否存在水电解质和酸碱平衡紊乱。

为了明确上述情况,对肠瘘的诊断一般需要进行比较全面的检查,包括实验室检查、影像学检查,特别是胃肠和瘘管或窦道造影检查。

(1) 瘘管造影:通过口服染料或者通过插入瘘口的导管或直接用注射器注入瘘管内,行瘘管造影。口服经过稀释的骨炭粉或亚甲蓝后,定时观察瘘口,记录骨炭粉或亚甲蓝排出的量和时间。如有染料经创口排出则瘘诊断明确;根据排出时间可粗略估计瘘的部位;根据排出量可初步估计瘘口大小。瘘管造影有助于明确瘘的部位、大小,瘘管的长短、走行以及脓腔范围,还可了解与肠瘘相关的部分肠襻的情况。

(2) 腹部 X 线片检查:通过腹部立、卧平片检查了解有无肠梗阻,是否存在腹腔占位性病变。B 超可以检查腹腔内有无脓肿及其分布情况,了解有无胸腹水,有无腹腔实质器官的占位病变等,必要时可行 B 超引导下经皮穿刺引流。

(3) 消化道造影检查:包括口服造影剂行全消化道造影和经腹壁瘘口行消化道造影是诊断肠瘘的有效手段。常可明确是否存在肠瘘、肠瘘的部位与数量、瘘口的大小、瘘口与皮肤的距离、瘘口是否伴有脓腔以及瘘口的引流情况,同时还可明确瘘口远、近端肠管是否通畅。如果是唇状瘘,在明确瘘口近端肠管的情况后,还可经瘘口向远端肠管注入造影剂进行检查。对肠瘘患者进行消化道造影检查,应注意造影剂的选择。一般不宜使用钡剂,因为钡剂不能吸收亦难以溶解,而且会造成钡剂存留在腹腔和瘘管内,形成异物,影响肠瘘自愈;钡剂漏入腹腔或胸腔后引起的炎性反应也较剧烈。一般对早期肠外瘘患者多使用 60% 的泛影葡胺。将 60% 的泛影葡胺 60～100 ml 直接口服或经胃管注入,多能清楚显示肠瘘情况。肠腔内和漏入腹腔的泛影葡胺均可很快吸收。不需要将 60% 的泛影葡胺进一步稀释,否则造影的对比度较差,难以明确肠瘘及其伴随的情况。造影时应动态观察胃肠蠕动和造影剂分布的情况,注意造影剂漏出的部位、漏出的量与速度、有无分支岔道和脓腔等。

(4) CT 检查:是临床诊断肠瘘及其并发腹腔和盆腔脓肿的理想方法。特别是通过口服胃肠造影剂进行 CT 检查,不仅可以明确肠道通畅情况和瘘管情况,还可协助进行术前评价,帮助确定手术时机。炎症粘连明显的肠管 CT 检查表现为肠管粘连成团、肠壁增厚和肠腔积液。此时手术,若进行广泛的粘连分离,不但不能完全分离粘连,还会造成肠管更多的继发损伤,产生更多的瘘,使手术彻底失败。

(5)其他检查:对小肠胆囊瘘、小肠膀胱瘘等应进行胆管、泌尿道造影等检查。

二、鉴别诊断

(1)消化道穿孔:可突发剧烈的腹痛,腹部透视可发现膈下游离气体,具有腹膜炎的体征。

(2)肠道炎性疾病:包括细菌性痢疾、溃疡性结肠炎、克罗恩病等,这些疾病可出现腹痛、腹泻、黏液血便,结肠镜检查可资鉴别。

(3)结肠癌:两病的好发年龄相近,偶可同时存在,临床表现部分重叠,都可出现肠梗阻、出血、穿孔及瘘管形成等并发症。钡剂灌肠有助于鉴别,黏膜不规则、肠腔充盈缺损系结肠癌的放射学征象;结肠镜检查及黏膜活检对于结肠癌有诊断意义。

(4)结肠克罗恩病:有腹痛、发热、外周血白细胞计数升高、腹部压痛、腹部包块等表现,瘘管形成是其特征,这些症状、体征与憩室炎相似。内镜和 X 线片检查可发现铺路石样改变的黏膜,较深的溃疡,病灶呈"跳跃"样分布有助于鉴别。内镜下黏膜活检如发现非干酪性肉芽肿则有诊断价值。

(5)溃疡性结肠炎:可表现为发热、腹痛、血便,外周血白细胞计数增多,结肠镜下可见黏膜呈弥漫性炎症、充血、水肿。随着病情发展,可出现糜烂、溃疡、假性息肉,溃疡之间残存黏膜萎缩,晚期有肠腔变窄、结肠袋消失等表现。病检可见杯状细胞减少及隐窝脓肿等改变。

(6)缺血性结肠炎:好发于老年人,可与结肠憩室病同时发生。临床表现多为剧烈腹痛后解黑大便。钡剂灌肠检查见到特征性的拇指纹征象可诊断缺血性结肠炎;结肠镜检有助于诊断本病。

三、治疗原则

1. 控制感染

(1)在瘘的早期,如引流不畅,进行剖腹探查时应用大量生理盐水冲洗腹腔,并做多处引流或扩大瘘口以利引流。

(2)肠瘘或腹腔脓肿部均用双套管 24 h 持续负压引流。

(3)在治疗过程中,严密观察有无新的腹腔脓肿形成,并及时处理。

2. 瘘口处理

(1)早期主要应用双套管作持续负压引流,将漏出的肠液尽量引流至体外。经 1~4 周引流后,可形成完整的瘘管,肠液不再溢出至瘘管以外的腹腔内。再经持续负压引流,如无妨碍瘘口自愈的因素,管状瘘一般在 3~6 周内可自愈。全胃肠道外营养可减少肠液的分泌量,如加用生长抑素则更能减少肠液漏出量,提高管状瘘的自愈率与缩短愈合时间。

（2）感染控制、瘘管形成后,经造影证实无脓腔、远侧肠襻无梗阻时,管状瘘可应用医用黏合剂堵塞瘘管,控制肠液外漏,促进瘘管愈合。

（3）唇状瘘或瘘口大、瘘管短的管状瘘可用硅胶片内堵,起到机械性关闭瘘口的作用,并保持肠道的连续性,控制肠液外漏,恢复肠道功能,达到简化处理与加强肠道营养支持的目的。如远侧肠襻有梗阻则不能用"内堵",仍应进行持续负压引流。

（4）在肠液引流良好的情况下,瘘口不十分大,瘘口周围皮肤无糜烂,可用人工肛门袋,既可保护皮肤,防止皮肤糜烂;又可减少换药次数,方便患者活动。如皮肤有糜烂,每日更换敷料1～2次,一般不需应用油膏保护。如有需要,可涂敷复方氧化锌软膏。

3. 营养支持

（1）瘘管发生后早期或肠道功能未恢复时,可应用全胃肠外营养。如需较长时间应用全胃肠道外营养者,应补给谷氨酰胺。

（2）在瘘口远侧或近侧具有功能的小肠长度超过 150 cm 时,可经鼻胃管（用于低位小肠瘘、结肠瘘等）、空肠造口插管或经瘘口插管（用于十二指肠侧瘘、胃肠吻合口瘘、食管空肠吻合口瘘等）灌注要素饮食。

（3）瘘经"内堵"后,患者可恢复口服饮食。

（4）无论应用何种营养支持方法,均要求有适当的热能与蛋白质供应量,以达到正氮平衡。

4. 手术治疗

（1）手术指征：① 未愈的管状瘘。影响管状瘘愈合的因素有结核、肿瘤、远侧肠襻梗阻、异物存留、瘘口附近有残余脓肿、瘘管瘢痕化或上皮化等。② 唇状瘘：很少能自愈。

（2）手术时机：确定性肠瘘手术应选择在感染已控制、患者全身情况良好时进行,一般在瘘管发生后 3 个月或更长一些时间。由于炎症、感染、营养不良等因素,早期手术的成功率不高。

（3）手术方式：有瘘口局部肠襻楔形切除缝合术、肠段切除吻合术、肠瘘部肠襻旷置术与带血管蒂肠浆肌层片或全层肠片修补术等。其中以肠段切除吻合术最为常用,肠浆肌层片用于修复肠段难以切除的瘘。

（4）手术结束用大量等渗盐水（≥6 000 ml）冲洗腹腔,放置双套管负压引流,预防发生腹腔感染;对行广泛剥离的病例做肠内插管小肠内固定术,避免术后发生粘连性肠梗阻,导致手术失败。

四、随访及预后

肠瘘伴有严重腹腔感染时,患者常有革兰氏阴性杆菌败血症及多器官功能障碍,可并发感染性休克、胃肠道大出血、黄疸、急性呼吸窘迫综合征、神志昏迷等情况,应加强监护、及时治疗。

第十一章
阑尾疾病

第一节 急性阑尾炎

阑尾炎是腹部的常见病、多发病。大多数阑尾炎患者能及时就医,获得良好治疗。但是,有时没有引起足够的重视或处理不当,则会出现一些严重的并发症。到目前为止,急性阑尾炎仍有 0.1%～0.5% 的病死率。阑尾炎可发生在任何年龄人群,以青壮年多见,20～30 岁为发病高峰年龄。

一、病因

细菌感染和阑尾腔阻塞是阑尾炎发病的两个主要因素。阑尾是一条细长的盲管,管腔狭小,易潴留来自肠腔的粪便及细菌。阑尾壁富于神经装置(如肌神经丛等),阑尾根部并有类似括约肌的结构,故受刺激时易于收缩使管腔更为狭窄。阑尾动脉为回结肠动脉的终末分支,是一条终动脉,故刺激发生挛缩或有阻塞时,常招致阑尾的缺血甚至坏死。阑尾炎因细菌感染引起,但无特定的病原菌。通常在阑尾腔内能找到大肠杆菌、肠球菌及链球菌等,但必须在阑尾黏膜发生损害之后,这些细菌才能侵入引起阑尾炎。阑尾腔可因粪石、寄生虫等造成机械性阻塞,也可因各种刺激引起阑尾痉挛,阑尾壁的血液循环障碍造成黏膜损害,有利于细菌感染而导致阑尾炎。急性阑尾炎一般分四种类型:急性单纯性阑尾炎、急性化脓性阑尾炎、坏疽及穿孔性阑尾炎和阑尾周围脓肿。

二、诊断要点

1. 临床症状

(1)腹痛:典型的急性阑尾炎初期有中上腹或脐周疼痛,数小时后腹痛转移并固定于右下腹。当炎症波及浆膜层和壁腹膜时疼痛固定于右下腹,原中上腹或脐周痛即减轻或消失。因此,无典型的转移性右下腹疼痛史并不能除外急性阑尾炎。单纯性阑尾炎常呈阵发性或持续性胀痛和钝痛,持续性剧痛往往提示为化脓性或坏疽性阑尾炎。持续剧痛波及中下腹或两侧下腹,常为阑尾坏疽穿孔的征象。

（2）胃肠道症状：单纯性阑尾炎的胃肠道症状并不突出,在早期可能由于反射性胃痉挛而有恶心、呕吐。盆腔位阑尾炎或阑尾坏疽穿孔可有排便次数增多。

（3）发热：一般只有低热无寒战,化脓性阑尾炎者体温一般亦不超过 38 ℃。高热多见于阑尾坏疽、穿孔或已并发腹膜炎的患者。

（4）皮肤感觉过敏：在早期,尤其在阑尾腔有梗阻时,可出现右下腹皮肤感觉过敏现象,范围相当于第 10～12 胸髓节段神经支配区,位于右髂嵴最高点、右耻骨嵴及脐构成的三角区,也称 Sherren 三角,它并不因阑尾位置不同而改变,如阑尾坏疽穿孔则在此三角区的皮肤感觉过敏现象消失。

2. 体格检查

右下腹麦氏点固定压痛为体格检查最常见的临床体征,可伴反跳痛及肌紧张。其他阳性体征可采用以下试验明确。① 结肠充气试验：患者取仰卧位时,用右手压迫左下腹,再用左手挤压近侧结肠,结肠内气体可传至盲肠和阑尾,引起右下腹疼痛为阳性。② 腰大肌试验：患者取左侧卧位,使右大腿后伸,引起右下腹疼痛者为阳性,提示阑尾位于腰大肌前方、盲肠后位或腹膜后位。③ 闭孔内肌试验：患者取仰卧位,使右髋和右大腿屈曲,然后被动向内旋转,引起右下腹疼痛者为阳性,提示阑尾靠近闭孔内肌。

3. 辅助检查

（1）血常规检查：急性阑尾炎患者白细胞计数增多,一般在 $(10\sim15)\times10^9/L$。随着炎症加重,白细胞计数随之增加,甚至可超过 $20\times10^9/L$。但年老体弱或免疫功能受抑制的患者,白细胞计数不一定增多。在白细胞计数增多的同时,中性粒细胞计数也有增高。二者往往同时出现,但也有仅中性粒细胞计数明显增高,具有同样重要的意义。

（2）尿常规检查：偶有阑尾远端炎症并与输尿管或膀胱相粘连,尿中也可出现少量红、白细胞。

（3）影像学检查：B 超检查可显示盲肠后阑尾炎,因为痉挛的盲肠作为透声窗而使阑尾显示。阑尾急性期 CT 检查有时可见增粗的条状影,可伴周围渗出。病程较长的阑尾炎症可导致阑尾包块形成,CT 下亦可有阳性表现。

三、鉴别诊断

1. 外科疾病

（1）溃疡病穿孔：胃内容物沿升结肠旁沟流至右下腹部,类似转移性右下腹痛。发病突然,腹痛剧烈,可有类似转移性右下腹痛,但上腹也有疼痛和压痛,腹膜刺激征更严重可致板状腹。腹部平片可见膈下游离气体。

（2）急性肠系膜淋巴结炎：儿童多见,先有上呼吸道感染;腹部压痛部位偏内侧,范围不太固定且较广,可随体位变更。

（3）胆道系统感染性疾病：易与高位阑尾炎混淆，但有明显绞痛、高热，甚至黄疸（热、痛、黄），常有反复右上腹痛。

（4）其他：如急性胆囊炎、梅克尔憩室、克罗恩病等。

2. 妇科和泌尿科疾病

（1）宫外孕破裂：腹痛位置低，患者可有贫血表现，甚至出现休克；停经史及阴道不规则流血；妇科检查可发现宫颈举痛、附件肿块、阴道后穹隆穿刺有血。

（2）滤泡或黄体囊肿破裂：临床症状与宫外孕相似，但病情较轻。

（3）卵巢囊肿蒂扭转：明显而剧烈的腹痛，腹部或盆腔检查见压痛性肿块。B 超检查有助于鉴别。

（4）急性输卵管炎和急性盆腔炎：下腹痛逐渐发生，可伴有腰痛，压痛点较低，反跳痛明显，直肠指诊示对称性压痛。常有脓性白带，阴道后穹隆穿刺可获脓液，涂片检查可见革兰氏阴性双球菌。

（5）泌尿外科疾病：右侧输尿管结石，突然发生的右下腹剧烈绞痛。右下腹压痛不明显，肾区叩痛明显。尿常规可见大量红细胞。鉴别可选 B 超和 X 线摄片检查（可见结石阴影）。

3. 内科疾病

右侧肺炎、胸膜炎：可刺激第 10～12 肋间神经，出现反射性右下腹痛。急性胃肠炎时，患者的恶心、呕吐和腹泻等消化道症状较重。

四、治疗原则

1. 非手术治疗

（1）当急性阑尾炎处在早期单纯性炎症阶段时可用抗生素抗感染治疗，一旦炎症吸收消退，阑尾能恢复正常。当急性阑尾炎诊断明确，有手术指征，但因患者周身情况或客观条件不允许时也可先采取非手术治疗，延缓手术。若急性阑尾炎已合并局限性腹膜炎形成炎性肿块，也应采用非手术治疗，使炎性肿块吸收，再考虑择期阑尾切除。

（2）一般治疗：主要为卧床休息、禁食，给予水、电解质和一定热量的静脉输入等。

（3）抗生素应用：阑尾炎绝大多数属混合感染，应用氨苄西林（氨苄青霉素）、头孢霉素与甲硝唑联合治疗，其性价比较好。

（4）止痛药应用：适用于已决定手术的患者，但禁用于一般情况，尤其是体弱者。

（5）对症处理：如镇静、止吐，必要时放置胃减压管等。

2. 手术治疗

原则上，除急性单纯性阑尾炎可以保守治疗后痊愈外，急性阑尾炎都应采用阑尾切除手术治疗。

五、随访及预后

急性阑尾炎不及时手术可导致以下并发症。

（1）腹膜炎：局限性或弥漫性腹膜炎是急性阑尾炎常见的并发症，其发生、发展与阑尾穿孔密切相关。穿孔发生于坏疽性阑尾炎，但也可发生于化脓性阑尾炎的病程晚期。

（2）脓肿形成：是阑尾炎未经及时治疗的后果，在阑尾周围形成的阑尾脓肿最常见，也可在腹腔其他部位形成脓肿，常见部位有盆腔、膈下或肠间隙等处。

（3）内、外瘘形成：阑尾周围脓肿如未及时引流，则可向肠道、膀胱或腹壁突破，形成各种内瘘或外瘘。

（4）化脓性门静脉炎：阑尾静脉内的感染性血栓可沿肠系膜上静脉至门静脉，导致门静脉炎，进而可形成肝脓肿。

第二节　慢性阑尾炎

临床上大致可分为反复发作性阑尾炎和慢性阑尾炎两大类。前者多由于急性阑尾炎发作时病灶未能彻底除去残留感染，病情迁延不愈而致。后者没有急性阑尾炎发作史，症状隐蔽，体征也多不确切。

一、诊断要点

1. 临床表现与体格检查

（1）腹痛：下腹部疼痛，其特点是间断性隐痛或胀痛，时重时轻，部位比较固定。多数患者在饱餐、运动、劳累、受凉和长期站立后诱发腹痛。

（2）胃肠道反应：患者常有轻重不等的消化不良、食欲下降症状；病程较长者可出现消瘦，体重下降；一般无恶心和呕吐，也无腹胀，但老年患者可伴有便秘。

（3）腹部压痛：压痛是唯一的体征，主要位于右下腹部，一般范围较小，位置恒定，重压时才能出现；无肌紧张和反跳痛，一般无腹部包块。

（4）体征：各种特定的压痛点如麦氏点、兰氏点及腰大肌征、罗夫辛征阳性。

2. 辅助检查

慢性阑尾炎患者往往白细胞计数正常。超声检查用以排除最易与慢性阑尾炎相混淆的慢性胆囊炎、慢性肠系膜淋巴结炎、女性的慢性附件炎及慢性泌尿系感染等。下腹部腹腔镜检查可以直接观察阑尾有无炎症，也能分辨与阑尾炎有相似症状的邻近其他疾病，可同时治疗。钡剂灌肠检查不仅可明确压痛点是否位于阑尾处，还在于可排除与慢性阑尾炎相混淆的其他疾病，如溃疡病、慢性结肠炎、盲肠结核或癌肿等。

二、鉴别诊断

除了与急性阑尾炎相鉴别的疾病外，与慢性阑尾炎需要鉴别的还有妇科的慢性附件炎。慢性附件炎通常伴有腹痛、白带增多，多为隐痛。另外，输尿管结石有时也表现为慢性腹痛,肠痉挛、结肠炎等有时也有慢性疼痛,也须进行鉴别诊断。

三、治疗原则

手术是唯一有效的治疗方法,但在决定行阑尾切除术时应特别慎重。慢性阑尾炎确诊后原则上应行手术治疗,特别是有急性发作史的患者更应及时手术。

第十二章
结直肠肛管疾病

第一节　溃疡性结肠炎

溃疡性结肠炎是结肠和直肠慢性非特异性炎症性疾病,表现为炎症或溃疡,多累及直肠和远端结肠,但可向近端扩展,以至遍及整个结肠;病程漫长,常反复发作。本病见于任何年龄,但 20～30 岁最多见。

溃疡性结肠炎的病变范围局限在结肠黏膜和黏膜下层,这与结肠克罗恩病的肠壁内炎症性变化有鲜明区别,后者在肉芽肿样炎性过程中肠壁各层均受累。溃疡性结肠炎时病变区域都是相邻的,罕有呈节段性或跳跃式分布。

一、诊断要点

1. 临床表现

溃疡性结肠炎有持续或反复发作的腹泻、黏液脓血便伴腹痛、里急后重和不同程度的全身症状;病程多在 4～6 周以上;可有关节、皮肤、眼、口及肝胆等肠外表现,如关节炎、虹膜睫状体炎、肝功能障碍和皮肤病变。

2. 体征

溃疡性结肠炎患者的体征与病期和临床表现直接相关。患者往往有体重减轻和面色苍白,在疾病活动期腹部检查时结肠部位常有触痛;可能有急腹症征象伴发热和肠鸣音减少,在急性发作或暴发型病例尤为明显;中毒性巨结肠时可有腹胀、发热和急腹症征象;由于频繁腹泻,肛周皮肤可有擦伤、剥脱;还可发生肛周炎症如肛裂或肛瘘。鉴于直肠指检的疼痛感,在有肛周炎症的病例指检应轻柔。皮肤、黏膜、舌、关节和眼部的检查极为重要,因为如这些部位有病变存在,那么腹泻的原因可能就是溃疡性结肠炎。

3. 辅助检查

(1) 结肠镜检查:病变多从直肠开始,呈连续性、弥漫性分布。具体表现为:① 黏膜血管纹理模糊、紊乱、充血、水肿、脆变、出血及脓性分泌物附着,亦常见黏膜粗糙,呈细颗粒状;② 病变明显处可见弥漫性、多发性糜烂或溃疡;③ 缓解期患者可见结肠袋囊变浅、变钝或消失,以及假息肉和桥形黏膜等。

(2) 钡剂灌肠检查主要改变:① 黏膜粗乱和(或)颗粒样改变;② 肠管边缘呈锯齿状或毛刺样,肠壁有多发性小充盈缺损;③ 肠管短缩,袋囊消失呈铅管样。

(3) 黏膜病理学检查:活动期与缓解期的表现不同。① 活动期:固有膜内有弥漫性炎症细胞、中性粒细胞、嗜酸性粒细胞浸润;隐窝有急性炎症细胞浸润,尤其是上皮细胞间有中性粒细胞浸润及隐窝炎,甚至形成隐窝脓肿,脓肿可溃入固有膜;隐窝上皮增生,杯状细胞减少;可见黏膜表层糜烂,溃疡形成和肉芽组织增生。② 缓解期:中性粒细胞消失,慢性炎症细胞减少;隐窝大小、形态不规则,排列紊乱;腺上皮与黏膜肌层间隙增宽;潘氏细胞化生。

二、鉴别诊断

(1) 慢性细菌性痢疾:常有急性细菌性痢疾史,抗菌药物治疗有效,粪便培养分离出痢疾杆菌,结肠镜检时取黏液脓性分泌物培养的阳性率较高。

(2) 慢性阿米巴痢疾:病变主要侵犯右侧结肠,也可累及左侧结肠,结肠溃疡较深,边缘深切,溃疡间黏膜正常;粪便或结肠镜取出的分泌物中可找到阿米巴滋养体或包囊;抗阿米巴治疗有效。

(3) 血吸虫病:在流行病区有疫水接触史,粪便检查可见血吸虫卵,孵化毛蚴阳性;直肠镜检在急性期可见直肠黏膜有黄褐色颗粒;活检压片或组织病理检查可见血吸虫卵;患者常伴肝脾肿大。

(4) 克罗恩病:在肉芽肿样炎性过程中肠壁各层均受累,而溃疡性结肠炎病变范围仅在黏膜及黏膜下层。

(5) 肠易激综合征:粪便有黏液但无脓血,可有便秘和腹泻交替,常伴腹痛、腹胀、肠鸣及全身神经官能症,各种检查无明显器质性病变发现,症状与患者情绪、精神状况密切相关。

(6) 结肠癌:多见于中年以后,肛门指诊常能触到肿块,粪潜血常阳性,X 线片、钡剂灌肠、纤维结肠镜检有鉴别诊断价值。

三、治疗原则

对于暴发型及病情严重的溃疡性结肠炎患者,如内科治疗效果不佳的病例可考虑手术治疗。

1. 非手术治疗

(1) 卧床休息和全身支持治疗:包括液体和电解质平衡,尤其是钾的补充,低血钾者应予纠正。同时要注意蛋白质的补充,改善全身营养状况,必要时应给予全胃肠道外营养支持,有贫血者可予输血,胃肠道摄入时应尽量避免牛奶和乳制品。

（2）药物治疗：① 柳氮磺胺吡啶水杨酸制剂是主要的治疗药物,如艾迪莎、美沙拉嗪等。② 皮质类固醇常用药为泼尼松或地塞米松,但目前并不认为长期激素维持可防止复发。在急性发作期亦可用氢化可的松或地塞米松静脉滴注,以及每晚用氢化可的松加入生理盐水中做保留灌肠,在急性发作期应用激素治疗的价值是肯定的,但在慢性期是否应持续使用尚有分歧。由于激素治疗有一定不良反应,故多数不主张长期使用。③ 免疫抑制剂在溃疡性结肠炎中的价值尚属可疑。据 Rosenberg 等报道,硫唑嘌呤在疾病恶化时并无控制疾病的作用,而在慢性病例中却有助于减少皮质类固醇的使用。④ 腹泻型溃疡性结肠炎可用中医中药治疗,效果比较理想。同时,应注意饮食以及生活习惯。

2. 手术治疗

有 20%～30% 重症溃疡性结肠炎患者最终需要手术治疗。

（1）手术指征：① 大量、难以控制的出血;② 中毒性巨结肠伴邻近或明确的穿孔,或中毒性巨结肠经几小时而不是数天治疗无效者;③ 暴发性急性溃疡性结肠炎对类固醇激素治疗无效,亦即经 4～5 天治疗无改善者;④ 由于狭窄引致梗阻;⑤ 怀疑或证实有结肠癌;⑥ 难治性溃疡性结肠炎反复发作恶化、慢性持续性症状、营养不良、虚弱以致不能工作、不能参加正常社会活动、不能性生活;⑦ 当类固醇激素剂量减少后疾病即恶化,以致几个月甚至几年不能停止激素治疗;⑧ 儿童患慢性结肠炎而影响其生长发育时;⑨ 严重的结肠外表现,如关节炎、坏疽性脓皮病或胆肝疾病等,手术可能对其有效。

（2）手术选择：目前溃疡性结肠炎有四种手术可供选用。① 结直肠全切除、回肠造口术;② 结肠全切除、回直肠吻合术;③ 控制性回肠造口术;④ 结直肠全切除、回肠袋肛管吻合术。目前尚无有效的长期预防或治疗的方法,在现有的四类手术中,结直肠全切除、回肠袋肛管吻合术不失为较为合理、可供选用的方式。

四、随访及预后

溃疡性结肠炎的主要预后因素包括：① 结肠炎症的范围;② 疾病的严重程度。全结肠病变患者往往预后较差,手术率和结肠癌发生风险较高。疾病的严重程度是通过临床症状(如排便次数、血便、发热、心动过速)和实验室指标(如 C 反应蛋白、血红蛋白等)综合判断。总体来说,患者的长期生存率与普通人群相比无明显差异,但因肝胆疾病和结肠癌病死率轻度增高,需长期随访。

第二节　结直肠息肉及结直肠息肉病

肠息肉是指肠黏膜表面突出的异常生长的组织,在没有确定病理性质前统称为息肉。肠息肉的发生率随年龄增加而上升,男性多见。以结肠和直肠息肉为最多,主要分为是炎症性和腺瘤性两种。炎症性息肉在炎症治愈后可自行消失;腺瘤性息肉一般不会自行消失,有恶变倾向。检出息肉和确定其病变性质的最有效措施是定期进行全结肠镜(包括病理)检查,并在肠镜下进行干预治疗。

在肠道广泛出现数目≥100颗的息肉,并具有特殊的临床表现时称为肠息肉病。肠息肉病并没有明显的年龄层次划分,早期症状并不明显,且生长较缓慢。家族性腺瘤性息肉病是一种常染色体显性遗传性疾病,表现为整个结直肠(大肠)布满大小不一的腺瘤。多在15岁前后出现息肉,初起时息肉为数不多,随着年龄增长而增多。家族性腺瘤性息肉病如不及时治疗终将发生癌变。黑斑息肉病(pigment spot polyposis;波伊茨-耶格综合征,Peutz - Jeghers syndrome)又称色素沉着息肉综合征,是常染色体显性遗传病,主要表现为面部、口唇周围和颊黏膜的色素沉着,以及胃肠道多发息肉,病理上为错构瘤。

一、诊断要点

1. 临床表现及和体征

根据息肉生长的部位、大小、数量,患者临床表现各不相同。如间断性便血或大便表面带血,多为鲜红色;继发炎症感染可伴多量黏液或黏液血便;可有里急后重症状;便秘或便次增多。长蒂息肉较大时可致肠套叠;息肉巨大或多发者可发生肠梗阻;长蒂且位置近肛门者息肉可脱出肛门。少数患者可有腹部闷胀不适、隐痛或腹痛症状。伴出血者可出现贫血,出血量较大时可出现休克。直肠中下段的息肉,指检可触及柔软、光滑、活动的结节。

2. 辅助检查

粪便潜血试验的诊断意义有限,假阴性较多,阳性者可进一步检查。X线钡剂灌肠虽能通过钡剂的充盈缺损敏感地发现大肠息肉,但对病变常常不能正确分类和定性。内镜检查不仅可直视下观察结肠黏膜的微细病变,而且可通过组织活检和细胞学刷片检查确定病变的性质,因此是发现和确诊结肠息肉最重要的手段。

二、鉴别诊断

根据结肠镜下息肉的表现可鉴别如下:腺瘤性息肉呈圆形,表面黏膜淡红且有光泽;绒毛乳头状腺瘤为分叶状、形似菜花、软如海绵的大息肉;炎性息肉蒂长、色红;增生性息肉多呈丘状隆起结节。

三、治疗原则

根据息肉的部位、性质、大小、数量、有无并发症及病理性质决定治疗方案。小息肉行结肠镜检查时予以摘除并送病检。直径＞2 cm的非腺瘤性息肉可采用结肠镜下分块切除。直径＞2 cm的腺瘤,尤其是绒毛状腺瘤应手术切除:腹膜反折以下的经肛门局部切除,腹膜反折以上的应开腹切除或在腹腔镜下切除。病理检查若腺瘤癌变穿透黏膜肌层或浸润黏膜下层则属浸润性癌,应按照结直肠癌的治疗原则处理。腺瘤恶变若未穿透黏膜肌层、未侵犯小血管和淋巴、分化程度好、切缘无残留,摘除后不必再做手术,但应密切观察。家族性腺瘤性息肉病如不治疗最终可发生癌变,因此应尽可能在青春期内确诊并接受根治性手术。最彻底的手术方式是结肠、直肠中上段切除,下段黏膜剥除,经直肠肌鞘行回肠肛管吻合术。黑斑息肉病的息肉多发并散在,一般不癌变,难以全部切除。无症状者可随访观察,若有症状可行息肉切除术或肠段切除术。炎性息肉以治疗原发肠道疾病为主,炎症刺激消退后息肉可自行消失;增生性息肉症状不明显,无须特殊治疗。

四、随访及预后

结肠息肉切除术后随访时间建议如下:① 无息肉及直肠、乙状结肠直径<1 cm 的增生性息肉,为"平均风险监测人群",随访间隔时间为 10 年。② 1～2 个直径<1 cm 的管状腺瘤样息肉,5 年后复查肠镜;如随访的第一个 5 年内无再发腺瘤的患者可列入"平均风险监测人群",随访间隔时间为 10 年。③ 3～10 个管状腺瘤、>10 个腺瘤、腺瘤直径>1 cm、绒毛状腺瘤、腺瘤伴随高度异型增生,以上情况随访间隔时间为 3 年;如第一次结肠镜随访检查未发现新的病变,下次随访间隔时间为 5 年。

特别要强调是锯齿状腺瘤:① 直径<1 cm、无蒂、无异型增生的锯齿状息肉患者随访间隔时间为 5 年;② 直径>1 cm 的无蒂锯齿状息肉、伴有异型增生的无蒂锯齿状息肉(无论大小)、传统的锯齿状腺瘤(无论大小),随访间隔时间为 3 年;③ 锯齿状息肉病综合征患者随访间隔时间为 1 年。

第三节　结　肠　癌

结肠癌是常见的发生于结肠部位的消化道恶性肿瘤,以 40～50 岁年龄组发病率最高,男女之比为 2～3∶1,发病率占胃肠道肿瘤的第 3 位。结肠癌主要为腺癌、黏液腺癌、未分化癌,大体形态呈息肉状、溃疡型等。结肠癌可沿肠壁环行发展,沿肠管纵径上下蔓延或向肠壁深层浸润,除经淋巴管、血流转移和局部侵犯外,还可向腹腔内种植扩散转移。慢性结肠炎患者、结肠息肉患者、男性肥胖者等为结肠癌的易感人群。随着我国人民生活水平不断提高,饮食习惯的不断西化和社会人口结构老龄化的趋势,结肠癌的发病率不断上升,已超过国际平均水平。

一、诊断要点

1. 临床表现和体征

(1)右侧结肠癌:主要表现为消化不良、乏力、食欲不振、腹泻、便秘、腹泻与便秘交替、腹胀、腹痛、腹部压痛、腹块及进行性贫血。腹块的位置取决于癌灶所在的部位,如盲肠癌位于右下腹,升结肠癌位于右腹部,结肠肝曲癌位于右上腹,横结肠癌位于脐部附近。

此外,患者可有发热、消瘦等现象;晚期患者可有肠穿孔、局限性脓肿等并发症。

(2) 左侧结肠癌:由于乙状结肠的肠腔最狭小且与直肠形成锐角,由于粪便在左侧结肠已经形成固体,因此容易形成狭窄。该病常常表现为慢性进行性肠梗阻,患者大多有顽固性便秘,也可间以排便次数增多。由于梗阻大多在乙状结肠下段,所以患者呕吐症状较轻或缺如,而腹胀、腹痛、肠鸣及肠型明显。癌破溃时可使粪块外面染有鲜血或黏液,甚至排出脓液。梗阻近端的肠管可因持久的显著肿胀、缺血和缺氧而形成溃疡,甚至引起穿孔;此外,尚可能发生肠道大量出血及腹腔内脓肿形成。

2. 辅助检查

(1) X线片检查:包括全消化道钡餐检查及钡灌肠检查。结肠肿瘤患者以后者为宜。其病变征象最初可出现肠壁僵硬、黏膜破坏,随之可见恒定的充盈缺损、肠管腔狭窄等。对较小病灶,肠腔注气做钡气双重对比造影检查的效果更佳。对有结肠梗阻症状的患者不宜做全消化道钡餐检查,因钡剂在结肠内干结后排出困难,可加重梗阻。

(2) 结肠镜检查:① 乙状结肠镜,呈直筒式,最长 30 cm,检查方便,可直视下活检,适合乙状结肠以下的病变。② 纤维结肠镜,长 120～180 cm,可以弯曲进行全结肠观察,能做电切、电凝及活检,可发现早期病变;当前述检查难以确诊时可做此项检查。

(3) B型超声和CT检查:虽不能直接诊断结肠癌,但对癌肿的部位、大小、与周围组织的关系,以及淋巴结和肝转移的判定有一定价值。

(4) 血清癌胚抗原(CEA):对结肠癌无特异性,其阳性率不肯定。CEA 值高时常与肿瘤增大有关,结肠肿瘤彻底切除后 1 个月后可恢复到正常值,复发前数周可以升高,故对判定预后意义较大。

(5) 便隐血检测:定期进行便隐血检测了解消化道出血的情况,尤其是肠道出血情况,是良好的结肠癌筛查指标。

二、鉴别诊断

(1) 结肠良性肿瘤:病程长、症状轻。X线片检查可见局部充盈缺损、形态规则、表面光滑、边缘锐利、肠腔不狭窄、结肠袋完整。

(2) 结肠炎性疾病:指结核、血吸虫肉芽肿、溃疡性结肠炎、痢疾等肠道炎症性病变,病史各有特点。大便镜检可有特殊发现,X线片检查显示受累肠管较长,肠镜检查和病理组织学检查可进一步确诊。

(3) 结肠痉挛:X线片检查显示小段肠腔狭窄,有可复性。

(4) 阑尾脓肿:有阑尾炎病史,腹部可扪及包块,但 X 线片检查显示包块位于盲肠外。

三、治疗原则

结肠癌分期包括 Dukes 分期和 TNM 分期(见表 12-3-1 和表 12-3-2)。

表 12-3-1 结肠癌的 Dukes 分期

分 期	评 估 标 准
A 期	肿瘤局限于肠壁内
B 期	肿瘤侵犯至肠壁外
C 期	有区域淋巴结转移，无论侵犯深度

表 12-3-2 结肠癌的 TNM 分期

分 期	评 估 标 准
T-原发瘤分期	
T_x	原发肿瘤不能评估
T_0	无原发肿瘤证据
T_{is}	原位癌：上皮内或黏膜固有层
T_1	肿瘤侵犯黏膜下层
T_2	肿瘤侵犯固有肌层
T_3	肿瘤侵犯浆膜下或无腹膜被覆的结肠或直肠旁组织
T_4	肿瘤侵透脏腹膜和/或直接侵犯其他器官或结构
T_{4a}	肿瘤穿透脏腹膜表面
T_{4b}	肿瘤直接侵犯其他器官或结构
N-区域淋巴结	
N_x	区域淋巴结不能评价
N_0	无区域淋巴结转移
N_1	1～3 个区域淋巴结转移
N_{1a}	1 个区域淋巴结转移
N_{1b}	2～3 个区域淋巴结转移
N_{1c}	无区域淋巴结转移，但在浆膜下或无腹膜被覆的结肠或直肠旁组织存在单个（或多个）癌结节（卫星灶）
N_2	≥4 个区域淋巴结转移
N_{2a}	4～6 个区域淋巴结转移
N_{2b}	≥7 个区域淋巴结转移
M-远处转移	
M_0	无远处转移
M_1	远处转移
M_{1a}	单个器官或部位发生转移
M_{1b}	多个器官或部位发生转移或腹膜转移

由于 1932 年提出的结肠癌 Dukes 分期简单易行,且对预后有一定的指导意义,因此目前仍被应用。

早期癌内镜下可以根治的病变可以采取内镜微创治疗,中晚期癌治疗方法是以手术为主,辅以化疗、免疫治疗、中药以及其他支持治疗的综合方案,以提高手术切除率、降低复发率、提高生存率。手术治疗的原则:尽量根治,保护盆腔自主神经,保存性功能、排尿功能和排便功能,提高生存质量。手术方法如下:

(1)右半结肠切除术适用于盲肠、升结肠及结肠肝曲部的癌肿。

(2)左半结肠切除术适用于降结肠、结肠脾曲部癌肿。

(3)横结肠切除术适用于横结肠癌肿。

(4)除切除乙状结肠外,乙状结肠癌肿还应做降结肠切除或部分直肠切除。

(5)伴有肠梗阻的手术原则:患者情况允许,可做一期切除吻合;如患者情况差,可先做结肠造口术,待病情好转后行二期根治性切除术。目前肠道支架的使用让解除梗阻后一期手术成为可能。

(6)不能做根治术的手术原则:肿瘤浸润广泛,或与周围组织、脏器固定不能切除时,肠管已梗阻或可能梗阻,可做短路手术,也可做结肠造口术。如果远处脏器转移而局部肿瘤尚允许切除时可做局部姑息切除,以解除梗阻、慢性失血、感染中毒等症状。

结肠癌术后病理分期为Ⅱ期高危、Ⅲ期和Ⅳ期,均需要进行辅助放化疗干预。Ⅱ期高危是指伴有急慢性结肠梗阻后手术、肿瘤的病理类型较差、切除结肠标本血管或淋巴管内存在癌栓,以及手术切除的彻底性或淋巴结清除数不够等高危因素存在。此类患者必须术后同时辅助化疗。对于直肠癌尤其是低位的患者,若肿瘤侵犯直肠系膜和(或)伴有淋巴结转移、术前未曾进行放化疗,术后还需辅助放疗干预。一线化疗药物有氟尿嘧啶、铂类和卡培他滨等。

近年来,靶向治疗成为晚期结肠癌治疗的有效手段之一,分子靶向药如贝伐单抗、西妥昔单抗及帕尼单抗联合化疗可显著提高局部晚期及转移性结肠癌治疗的临床缓解率,延长患者的无病生存期,已成为局部晚期及转移性结肠癌的一线治疗方案。

四、随访及预后

结肠癌术后存在一定的复发和转移率,局部复发时间往往在 1～2 年内。术后复发转移主要与原发癌肿生物学特性、术时分期、病灶位置、是否伴隐匿性转移以及手术根治彻底与否等因素相关。复发转移形式多为吻合口周围、原手术区域、血管周围或后腹膜淋巴结转移以及远隔脏器的血行转移。

无论是早期还是进展期结肠癌患者,建议术后 2 年内每 3～6 个月检测 CEA、CA199 等肿瘤相关标志物,每半年进行胸片、原发癌肿手术部位和肝脏 CT 的增强检查,须每年进行一次纤维结肠镜检查。对于术后辅助放化疗的患者,还应该在每周期的化疗期间,检测血常规、肝肾功能等相关指标。

第四节　直 肠 癌

　　直肠癌是指从齿状线至直肠乙状结肠交界处之间的癌,是消化道常见的恶性肿瘤之一。直肠癌位置低,容易被直肠指诊及乙状结肠镜诊断,但因其位置深入盆腔、解剖关系复杂、手术不易彻底,术后复发率高。中下段直肠癌与肛管括约肌接近,手术时很难保留肛门及其功能是手术的一个难题,也是手术方法上争论最多的一种疾病。我国直肠癌发病年龄中位数在 45 岁左右。青年人发病率有升高的趋势。

　　直肠癌的病因目前仍不十分清楚,其发病与社会环境、饮食习惯、遗传因素等有关。直肠息肉也是直肠癌的高危因素。目前基本公认的是动物脂肪和蛋白质摄入过高,食物纤维摄入不足是直肠癌发生的高危因素。

一、诊断要点

　　1. 临床表现和体征

　　患者可有排便习惯改变、血便、脓血便、里急后重、便秘、腹泻等情况;大便逐渐变细,到肿瘤晚期可出现排便梗阻、消瘦甚至恶病质;肿瘤侵犯膀胱、尿道、阴道等周围脏器时可出现尿路刺激症状、阴道流出粪液、骶部及会阴部疼痛、下肢水肿等。直肠指检是指导诊断直肠癌的必要检查步骤,约 80% 的直肠癌患者于就诊时可通过直肠指检触及质硬、凹凸不平的包块;晚期可触及肠腔狭窄、包块固定,指套可见含粪的污浊脓血。

　　2. 辅助检查

　　(1) 大便常规＋潜血:可作为简单的筛查指标,如果潜血阳性需高度重视,需进一步检查了解消化道(胃、小肠、大肠及直肠)情况。

　　(2) 肿瘤标志物检查:针对大肠癌的标志物主要有 CEA 及 CA‐199,术前这 2 个标志物升高应注意有无肝脏、肺的转移,CEA 手术前的阳性率约为 30%,术后复发时阳性率约为 70%。

　　(3) 结肠镜检查:是诊断直肠癌的"金标准",可取活检明确病变性质,同时可了解指检无法触及的直肠及结肠情况。

　　(4) 胸部 X 线片检查:排除有无肺部转移。

　　(5) 肝脏超声检查或腹部 CT 检查:排除有无肝脏转移。

　　(6) 盆腔 CT 或磁共振成像(MRI)检查:了解肿瘤浸润情况及有无盆腔淋巴结转移。

　　(7) 肛门控便功能检测:行内括约肌切除手术前需行此检查了解肛门的控便功能。

二、鉴别诊断

　　(1) 痔:是常见的肛肠良性疾病。其临床表现为肛门出血,血色鲜红,一般量不多,为手纸染血、便后滴血、粪池染血等，大便本身不带血，或仅有少许血迹。出血一般为间歇性，多为大便干结时或进食辛辣刺激食物后出现；不伴腹痛、腹胀；无大便变细或大便性状改变（如大便带沟槽）；直肠指诊无明显肿块，指套一般不染血。反之，直肠癌为大便带血，血色鲜红或暗红，一般为每次大便均带血。直肠癌导致肠梗阻时可有腹痛、腹胀等，大便可变形；直肠指诊多数情况下可触及肿块，指套多染血。

（2）直肠息肉：也可出现大便带血，但一般不会引起腹痛、腹胀等，无全身症状（如乏力、体重下降）；直肠指诊可触及质软肿块，指套可染血。而直肠癌可有肠梗阻症状，可有乏力、体重下降等全身症状；直肠指诊可触及质硬肿块，指套可染血。

（3）肛裂：肛裂为肛门出血，血色鲜红，一般量不多；其特点是伴排便时及排便后肛门剧痛；肛门视诊可见肛门皮肤裂口，有时可见前哨痔；指诊有时可触及肥大肛乳头，一般指套无染血。

三、治疗原则

直肠癌的治疗需要以手术为主，辅以化疗、放疗的综合治疗。

（一）手术治疗

1. 根治性手术

（1）经腹会阴直肠切除术（Miles 手术）：适用于距肛缘不足 7 cm 的直肠下段癌，切除范围包括乙状结肠及其系膜、直肠、肛管、肛提肌、坐骨直肠窝内组织和肛门周围皮肤，血管在肠系膜下动脉根部或结肠左动脉分出处下方结扎切断，清扫相应的动脉旁淋巴结。腹部做永久性结肠造口（人工肛门）。此手术切除彻底，治愈率高。

（2）经腹低位切除和腹膜外一期吻合术：也称直肠低位前切除术（Dixon 手术），适用距肛缘 12 cm 以上的直肠上段癌，在腹腔内切除乙状结肠和直肠大部，游离腹膜反折部下方的直肠，在腹膜外吻合乙状结肠和直肠切端。此手术的损伤性小，且能保留原有肛门，较为理想；若癌肿体积较大，并已浸润周围组织，则不宜采用。

（3）保留肛括约肌的直肠癌切除术：适用于距肛缘 7～11 cm 的早期直肠癌。如癌肿较大，分化程度差，或向上的主要淋巴管已被癌细胞梗死而有横向淋巴管转移时，这一手术方式切除不彻底，仍以经腹会阴直肠切除术为好。现用的保留肛括约肌直肠癌切除术有借吻合器进行吻合，经腹低位切除-经肛门外翻吻合，经腹游离-经肛门拖出切除吻合，以及经腹经骶切除等方式，可根据具体情况选用。

2. 姑息性手术

如癌肿局部浸润严重或转移广泛而无法根治时，为了解除梗阻和减少患者的痛苦可行姑息性切除，将有癌肿的肠段作有限的切除，缝闭直肠远切端，并取乙状结肠做造口（Hartmann 手术）。如不可能，则仅做乙状结肠造口术，尤在已伴有肠梗阻的患者。

（二）放疗

放疗在直肠癌治疗中有着重要的地位。目前认为局部分期较晚的中低位直肠癌患者,术前同步放化疗后再手术比先手术后再放疗的生存期更长。对于局部进展期[T_3～T_4和(或)N_1～N_2]直肠癌,术前新辅助放化疗联合根治性手术已成为标准治疗模式。新辅助放化疗较术后放化疗能有效提高 R0 切除率,降低局部复发风险并增加保肛的机会。新辅助放化疗后约 20％的患者能获得病理完全缓解(pCR),而这部分患者显示出较好的生存获益。

(三) 化疗

直肠癌术后病理分期为Ⅱ期和Ⅲ期的患者建议术后化疗,总化疗时间为半年。目前直肠癌常用的化疗药物主要有三种,即 5-氟尿嘧啶、奥沙利铂、伊立替康。常见的化疗方案为：FOLFOX 方案(5-氟尿嘧啶＋奥沙利铂＋亚叶酸钙)、FOLFIRI 方案(5-氟尿嘧啶＋伊立替康＋亚叶酸钙)、CapOx 方案(卡培他滨＋奥沙利铂)、FOLFOXIRI 方案(5-氟尿嘧啶＋奥沙利铂＋亚叶酸钙＋伊立替康)、5-Fu/leucovorin 方案(5-氟尿嘧啶/亚叶酸钙)等。

四、随访及预后

直肠癌患者的随访及预后同结肠癌患者。

第五节　痔

痔(痔疮)是一种位于肛门部位的常见疾病,人体直肠末端黏膜下和肛管皮肤下静脉丛发生扩张和屈曲所形成的柔软静脉团。病因可能有以下两种：① 静脉曲张学说认为痔是直肠下段黏膜下和肛管皮肤下的静脉丛淤血、扩张和屈曲所形成的静脉团;② 肛垫下移学说认为痔原本是肛管部位正常的解剖结构,即血管垫,是齿状线及以上 1.5 cm 的环状海绵样组织带。只有肛垫组织发生异常且合并有症状时才能称为痔,才需要治疗。痔的治疗目的是解除症状,而非消除痔体。痔可分为内痔、外痔和混合痔。目前认为内痔(internal hemorrhoid)是肛垫(肛管血管垫)的支持结构、血管丛及动静脉吻合支发生的病理性改变或移位;外痔(external hemorrhoid)是齿状线远侧皮下血管丛的病理性扩张或血栓形成;混合痔(mixed hemorrhoid)是内痔和外痔混合体。痔的诱发因素很多,其中便秘、长期饮酒、进食大量刺激性食物和久坐久立是主要诱因。

一、诊断要点

1. 临床症状

(1) 便血：无痛性间歇性、点滴出血是其特点,也是内痔或混合痔早期常见的症状便血,外痔不会引起出血。轻者多为大便血便或便痔疮纸上带血继而滴血,重者为喷射状出血;便血数日后常可自行停止,这对诊断很重要。若长期反复出血,可出现贫血(临床并不少见),应与出血性疾病相鉴别。

(2)坠痛:是外痔的主要表现症状,当内痔或混合痔脱出嵌顿,出现水肿感染、坏死时也常导致剧烈的坠痛。

(3)痔块脱出:是中晚期内痔的主要症状,因晚期痔体增大逐渐与肌层分离,排粪时被推出肛门外。轻者只在大便时脱垂,便后可自行回复。严重者是稍加腹压即脱出肛外,如咳嗽、行走等腹压稍增时痔块就能脱出,严重影响正常的工作和生活。

(4)瘙痒:晚期内痔块脱垂及肛管括约肌松弛,常有分泌物流出。由于分泌物刺激肛门周围往往有瘙痒不适,甚至出现皮肤湿疹,患者极为难受。

2. 体征与检查

(1)肛门视诊:除Ⅰ度内痔外均可见,蹲位可观察脱出程度。

(2)直肠指诊:对内痔意义不大,但可了解直肠有无其他病变。

(3)肛门镜:可直视下了解直肠和肛管内的情况。

二、鉴别诊断

(1)直肠癌:主要症状为大便习惯改变,可有直肠刺激症状,指诊可触及菜花样肿物,结肠镜及活检病理可定性。

(2)直肠息肉:儿童多见,多为低位带蒂息肉,呈圆形、实性,活动度好。

(3)直肠脱垂:黏膜呈环形,表面光滑,括约肌松弛。

三、治疗原则

1. 非手术治疗

(1)一般治疗:适用于绝大部分的痔,包括血栓性和嵌顿性痔的初期。注意饮食,忌酒和辛辣刺激食物,增加纤维性食物,多摄入果蔬,多饮水;改变不良的排便习惯,保持大便通畅,必要时服用缓泻剂,便后清洗肛门。对于脱垂型痔,注意用手轻轻托回痔块,阻止再脱出。避免久坐久立,进行适当运动,睡前温热水(可含高锰酸钾)坐浴等。

(2)局部用药:已被广泛采用,药物包括栓剂、膏剂和洗剂,多数含有中药成分。

(3)口服药物:一般采用治疗静脉曲张的药物。

(4)注射疗法:对Ⅰ、Ⅱ度出血性内痔效果较好;将硬化剂注射于黏膜下层静脉丛周围,引起炎症反应及纤维化,从而压闭曲张的静脉;1个月后可重复治疗,避免将硬化剂注入黏膜层造成坏死。

(5)物理疗法:激光治疗、冷冻疗法、直流电疗法和铜离子电化学疗法、微波热凝疗法、红外线凝固治疗,较少用。

(6)胶圈套扎:套扎痔根部,阻断其血供以使痔脱落坏死;适用于Ⅱ、Ⅲ度内痔,对于巨大的内痔及纤维化内痔更适合。

2. 手术治疗

（1）手术指征：保守治疗无效；痔脱出严重；较大纤维化内痔；注射等治疗不佳；合并肛裂、肛瘘等。

（2）手术原则：通过手术使脱垂肛垫复位，尽可能保留肛垫的结构，从而在术后尽可能小地影响精细控便能力。

（3）术前准备：内痔表面有溃疡、感染时先行通便、温热水坐浴保守治疗，溃疡愈合后再手术；做肠道准备。

3. 手术方式

（1）血栓性外痔剥离术：适用于血栓性外痔保守治疗后疼痛不缓解或肿块不缩小者。

（2）传统痔切除术：即外剥内扎术。

（3）痔环切术（Whitehead术）：教科书上的经典术式，易导致肛门狭窄，目前临床很少应用。

（4）吻合器痔上直肠黏膜环切钉合术（PPH术）：为意大利Longo医生所创，1998年开始推广，主要适用于脱垂型Ⅲ～Ⅳ度混合痔、环形痔，以及部分出血严重的Ⅱ度内痔。PPH术治疗脱垂痔的机制：环形切除直肠下端2～3 cm黏膜和黏膜下组织，恢复正常解剖结构，即肛垫回位；黏膜下组织切除阻断了痔上动脉对痔区的血液供应，使术后痔体萎缩。PPH术与传统痔切除术相比，手术时间短、术后疼痛轻、恢复快、并发症少，但器械的价格较昂贵。

四、随访及预后

痔是一种常见的慢性疾病，应以预防为主，治疗为辅。保持良好的生活习惯和饮食习惯对该病的预防及发生、发展特别重要。生活中要做到不要久坐，定时排便，多喝水，多吃水果、蔬菜，少吃辛辣食品等。

第六节　直肠肛管周围脓肿

直肠肛管周围脓肿是临床中较常见的化脓性感染，是肛瘘的前驱病变，任何年龄均可发生。肛管直肠周围脓肿大多起源于肛管直肠壁内感染如肛窦炎等，也可经淋巴传播或肛周毛囊皮脂腺发生感染形成脓肿。粪便内的尖锐异物刺破肛管直肠壁而引起周围组织感染也可形成肛周脓肿。肛管直肠周围软组织被肛提肌和盆筋膜分为若干间隙，脓肿也常位于这些间隙内。按脓肿部位分类可分为：① 肛提肌下脓肿（低位脓肿），包括肛周皮下脓肿、坐骨直肠间隙脓肿、低位马蹄形脓肿等；② 肛提肌上脓肿（高位脓肿），包括骨盆直肠间隙脓肿、直肠后间隙脓肿和高位马蹄形脓肿等。

一、诊断要点

1. 临床表现和体征

由于脓肿发生的位置不同,症状也不同。① 肛周皮下脓肿:主要是疼痛,最初为胀痛、化脓时跳痛、排便时疼痛加重,脓肿在肛门前方可发生尿潴留,脓肿在肛门后方出现尾骶部疼痛;全身中毒症状轻,局部肿胀、发红、压痛、有波动感。② 坐骨直肠窝脓肿:患者有周身不适、发热寒战、体温升高等全身中毒症状;局部见肛门一侧肿胀、发红、灼痛、跳痛、压痛、坐卧不安,活动和排便时痛加重,有排尿困难等。③ 骨盆直肠窝脓肿:患者全身症状重,先寒战高热,周身疲倦,严重者可有败血症的中毒症状;局部症状轻,仅有直肠下坠感,酸痛或不适的表现,亦可发生排尿困难。④ 直肠后脓肿:全身症状与骨盆直肠窝脓肿相似;局部症状主要在尾骶腰部酸胀坠痛,向背部及两侧大腿放射,尾骨有压痛,患者不能端坐。⑤ 直肠黏膜下脓肿:患者有周身不适、疲倦、发热;局部以直肠刺激症状为主,有里急后重、下坠、便次多或便意感等。

2. 辅助检查

肛周皮肤进针穿刺抽出脓液可以确诊,必要时可做直肠超声检查协助诊断。MRI 检查对肛周脓肿的诊断很有价值,可明确与括约肌的关系及有无多发脓肿,部分患者可观察到内口。

二、鉴别诊断

(1) 肛旁疖肿及毛囊炎:为化脓性细菌感染所致,皮肤鲜红灼热,中心有一小白头,肿块表浅。细菌窜入皮下繁殖化脓形成的脓肿,易溃易敛,治疗后不会形成肛瘘。毛囊炎好发于尾骨及肛门周围,有排脓的外口和浅窦道,特征是在外口内有毛发和小毛囊。

(2) 化脓性汗腺炎:好发于肛周皮下,有广泛的病区和多个流脓的疮口,疮口之间可彼此相通形成皮下瘘管,但瘘管不与直肠相通,病区皮肤增厚、色素沉着,并有广泛慢性炎症和瘢痕形成。

(3) 骶骨结核在肛旁形成脓肿:有结核病史,病程漫长,症状不显著,患者呈虚弱、羸瘦体质,X 线片示骨质坏死是其特征。

三、治疗原则

1. 非手术治疗

(1) 抗生素治疗:可联合选用 2~3 种对革兰氏阴性杆菌有效的抗生素。

(2) 温水或中药坐浴。

(3) 局部可应用理疗。

(4) 口服缓泻剂或石蜡油等以减轻排便时的疼痛。

2. 手术治疗

(1) 脓肿切开引流:为治疗直肠肛周脓肿的主要方法,一旦诊断明确,即应早期切开引流,而不应拘于有无波动感。手术方式因脓肿的部位不同而异。① 肛门周围脓肿:在局麻下就可进行,取折刀位或侧卧位,在波动最明显的部位做放射状切口,剪去周围皮肤使切口呈椭圆形,无须填塞以保证引流通畅。② 坐骨肛管间隙脓肿:在腰麻或骶麻下进行,在压痛明显处用粗针头先做穿刺,抽出脓液后,在该处做平行于肛缘的弧形切口,切口要够长,切口应距肛缘 3~5 cm,以免损伤括约肌;可用手指探查脓腔,分开脓腔内纤维隔;留置乳胶管或油纱条引流,敷料包扎不宜太紧。③ 骨盆直肠间隙脓肿:在腰麻或全麻下进行,切口部位因感染来源不同而有差异。源于括约肌的感染:应在肛门镜下行相应部位直肠壁切开引流,若经坐骨直肠(肛管)间隙引流,日后易出现肛管括约肌外瘘。源于经括约肌肛瘘的感染:应经会阴引流,若经直肠壁切开引流,易导致难以治疗的肛管括约肌上瘘。其他部位的脓肿:若位置较低,在肛周皮肤上直接切开引流;若位置较高,则应在肛门镜下切开直肠壁或经阴道后穹隆切开引流。

(2) 脓肿切开并挂线手术:在波动处切开脓肿,探查脓腔后寻找内口,在内口与切开脓肿之间的括约肌上挂线,既可达到引流目的,又可预防医源性肛瘘的发生。

四、随访与预后

早期通过积极的手术治疗,绝大部分肛管直肠周围脓肿可以获得治愈,部分患者迁延不愈可导致肛瘘。高位脓肿病情复杂,存在反复发作的可能。极少数患者因感染过重可造成死亡。

第七节　肛　　裂

肛裂是齿状线以下肛管皮肤全层的小溃疡。其方向与肛管纵轴平行,长 0.5~1.0 cm,呈梭形或椭圆形,愈合困难,是中青年人肛管处剧痛的常见原因。而肛管浅表裂伤不能视为肛裂,因其能很快自愈且常无症状。肛裂好发于肛管后中处,若肛管侧方有肛裂或有多个裂口,应考虑可能是肠道炎性疾病的早期表现。肛裂首先是因为来自外力的冲击或摩擦,如果粪便过粗、过硬,此时肛门适应性较差,会使肛管裂开。有研究发现,不仅是便秘,腹泻也会产生肛裂,可占到肛裂诱因的 4%~7%。

肛裂的发生是在长期的、多种病因积累的基础上造成的,这些因素包括肛管皮肤弹性的降低、血液供应障碍、前后壁易于损伤、内括约肌适应性降低、肛损伤等。

一、诊断要点

1. 临床表现

(1) 疼痛:是肛裂的最主要症状,疼痛程度和持续时间预示着肛裂的轻重。粪便刺激溃疡面的神经末梢,造成便后严重的烧灼样或刀割样疼痛,可放射到臀部、会阴部、骶尾部或大腿内侧。一次典型的肛裂疼痛过程是：疼痛—缓解—高峰—缓解—再疼痛。便后数分钟疼痛缓解，此期称疼痛间歇期。之后因内括约肌痉挛产生剧痛，持续数分钟或数小时，直至括约肌疲劳后肌肉松弛，疼痛逐渐缓解。待到再次排便时，疼痛会再次发生。

（2）便血：以排便时滴血或便后纸上擦血为主，血色鲜红。肛裂便血也会周期性反复发作。

（3）便秘：很多肛裂患者本身就有便秘，一些患者在患肛裂后因肛门疼痛恐惧排便，久而久之引起粪便更为干硬产生便秘，便秘又可使肛裂加重，如此往复形成恶性循环。

2. 体格检查

局部检查发现肛管后正中或前正中部位的肛裂"三联征"（肛裂、前哨痔、肛乳头肥大），则诊断明确。裂口下端皮肤因炎症、水肿及静脉、淋巴回流受阻，形成袋状皮垂向下突出于肛门外，称"前哨痔"。裂口上端的肛门瓣和肛乳头水肿，形成肥大乳头。

3. 辅助检查

一般肛裂患者不宜做直肠指诊及肛门镜检查，以免引起剧烈疼痛。特殊情况下可做下列检查：① 直肠指诊及内镜检查，对难以确诊的肛裂可酌情采用，操作时应动作轻柔，以免引起患者剧痛；② 组织病理学检查。

二、鉴别诊断

肛裂要与痔疮相鉴别。肛裂以疼痛为主；痔疮以出血为主，只有外痔发炎肿胀时痔疮才会剧痛。肛裂均可见肛管皮肤裂开，而痔疮则无，在肛门指诊时，即可准确鉴别。肛裂者多不可行肛门指诊或者窥器检查。肛裂多伴有肛乳头肥大、肛乳头瘤，而痔疮则不伴有肛乳头肥大或乳头瘤。

三、治疗原则

1. 非手术治疗

（1）软化大便：增加膳食纤维食物，养成按时排便的好习惯，保持大便通畅，中断恶性循环，缓解疼痛，解除括约肌痉挛。大便秘结可加用润肠通便药物或服用益生菌类。

（2）涂药：① 麻醉类，如利多卡因凝胶等；② 促裂口愈合类，如痔疮膏、重组人表皮生长因子等；③ 缓解括约肌痉挛类，目前主要有地尔硫卓软膏和硝酸甘油软膏。地尔硫卓软膏为钙通道阻滞剂，可通过抑制细胞外钙离子向细胞内转运，起扩张血管并解除平滑肌痉挛的作用，以前主要用于口服治疗心绞痛和高血压。地尔硫卓制成膏剂外涂于肛裂局部，也可以缓解内括约肌痉挛，降低肛管压，改善血液循环，使肛裂愈合。硝酸甘油软膏具有抑制神经递质而起松弛平滑肌、扩张血管的作用，但该药有头痛等不良反应，如果不良反应较明显应停药。

2. 手术治疗

肛裂切除肛管松解术是临床最安全、可靠的手术方法,手术目的是切除肛裂及其附属物,对肛管做降压处理。

四、随访及预后

经过药物或手术治疗,绝大多数肛裂患者会被治愈,只有极少数患者会反复发作。对便秘的治疗和预防是预防肛裂复发的最重要途径。注意肛门清洁卫生,养成便后及时清洗肛门的卫生习惯,有肛窦炎、肛乳头炎、肛周湿疹、肛周皮肤病等肛周炎症性疾病应及时治疗。做到这些就可有效预防肛裂发生和复发。

第八节　肛　瘘

肛瘘是肛门直肠瘘的简称,是发生在肛门直肠周围的脓肿溃破或切口引流的后遗病变。典型的肛瘘就是一根通畅、完整的管道,一头在肛窦,一头在肛缘外,或在直肠壁。肛瘘是复杂的,根据瘘管位置可分为:低位肛瘘,瘘管位于外括约肌深部以下;高位肛瘘,瘘管在外括约肌深部以上。根据瘘管的数量可分为:单纯性肛瘘,内口、外口及瘘管各一;复杂性肛瘘,有多个瘘口和瘘管。肛瘘的病因包括:① 肛周脓肿;② 直肠肛门损伤;③ 肛门裂反复感染;④ 会阴部手术;⑤ 结核;⑥ 溃疡性大肠炎;⑦ 克罗恩病伴发;⑧ 直肠肛管癌;⑨ 血行感染等。

一、诊断要点

1. 临床表现

(1)瘙痒:主要由于从肛门处流出来的脓状物质对肛门造成的刺激。

(2)疼痛:主要由于瘘管阻塞,外口的部位有肿胀感产生疼痛,在行走时症状尤其强烈。

(3)排便困难:肛瘘最主要的症状,通常也是患者最先发现的症状之一。因为瘘管围绕肛管形成半环状纤维索环,因而影响肛门舒张,可出现排便不畅。

(4)流脓:由于肛周脓肿未得到及时治疗导致肛瘘出现。症状表现为流脓,液体的量会根据瘘管的长短、大小而不同。

(5)全身症状:见于复杂性肛瘘和结核性肛瘘患者,因为发病时间已经非常长了,会出现消瘦、贫血、便秘等全身性症状。

2. 体格检查

外口呈乳头状突起或肉芽组织的隆起,压之有少量脓液流出,低位肛瘘常只有一个外口,若瘘管位置较浅,可在皮下摸到一硬索条,自外口通向肛管。高位肛瘘位置常较深,不易摸到瘘管,但外口常有多个。由于分泌物的刺激,肛周皮肤常增厚及发红。

3. 辅助检查

(1) 直肠指诊:在内口外有轻度压痛,少数可扪及硬结。

(2) 亚甲蓝染色法:将白湿纱布塞入肛管及直肠下端,通过外口向瘘管内注入亚甲蓝 1~2 ml,然后取出肛管内纱布,根据纱布上有无亚甲蓝染色及染色部位来明确瘘管的存在及内口部位。

(3) 探针检查:用探针通过外口插入管道,以明确瘘管的位置及内口所在。此法一般在手术时麻醉下进行,如操作不当或不熟悉此法可能造成假道形成。

(4) 瘘管造影:自外口注入 30%~40%碘油,X 线片可观察瘘管分布,多用于高位复杂性肛瘘及蹄铁形肛瘘的诊断。

(5) 肛管超声:对括约肌间瘘有时有确诊价值,但无法确诊括约肌外瘘及经括约肌瘘。

(6) MRI 检查:确诊肛瘘位置有较高的准确性,不仅可以提高手术成功率,还可监测复杂性肛瘘是否完全愈合。

二、鉴别诊断

(1) 肛门周围化脓性汗腺炎:是最易被误诊为肛瘘的肛门周围皮肤病,因其主要特征是肛周有脓肿形成和遗留窦道。窦道处常有隆起和脓液,有多个外口,故易误诊为多发性肛瘘或复杂性肛瘘。鉴别要点:肛门周围化脓性汗腺炎的病变在皮肤及皮下组织,病变范围广泛,可有无数窦道开口,呈结节状或弥漫性,但窦道均浅,不与直肠相通,切开窦道后无脓液和瘘管,亦无内口。

(2) 晚期肛管直肠癌:破溃后可形成肛瘘,特点是肿块坚硬,分泌物为脓血,有恶臭味。病理切片检查可确诊。

三、治疗原则

肛瘘一旦形成,一般无自愈可能,手术是唯一的治愈手段。手术原则是将瘘管切开或切除,使其成为开放的创面而达到逐渐愈合的目的。治疗中应强调弄清内口的部位及与外括约肌深部的关系,以避免损伤括约肌而致肛门失禁。常用的手术方式有以下几种。

(1) 瘘管切开术:适用于单纯性低位肛瘘,手术时用探针查清瘘管全程,循探针瘘管全部切开,刮去瘘管内肉芽组织,使创面呈 V 形。创面内填塞油纱布,2~3 天后每天用 1∶5 000 高锰酸钾或热水坐浴,创面清洁。

(2) 挂线疗法:适用于高位单纯性或复杂性肛瘘。此法可避免括约肌一次切开断裂收缩致术后肛门失禁,临床上应用广泛、操作简便,可在门诊施行。其缺点是术后复发率较高,这主要与术者探查分支及内口部位不彻底有关。高位复杂性肛瘘可经多次挂线使其变为单纯性肛瘘。

（3）肛瘘切除术：一般适用于低位单纯性肛瘘，但近年来有许多学者将此法应用于高位肛瘘及复杂性肛瘘。方法为一次性将全部瘘管切除，创面为健康的正常组织，并呈内小外大状态。较浅表的创面可做全层缝合，较深的创面宜敞开。高位肛瘘做切除术时宜分出外括约肌深部，需切断者应注意将其缝合重建。

四、随访及预后

肛瘘手术治疗后多能治愈。对于高位复杂性肛漏，术中内口不明确、支管较多者，术后有复发可能。部分患者手术时损伤肛门括约肌可能会出现控便异常。合并有糖尿病、白血病、克罗恩病、溃疡性结肠炎等疾病的患者，需同时积极治疗原发病。久治不愈的肛瘘尚存在癌变风险。

第十三章
肝 脏 疾 病

第一节　细菌性肝脓肿

一般来说,肝脏由于接受肝动脉和门静脉的双重血液供应,并通过胆道丰富的血供和单核巨噬细胞系统强大的吞噬作用,可以杀灭入侵的细菌并阻止其生长,因而细菌性肝脓肿发生率并不高。当人体抵抗力弱时才会引起肝脏感染而形成脓肿。细菌性肝脓肿是指由化脓性细菌侵入肝脏形成的肝内化脓性感染灶。主要诱发因素包括:① 胆道疾病(16%～40%);② 腹腔内感染经门静脉血行感染(8%～24%);③ 直接感染:较少见,经肝动脉血行感染报告不一,最多者为45%,隐匿性感染占10%～15%。细菌性肝脓肿的致病菌则以革兰氏阴性菌最多见,其中2/3为大肠埃希菌,粪链球菌和变形菌次之。革兰氏阳性菌以金黄色葡萄球菌最常见,感染常为混合性。临床上以寒战、高热、肝区疼痛、肝大和压痛为主要表现。

一、诊断要点

1. 临床症状

(1) 寒战、高热:发病初期首先骤感寒战,继而高热,发热多呈弛张型,体温在38～40 ℃,最高可达41 ℃,寒热交替伴大量出汗,脉率增快,一天数次,可反复发作。

(2) 肝区疼痛:为持续性钝痛,疼痛剧烈者常提示单发性脓肿;脓肿早期为持续性钝痛,后期常为锐性剧痛,肝膈顶部脓肿症状为疼痛随呼吸加重;疼痛可向左、右肩放射。

(3) 消化道症状:食欲减退、恶心和呕吐等消化道症状较为常见;少部分患者出现腹泻、腹胀或较顽固性的呃逆等症状。

2. 体格检查

(1) 肝区压痛和肝大。

(2) 脓肿部位与症状的相关性:脓肿位于肝表面时,其相应肋间皮肤为红肿、饱满、触痛及可凹性水肿;脓肿位于右下部时,常见有右季肋部或右上腹部饱满,甚至可见局限性隆起,常能触及肿大的肝脏或波动性肿块,并有明显的触痛和腹肌紧张等;左肝脓肿时,体征则局限在剑突下。

（3）胆道梗阻合并肝脓肿的患者可出现黄疸。

3. 辅助检查

（1）实验室检查。① 血常规:白细胞计数增高,可达$(15\sim20)\times10^9$/L或更高,中性白细胞90%以上,核左移;感染严重者有贫血。② 肝功能:谷丙转氨酶、碱性磷酸酶、血清胆红素水平可增高,病程较长和感染严重者有低蛋白血症。③ 细菌培养:肝脓肿穿刺液培养可能获得致病菌。

（2）影像学检查。① B超检查:最常用,具有无创、直接、费用低的优势,如脓肿部位呈典型的液性回声暗区或脓肿内液平面还能判别脓肿的成熟度;在B超定位下进行脓肿穿刺,也是确诊感染菌种和引流治疗的最佳方式。② CT检查:医师自身可评估脓肿的部位、大小及形态,为行脓肿穿刺及手术引流提供清晰、直观的影像资料。平扫时,可见肝内低密度区,CT值略高于肝囊肿,边界不太清晰;增强后,其外围增强明显,边界清楚,典型表现是脓肿壁的环状增强(靶征)。③ MRI检查:利用水成像鉴别脓肿。脓肿早期:在T_1加权像表现为边界不清的低信号强度区;T_2加权像信号强度增高。脓肿形成后:T_1加权像,低信号区;脓肿壁系炎症肉芽结缔组织,其信号强度也较低,但稍高于脓肿部;脓肿壁周围的炎症水肿肝组织形成稍低于脓肿壁环状信号强度灶。T_2加权像:脓肿和水肿的组织信号强度增高明显,在其间存在稍低信号强度的环状脓肿壁。

二、鉴别诊断

（1）胆囊炎和胆道感染:胆囊和胆道疾病常有急性发作史。如为单纯胆石症,则全身反应不显著而恶心呕吐常为突出的表现。急性胆囊炎常有明显的局部疼痛和压痛,且常能扪及肿大胆囊,通过影像学鉴别十分重要。

（2）膈下脓肿:细菌性肝脓肿的全身反应较膈下脓肿严重;在后者,寒战和间歇型的高热不如肝脓肿显著。B超和CT检查对诊断帮助更大,MRI冠状面图像也常可以确诊;

（3）阿米巴肝脓肿:常有阿米巴肠炎和脓血便病史是最重要的鉴别点,患者粪便中找到阿米巴滋养体为直接证据。

（4）肝癌:多为肝脏中的结节样病灶,质较硬,局部疼痛和压痛不明显,全身亦无明显炎症反应,但有时很难与单发性肝脓肿鉴别。肝癌血清甲胎蛋白测定常呈阳性,B超、CT或MRI检查等有助于鉴别。值得注意的是肝癌生长迅速时亦可伴发脓肿,需依靠全身体格检查、影像学检查综合鉴别,并且注意复查随诊,避免遗漏癌症。

三、治疗原则

1. 非手术治疗

（1）大剂量有效抗生素和全身支持疗法控制炎症,促使脓肿吸收自愈;主张有计划地联合应用抗生素,如先选用对需氧菌和厌氧菌均有效的药物,待细菌培养和药敏结果再选用敏感抗生素。

(2) 纠正水和电解质紊乱,给予维生素 B、C、K,营养支持。

(3) 必要时可反复多次输入小剂量新鲜红细胞、血浆和免疫球蛋白,以纠正低蛋白血症,改善肝功能。

(4) 积极治疗糖尿病以及改善免疫力等相关的辅助治疗。

2. 创伤性和手术治疗

(1) B超或CT引导下穿刺:适用于单个较大的脓肿,在B超或CT引导下以粗针行脓腔穿刺冲洗,或者置入引流导管引流或定时冲洗,至脓腔<1.5 cm拔除。

(2) 脓肿切开引流术:在脓肿为分割型、腹腔内曾有手术史导致的脏器粘连而无法经体外穿刺引流或者穿刺效果不佳时,可考虑经腹腔切开引流术、腹膜外脓肿切开引流术或后侧脓肿切开引流术。

(3) 肝叶切除术:适应证如下。① 病程长的慢性厚壁脓肿、用切开脓肿引流的方式难以使脓腔塌陷、长期残留无效腔、创口经久不愈者。② 肝脓肿切开引流后留有窦道长期不愈合、流脓不断、不能自愈者。③ 合并某肝段胆管结石,肝内因反复感染导致组织破坏、萎缩,失去正常生理功能者。④ 肝左外叶多发脓肿致使肝组织严重破坏者。肝叶切除治疗肝脓肿应注意术中避免炎性感染扩散到术野或腹腔,特别对于肝断面的处理要细致妥善;术野的引流要通畅,一旦局部感染,将导致肝断面出现胆瘘、出血等并发症。

四、随访及预后

(1) 随访:定期复查血常规以及B超、CT等影像学检查项目。肿瘤指标检查亦不能遗漏,以防止遗漏肝胆系统肿瘤。如有胆囊结石、胆管结石、糖尿病等诱发因素时,也需要及时处理和随访。

(2) 预后:细菌性肝脓肿患者的预后与其发病年龄、体质、原发病、脓肿数目、开始治疗的早晚、治疗的彻底性以及有无并发症等密切相关。年幼及年老患者的预后较青壮年者差,病死率也高。多发性肝脓肿的病死率明显高于单发性肝脓肿。因此,对细菌性肝脓肿治疗的关键是早期诊断、早期治疗,及时使用敏感的抗生素,有效引流脓液,彻底处理原发病灶以及加强全身支持治疗等可大大降低患者的病死率。

第二节 肝 包 虫 病

肝包虫病也称肝棘球蚴病,在我国主要流行于新疆、青海、宁夏、甘肃、内蒙古和西藏等省区。病因:绦虫寄生在狗等动物的肠道内,虫卵随粪便排出,经粪-口途径感染人。虫卵经肠内消化液作用,蚴脱壳而出,穿过肠黏膜,进入门静脉系统,大部分被阻留于肝脏内。蚴在体内经 3 周后发育为包虫囊。病程呈渐进性发展。就诊年龄以 20～40 岁为最多。包虫囊肿在肝内长大后,可压迫邻近脏器,并可发生感染、破裂播散及空腔脏器阻塞等并发症。

一、诊断要点

1. 临床症状

(1) 初期症状:不明显,偶然可发现上腹包块。

(2) 囊肿压迫所致症状:上腹部胀满感,压迫相关脏器产生症状。压迫胃肠道,出现上腹不适、食欲减退、恶心、呕吐和腹胀等症状;肝顶部的囊肿压迫肺影响呼吸;肝下囊肿压迫胆道引起阻塞性黄疸;压迫门静脉导致腹水。

(3) 并发症症状:皮肤瘙痒、荨麻疹、呼吸困难、咳嗽、发绀、呕吐、腹痛。

(4) 感染所致症状:囊肿溃破入胆管出现寒热、绞痛、黄疸;破入腹腔导致腹膜炎、过敏性休克;破入胸腔导致胸膜炎、支气管瘘。

2. 体格检查

肝区多能扪及圆形、光滑、弹性强的囊性肿物。当囊腔＞10 cm,因子囊互相撞击或碰撞囊壁常有震颤感,称包囊性震颤。若囊腔钙化,则可触及质地坚硬的实质性肿块。

3. 辅助检查

(1) 实验室检查。① 卡索尼试验:简便而实用,阳性率约 95％。以囊液抗原 0.1～0.2 ml 注射前臂皮内,15～20 min 后观察。阳性者局部呈红色丘疹,直径达 5 cm,并有伪足(即时反应);2～2.5 h 后消退;12～24 h 后继以皮肤红肿及硬结(延迟反应),持续 1～3 天。如患者血内有足量特异抗体,则抗原在皮内全部被中和,不出现延迟反应。肝病及恶性肿瘤患者偶有假阳性反应。② 补体结合实验:阳性率 70％～80％。③ 血常规:嗜酸性粒细胞增多。

(2) 影像学检查。① B 超:无创检查,作为首选。囊肿呈圆形或类圆形,壁较厚,边界清楚、光整,囊内可见子囊,其中可见光环、光团或活动光点。病变周围可有回声增强。② CT:好发于肝右叶,肝内圆形或类圆形低密度区。CT 值可在 14～25 HU,密度均匀一致,增强后无强化表现。囊肿边界清楚,囊壁及囊内分隔有增强效应,大的囊腔内可见分房结构,如子囊主要分布在母囊的周边部分呈车轮状。囊壁可见钙化,呈壳状或环状,厚薄可以规则,为肝包虫病特征性表现。感染或损伤可造成内囊分离,如内、外囊部分分离表现为双边征;如内囊完全分离、塌陷、卷缩,并悬浮于囊叶中,呈水上荷花征;偶尔完全分离脱落的内囊散开呈飘带状阴影。

二、鉴别诊断

(1) 原发性肝癌:需结合病史,AFP 加以鉴别,肝癌的 CT 表现是以推挤为主,而肝包虫病的边界不明确,比较弥散,是侵蚀性生长。

（2）肝脓肿：有寒战、高热等症状，B超可见脓肿部位呈典型的液性回声暗区或脓肿内液平面，与包虫病的囊液表现不同。

（3）肝良性囊肿：需结合病史鉴别。另外，影像学上肝包虫病的囊肿可有内囊、子囊，而肝脏良性囊肿为均匀的囊。

三、治疗原则

肝包虫病主要依靠手术治疗。手术原则是清除内囊，防止囊液外溢，消灭外囊残腔，预防感染。术前准备：静脉滴注氢化可的松 100 mg，以防术中囊液溃入腹腔引起过敏性休克。

（1）内囊摘除术。适应证：无感染的病例。手术切口在上腹包块隆起较显著处。手术大致步骤：显露包虫囊肿，用湿纱布垫保护切口与周围脏器，纱布垫上再铺一层浸有10％甲醛溶液的纱布。在无胆汁漏情况下，再注入10％甲醛溶液杀灭头节，5 min 后吸出，如此反复 2～3 次，最后将囊内液体尽量吸净。注入甲醛溶液，浓度不宜过高，以免吸收中毒和外囊内壁呈硬化性改变或坏死。囊液吸净后，外囊切口做内翻缝合，以消灭残腔。

（2）外囊敞开术。适应证：① 完全内囊摘除和穿刺内囊摘除的单纯性包虫病；② 内囊变性坏死或内囊退化以及囊壁钙化的肝包虫病；③ 合并轻度感染坏死而无全身症状的肝包虫病；④ 合并胆漏经缝合修补仅有少量胆汁渗出的肝包虫病。此术式适应证广泛，术后远、近期疗效好，无残腔形成。但一定要按无瘤原则进行，选好、用好局部化疗药，掌握适应证。

（3）袋形缝合术。适应证：已有感染的囊肿。在彻底清除内囊和囊腔内容物后，将外囊囊壁全层缝合于切口周围腹壁，腔内用纱布填塞引流。手术后常形成感染窦道，经久不愈。

（4）肝切除术。适应证：囊周切除术不能清除或已无法恢复正常的病变肝组织，包括囊肿已破坏整肝段、叶或半肝；在肝叶或肝段中有大量多发性包囊，相互重叠使包囊间的正常肝实质的功能难以保留；肝实质内的包虫囊突破某些肝段或肝区的胆管，造成无法控制的胆漏。具体包括：① 局限于肝左外叶或右半肝，体积巨大、单一、囊壁坚厚或钙化不易塌陷，而病侧肝组织已萎缩；② 局限于肝的一叶的多发性囊肿；③ 引流后囊腔经久不愈，以致遗留瘘管；④ 囊肿感染后形成厚壁的慢性脓肿；⑤ 局限的肝泡状棘球蚴病。

（5）腹腔镜摘除术。① 适应证：肝包虫囊腔直径<10 cm 且无腹腔多脏器包虫病和包虫腔无合并感染。② 禁忌证：肝深位或后位的包虫病；包虫腔合并感染；对位于肝实质深部难以切除的小包囊（直径<4 cm）可行保守治疗。

（6）肝移植。适应证：肝泡型包虫病，有肝门、下腔静脉的侵犯无法切除者。通过采用"背驮式"原位肝脏移植手术和先转流后游离肝周同种原位肝移植等技术，可成功治疗肝泡型包虫病，并且晚期肝包虫病是肝移植的良好指征。

（7）其他术式。如外囊-空肠-Roux-Y 吻合内引流术、包虫囊肿切除术、肝叶、肝部分切除术、大网膜填塞外囊腔等术式只适用于特殊类型的患者。

四、随访及预防

术后应定期随访 B 超、CT 等影像学检查。在畜牧区广泛开展有关包虫病知识的宣传；消灭野犬，加强家犬的管理，儿童勿玩耍犬；防止犬粪污染草场、饲料、水源，预防羊群染病，加强宰杀管理，病死的羊尸应深埋或焚毁；注意个人卫生；保护水源，搞好环境卫生。

第三节　肝 血 管 瘤

肝血管瘤是一种较为常见的肝脏良性肿瘤，临床上以海绵状血管瘤最多见，患者多无不适症状，常在 B 超检查或在术中发现。依据病理学可分为 4 型：① 海绵状血管瘤；② 硬化性血管瘤；③ 血管内皮细胞瘤；④ 毛细血管瘤。按照肿瘤大小分为：① 小血管瘤，直径＜5 cm；② 血管瘤，直径 5～10 cm；③ 巨大血管瘤，直径 10～15 cm；④ 特大血管瘤，直径＞15 cm。

一、诊断要点

1. 临床症状和体格检查

肝血管瘤多无明显不适症状，当血管瘤直径＞5 cm 时，可出现下列症状。

（1）腹部包块：仅向肝外生长或较大的血管瘤可触及包块。包块有囊性感，无压痛，表面光滑或不光滑；在包块部位听诊时，偶可听到传导性血管杂音。

（2）胃肠道症状：不典型，可有右上腹隐痛、食欲不振、恶心、呕吐、嗳气、食后胀饱等消化不良症状。

（3）压迫症状：巨大血管瘤可压迫周围脏器。压迫食管下端，导致吞咽困难；压迫肝外胆道，导致阻塞性黄疸；压迫门静脉系统，导致脾大和腹水；压迫肺，导致呼吸困难和肺不张；压迫胃和十二指肠，导致消化道症状。

（4）破裂出血：最为危急，以上腹部剧痛、出血和休克为首发症状，多为生长于肋弓以下较大的肝血管瘤因外力导致破裂出血。

（5）卡萨巴赫-梅里特综合征（Kasabach - Merritt 综合征）：巨大血管瘤内血液滞留，大量消耗红细胞、血小板、凝血因子Ⅱ、Ⅴ、Ⅵ和纤维蛋白原，导致凝血功能异常，可进一步发展成弥散性血管内凝血（DIC）。

（6）其他：游离在肝外生长的带蒂血管瘤扭转时可发生坏死，出现腹部剧痛、发热和虚脱；个别患者可因血管瘤巨大伴有动静脉瘘形成，回心血量增多，导致心力衰竭。

2. 辅助检查

实验室检查无特异性项目，主要依靠影像学检查。

（1）B超检查。① 普通超声：表现为高回声，呈低回声者多有网状结构，密度均匀，形态规则，界限清晰。较大的血管瘤切面可呈分叶状，内部回声仍以增强为主，可呈管网状或出现不规则的结节状或条块状的低回声区，有时还可出现钙化高回声及后方声影，系血管腔内血栓形成、机化或钙化所致。② 超声造影：表现为动脉期于周边出现结节状或环状强化，随时间延长逐渐向中心扩展，此扩展过程缓慢，门脉期及延迟期病灶仍处于增强状态，回声等于或高于周围肝组织。

（2）螺旋CT检查。① 平扫：检查表现为肝实质内境界清楚的圆形或类圆形低密度病灶，少数可为不规则形。CT值：30 HU，偶见钙化；毛细血管性血管瘤常多发，直径 < 20 mm；海绵状血管瘤多为单发，直径 > 30 mm。② 增强：动脉期以边缘强化为主，局灶性分布的结节增强；延迟扫描期造影剂逐渐由边缘向中央弥散，最后变为等密度，少数患者呈高密度影；也有少数患者出现中央低密度区，呈圆形、卵圆形或者裂隙状。

（3）MRI检查。T_1 加权像呈低信号；T_2 加权像呈高信号，且强度均匀，边缘清晰，与周围肝脏反差明显，即"灯泡征"。

二、鉴别诊断

（1）原发性和转移性肝癌：原发性肝癌患者有乙型肝炎、肝硬化病史，有肝功能异常和AFP升高的情况；转移性肝癌往往是多发性，常常有消化系统的原发病灶，可通过胃肠镜诊断，而转移灶可通过CT等影像学检查加以鉴别。

（2）肝包虫病：结合既往病史鉴别，在实验室检查方面，卡索尼试验、补体结合实验以及影像学检查发现特异性的内囊、多囊等表现加以鉴别。

（3）肝囊肿：增强CT下表现为囊肿无增强。

（4）肝脏局灶性结节增生（FNH）：螺旋CT即可诊断，具有高度富血供的性质。CT平扫，呈现等密度或者低密度。CT增强，动脉期示除中心瘢痕外明显强化且均匀一致；门脉期示稍高密度或者等密度，中心的瘢痕不强化；延迟相示稍高密度或者等密度，中心的瘢痕不强化。

三、治疗原则

大多数无症状的肝血管瘤患者仅需随访，无须治疗。是否需要治疗取决于血管瘤的生长速度、临床症状和是否有破裂出血，而不仅仅依靠血管瘤的大小。

1. 非手术治疗

（1）肝动脉栓塞术（TAE）：基于肝血管瘤主要由肝动脉供血，栓塞动脉后瘤体内可形成血栓，血栓机化、纤维化使瘤体形成纤维瘤样结构而达到缩小、硬化血管瘤的目的。

（2）肝血管瘤微波固化术及射频治疗：利用微波可转化为热能而使周围组织凝结，使瘤体局部萎缩、变硬，达到固化血管瘤的目的。

2. 手术治疗

(1) 指征：① 任何分型的肝血管瘤合并自发破裂出血、失血性休克；② 有明显临床症状，如腹痛、腹部肿块或合并消耗性凝血病（血管瘤-血小板减少综合征）；③ 伴包膜下大血管瘤的计划怀孕妇女，建议行预防性手术切除，可避免怀孕期间血管瘤破裂出血的风险；④ 急症需紧急处理的救命处置；⑤ 无法区别良恶性的病变，特别是合并乙型肝炎和肝硬化者；⑥ 对于无症状，但强烈要求手术治疗的患者仍不推荐手术。

(2) 术式：一般行血管瘤摘除，较大者可行规则的肝段切除。

四、随访及预后

手术治疗如无并发症则预后良好，术后定期复查 B 超和 CT 等影像学检查。

第四节　原发性肝癌

原发性肝癌是我国常见的恶性肿瘤之一，高发于东南沿海地区。我国肝癌患者的中位年龄为 40~50 岁，男性比女性多见。按病理分为肝细胞肝癌（＞90%）、胆管细胞癌和混合细胞癌。肿瘤形态可分为结节型、巨块型和弥漫型肝癌。在我国，肝癌多在乙型肝炎、肝硬化的基础上发展而来。

一、诊断要点

1. 临床症状

(1) 肝区疼痛：是半数以上肝癌患者的首发症状，多为持续性钝痛、刺痛或胀痛，主要是由于肿瘤迅速生长，使肝包膜张力增加所致。位于肝右叶顶部的癌肿累及横膈，则疼痛可牵涉至右肩背部。当肝癌结节发生坏死、破裂，可引起腹腔内出血，出现腹膜刺激征等急腹症表现。

(2) 全身和消化道症状：早期症状不典型，有乏力、消瘦、食欲减退、腹胀等，部分患者可伴有恶心、呕吐、发热、腹泻等症状；晚期则出现贫血、黄疸、腹水、下肢水肿、皮下出血及恶病质等。

(3) 肝大：呈进行性，质地坚硬，边缘不规则，表面凹凸不平呈大小结节或巨块。

(4) 肝癌转移症状：肝癌如发生肺、骨、脑等处转移，可产生相应症状。少数患者可有低血糖症、红细胞增多症、高血钙和高胆固醇血症等特殊表现。原发性肝癌的并发症主要有肝性昏迷、上消化道出血、癌肿破裂出血及继发感染。

2. 体格检查

(1) 进行性肝大：最常见。癌肿在右肋下或剑突下，上腹部可呈局限性隆起或饱满，肝脏质地硬，表面高低不平，有大小不等的结节或巨块，边缘钝而不整齐，常有不同程度的压痛；右叶肝癌，肝上界上移，肋下肝大但无结节；左叶肝癌，剑突下肿块；如左外叶肝癌，肿块右侧有较明显的切迹。在肝区肿瘤部位可闻及吹风样血管杂音，这也是肝癌的一个特征性体征。

（2）黄疸：晚期症状，多为阻塞性黄疸，因癌肿压迫或侵入胆管，或肝门转移性淋巴结肿大压迫胆总管造成阻塞所致；少数为肝细胞性黄疸，由于癌组织肝内广泛浸润或合并肝硬化或慢性活动性肝炎引起。

（3）门脉高压和腹水：形成原因如下。① 肝癌常伴有肝硬化；② 癌肿侵犯门静脉形成癌栓，两者均可使门静脉压力增高，从而出现腹水、脾大、侧支循环开放，腹壁静脉显露等。血性腹水常因癌肿侵犯肝包膜或癌结节破裂所致，因腹膜转移所致。

（4）其他：蜘蛛痣、肝掌、皮下出血、男性乳房发育、下肢水肿等。

3. 辅助检查

（1）实验室检查。① 血清甲胎蛋白（AFP）测定：有相对特异性。放射免疫法测定持续血清 AFP ≥ 400 μg/L，并能排除妊娠、活动性肝病等，即可考虑肝癌的诊断。临床上约30%的肝癌患者 AFP 为阴性。如同时检测 AFP 异质体，可提高阳性率。② 血液酶学及其他肿瘤标志物检查：肝癌患者血清中 γ-谷氨酰转肽酶及其同工酶、异常凝血酶原、碱性磷酸酶、乳酸脱氢酶同工酶可高于正常水平，但缺乏特异性。

（2）影像学检查。① 超声检查：无创、费用低，作为筛查首选，可显示肿瘤的大小、形态、所在部位以及肝静脉或门静脉内有无癌栓，其诊断符合率可达90%。② CT 检查：具有较高的分辨率，对肝癌的诊断符合率可达90%以上，可检出直径约 1.0 cm 的微小癌灶。平扫时大多数癌灶表现为圆形、卵圆形、分叶状或不规则形低密度改变，也可为等密度或混杂密度。在癌灶周边表现环形透亮带即晕圈征或假包膜征，是肝癌的特征性表现；常规增强后的表现与癌灶血供有关，在动脉期内曲线呈速升速降型。肝癌的 CTA 检查可发现包膜征，亦称晕征；癌灶在动脉期强化显著；20 s 后癌灶密度减低，周边呈环状增强，约60 s 后消失，是肝癌特异征象。CTA 在评价癌灶数目和分布部位时优于血管造影。③ 磁共振成像（MRI）：诊断价值与 CT 相仿，对良、恶性肝内占位病变，特别与血管瘤的鉴别优于 CT。④ 选择性腹腔动脉或肝动脉造影检查：对血管丰富的癌肿，其分辨率低限约 1 cm，对直径 < 2.0 cm 的小肝癌其阳性率可达90%。由于属创伤性检查，必要时才考虑采用。

（3）肝穿刺行针吸细胞学检查。在 B 型超声导引下行细针穿刺，有助于提高阳性率。适用于经过各种检查仍不能确诊肝癌，但又高度怀疑者。

二、鉴别诊断

出现典型临床表现的患者已属于晚期，因此早期诊断更为重要。对凡有肝病史的中年人，尤其是男性患者，如有不明原因的肝区疼痛、消瘦、进行性肝大，应做 AFP、B 超等有关检查做出诊断。AFP 持续低浓度增高但转氨酶正常，往往是亚临床肝癌的主要表现。

在排除活动性肝病、妊娠、生殖腺胚胎瘤的情况下，如 AFP＞500 μg/L（对流法）或 AFP＞200 μg/L（定量法）持续 8 周，可诊断为原发性肝癌。需要与肝癌鉴别的疾病如下。

（1）肝脓肿：有细菌或阿米巴原虫感染史。发热、肝大有明显压痛的症状相似于肝癌，但表面光滑、质地无肝癌坚硬。B 超可显示液性暗区。肝穿刺有脓液，常规检测及培养可找到细菌或阿米巴滋养体，且针对病原体治疗有效。

（2）原发性肝癌：若肝硬化患者有明显的肝大、质硬的大结节或肝萎缩变形，而 B 超、CT 检查发现占位性病变，则肝癌的可能性极大，应反复检测 AFP 水平。若 AFP 与 ALT 曲线分离或 AFP 持续升高，应考虑为原发性肝癌。

（3）继发性肝癌：原发于胃肠道、呼吸道、泌尿生殖道、乳房等处的癌灶，常转移至肝脏。与原发性肝癌相比，病情发展较慢、肝区痛不明显、很少有 HBsAg 阳性及肝硬化，一般 AFP 为阴性，关键在于病理检查及找到肝外原发癌。

（4）肝非癌性占位性病变：肝血管瘤、多囊肝、包虫病等可用 B 超、CT、MRI 等检查辅助诊断，必要时腹腔镜能辅助诊断。

（5）其他上腹部肿物：腹膜后的软组织瘤，来自肾、肾上腺、胰腺、结肠等处的肿瘤也可在上腹部呈现包块。但 AFP 应为阴性，B 超、CT 等检查有助于鉴别诊断。必要时，腹腔镜检查甚至剖腹探查方能确诊。

三、治疗原则

1. 非手术治疗

（1）放疗：主要采用钴-60 γ 射线或电子直线加速器的 X 射线、高能射线等手段行放疗。对肝癌的照射方法和范围由原来的全肝照射—局部照射—全肝移动照射—手术定位局部照射和超分割照射等。

（2）化疗：全身给药疗效甚微，近年来改变了化疗的给药途径，行肝动脉化疗并栓塞，使肝癌的化疗效果有明显的提高。目前认为插管化疗优于全身联合化疗，联合化疗优于单药化疗。肝动脉插管化疗被认为是不宜手术治疗肝癌患者的最好疗法。

（3）介入放疗：20 世纪 80 年代兴起并得到迅速发展的经皮腔超选择性肝动脉灌注化疗和栓塞的介入放疗技术发挥着至关重要的作用。无论是早期局限性肝癌或是中晚期肝癌治疗，此介入放疗技术都是决定性的治疗方法，必不可少。

（4）免疫治疗：近年来应用较多的有干扰素、白细胞介素-2、淋巴因子激活的杀伤细胞等，单用或联合其他疗法可程度不同地提高肝癌的治疗效果。

（5）无水乙醇（酒精）癌灶瘤内注射：近年来，在 B 超引导下无水酒精注射治疗肝癌的临床报道很多。此种疗法在缩小病灶、控制和延缓肿瘤生长方面有较明显的效果，由于采用此疗法不需特殊条件，操作方法简便，并发症少，患者痛苦小，费用低，所以临床使用很普遍。

（6）激光光动力学治疗：超声引导下进行肝癌局部激光照射并同时注入化疗药物取

得了较好的效果。射频、冷冻及微波治疗技术的病例选择。① 患者一般情况较好，无明显心、肺、肾等重要脏器器质性病变，功能状况良好，或仅有轻度损害。② 肝功能正常，或仅有轻度损害，按肝功能分级属 1 级或 2 级。③ 单个癌灶或癌灶在 5 个以内，肿瘤直径 <5 cm。④ 肝切除术后近期复发的肝癌，不适宜或患者不愿接受再次肝切除者。这些技术可以在 B 超引导下经皮肝穿刺进行治疗，也可在手术中应用。将这些技术用于肝切除术中肝创面的处理，不仅可以消灭创面处残存的癌细胞，而且还有帮助创面止血的作用，增加了手术的安全性。

（7）靶向治疗：近年来，随着分子生物学技术的发展和对发病机制从细胞、分子水平的进一步认识，肿瘤靶向治疗已经进入了一个全新的时代。分子靶向治疗也是治疗肝癌的一个新兴治疗方法。索拉菲尼是一种新型多靶向性的治疗肿瘤的口服药物，可以同时发挥抗血管生成和抗肿瘤细胞增殖的双重作用，用于治疗无法手术或远处转移的肝细胞癌。研究表明，索拉非尼单药或联合细胞毒性化疗药物，可以抑制肝癌的生长和转移。

（8）质子治疗：广泛应用在原发性肝癌的临床治疗。质子放疗与普通的 X 射线的光子放疗不同，质子放疗的优势：一是有效避免 X 射线对癌灶主要功能区的照射，在入射皮肤时几乎没有剂量的损失；二是质子射线具有布拉格峰，它可以精准地到达体内特定位置的肿瘤，在肿瘤部位实行大剂量爆破，能够有效杀死癌细胞，肿瘤后方没有照射，对后方的组织没有伤害。

2. 手术治疗

随着现代肝脏外科手术技术的进步，肿瘤大小并不是手术的关键限制因素。能否切除和切除的疗效不仅与肿瘤大小和数目有关，还与肝脏功能、肝硬化程度、肿瘤部位、肿瘤界限、有无完整包膜及静脉癌栓等有非常密切的关系。原发性肝癌的外科治疗包括肝切除术和肝移植术。肝切除术包括以下基本原则。① 彻底性：完整切除肿瘤，切缘无残留肿瘤；② 安全性：最大限度保留正常肝组织，降低手术病死率及手术并发症发生率。在术前应对肝功能储备进行评价，通常采用 Child - Pugh 分级评价肝实质功能，采用 CT 和（或）MRI 计算余肝体积。在术前，需认真对患者的全身情况和肿瘤的局部情况做详细的评估，然后按手术指征做出手术决策。

1）患者一般情况

（1）无明显心、肺、肾等重要脏器器质性病变。

（2）肝功能正常或仅有轻度损害（Child - Pugh A 级）；或肝功能分级属 B 级，经短期护肝治疗后恢复到 A 级。

（3）肝储备功能（如 ICGR15）正常范围。

（4）无广泛肝外转移性癌灶。

2）肿瘤局部情况

（1）根治性肝切除指征：① 肿瘤数目≤2 个；② 无门脉主干及一级分支、总肝管及一级分支、肝静脉主干及下腔静脉癌栓;③ 无肝内、外转移,完整切除肉眼所见肿瘤,切缘无残癌;④ 术后影像学检查未见肿瘤残存,术前 AFP 阳性者术后随访 2 个月内血清 AFP 降至正常水平。包括:单发的微小肝癌(直径≤2 cm);单发的小肝癌(直径 2~5 cm);单发的向肝外生长的大肝癌(直径>5 cm 且≤10 cm)或巨大肝癌(直径>10 cm),表面较光滑,周围界限较清楚,受癌灶破坏的肝组织少于 30%;多发性肝癌,癌结节少于 3 个,且局限在肝脏的一段或一叶内。

(2) 姑息性肝切除指征:① 3~5 个多发性肿瘤,超越半肝范围者做多处局限性切除;或肝癌局限于相邻 2~3 个肝段或半肝内,影像学显示无瘤侧肝脏组织明显代偿性增大(达全肝的 50%以上);② 左半肝或右半肝的大肝癌或巨大肝癌,边界较清楚,第一、二肝门未受侵犯,影像学显示无瘤侧肝脏明显代偿性增大(达全肝组织的 50%以上);③ 位于肝中央区(肝中叶Ⅳ、Ⅴ、Ⅷ段)的大肝癌,无瘤肝脏组织明显代偿性增大(达全肝的 50%以上);④ Ⅰ或Ⅷ段的大肝癌或巨大肝癌。

(3) 关于淋巴结转移和脏器浸润的处理原则:肝门部有淋巴结转移者,如原发性肝脏肝癌可切除,应做肿瘤切除,同时进行肝门部淋巴结清扫;淋巴结难以清扫者术后可进行放疗。周围脏器(结肠、胃、膈肌或右肾上腺等)受侵犯,如原发性肝脏肿瘤可切除,应连同肿瘤和侵犯脏器一并切除。远处脏器单发转移性肿瘤(如单发肺转移)可同时行原发性肝癌切除和转移癌切除术。

(4) 原发性肝癌合并门静脉癌栓和(或)腔静脉癌栓的手术指征。① 按原发性肝癌肝切除手术适应证的标准判断,肿瘤是可切除的。② 癌栓充满门静脉主支和(或)主干,进一步发展很快将危及患者生命。③ 估计癌栓形成的时间较短,尚未发生机化。上述病例适合行门静脉主干切开取癌栓术,同时行姑息性肝切除。④ 如癌栓位于肝段级以上小的门静脉分支内,可在切除肝癌的同时连同该段门静脉分支一并切除;如做半肝切除,可开放门静脉残端取癌栓,不必经切开门静脉主干取栓。⑤ 如术中发现肿瘤不可切除,可在门静脉主干切开取癌栓术后,术中行选择性肝动脉插管栓塞化疗或门静脉插管化疗、冷冻治疗或射频治疗等。⑥ 合并腔静脉癌栓时,可在全肝血流阻断下行切开腔静脉取癌栓,并切除肝癌。

(5) 原发性肝癌合并胆管癌栓的手术指征:① 患者一般情况的要求同肝切除术。应注意的是,此类患者有阻塞性黄疸,判断肝功能分级应强调患者全身情况、A/G 比值和凝血酶原时间等;② 按原发性肝癌肝切除手术适应证的标准判断,肿瘤可切除;③ 癌栓位于左肝管或右肝管、肝总管、胆总管;④ 估计癌栓形成的时间较短,尚未发生机化;⑤ 癌栓未侵及健侧 2 级以上胆管分支,上述病例适合行胆总管切开取癌栓术,同时行姑息性肝切除;⑥ 如癌栓位于肝段级以上小的肝管分支内,可在切除肝癌的同时连同该段肝管分支一并切除,不必经切开胆总管取癌栓;⑦ 术中发现癌灶不可切除,可在切开胆总管取癌栓术后,术中行选择性肝动脉插管栓塞化疗、冷冻或射频治疗等。

(6) 原发性肝癌合并肝硬化门静脉高压症的手术适应证:① 无明显心、肺、肾等重要脏器器质性病变;② 肝功能正常,或仅有轻度损害,按肝功能分级属Ⅰ级;或肝功能属Ⅱ级,经短期护肝治疗后有明显改善,肝功能恢复到Ⅰ级;③ 肝储备功能(如 ICGR15)在正常范围以内;④ 无肝外转移性癌灶。

(7) 关于肝内微小病灶的治疗:部分微小病灶经影像学检查或术中探查都不能被发现,致使肝切除后复发率升高。如果怀疑切除不彻底,那么术后采用经导管肝动脉化疗栓塞(TACE)是理想的选择,因除了治疗的意义外,还有检查残留癌灶的意义。如有残留癌灶,应及时采取补救措施。此外,术后病例应进行肝炎病毒载量(乙肝病毒 DNA/丙肝病毒 RNA)检查,如有指征,应进行抗病毒治疗,以减少肝癌再发的可能。

(8) 肝移植:目前,我国每年大约开展了 4 000 例肝移植手术,其中肝癌患者比例高达 40%。在我国,肝癌患者行肝移植仅作为补充治疗,用于无法手术切除,不能进行射频、微波和 TACE 治疗,肝功能不能耐受的患者。关于肝移植适应证,国际上主要采用米兰(Milan)标准和加州大学旧金山分校(UCSF)标准;而国内尚无统一标准,已有多家单位提出了不同标准,主要有上海复旦标准、杭州标准及成都标准等。这些标准对于无大血管侵犯、淋巴结转移及肝外转移的要求比较一致,但对肿瘤的大小和数目的要求不尽相同。我国的标准扩大了肝癌患者行肝移植的适应证范围,能使更多的肝癌患者因手术受益,可能更符合我国国情和患者的实际情况,但有待于依据高水平的循证医学证据形成相对统一的中国标准。

外科治疗手段主要是肝切除和肝移植,如何选择目前尚无统一的标准。一般认为,对于局限性肝癌,如果患者不伴有肝硬化,则应首选肝切除;如果合并肝硬化,肝功能失代偿(Child-Pugh C 级)且符合移植条件,应首选肝移植;对于可切除的局限性肝癌且肝功能代偿良好(Child-Pugh A 级),是否进行肝移植目前争议较大。欧洲专家支持首选肝移植,理由是肝切除的复发率高,符合 Milan 标准的肝移植患者的长期生存率和无瘤生存率显著优于肝切除患者。就某一患者而言,强调根据具体情况综合评价分析,并制订手术方案。此外,对于可切除的肝癌,即使影像学表现为局限性可切除肝癌也应进行术前血管造影,因其可发现其他影像学检查手段无法发现的病灶,还可明确有无血管侵犯。

四、随访及预后

随着原发性肝癌早期诊断、早期治疗和肝外科手术技术的进步,总体疗效有所提高。但肝癌即使获得根治性切除,5 年内仍有 60%~70%的患者出现转移复发,术后应定期进行 AFP 检测及超检查,以尽早发现肝癌的复发和转移。

第五节 门静脉高压

门静脉高压是一组由门静脉压力持久性增高引起的临床症候群。大多数由肝硬化引起,少数继发于门静脉主干或肝静脉梗阻以及原因不明的其他因素。当门静脉血不能顺利通过肝脏回流入下腔静脉就会引起门静脉压力增高。表现为门-体静脉间交通支开放,大量门静脉血在未进入肝脏前就直接经交通支进入体循环,从而出现腹壁和食管静脉扩张、脾脏肿大和脾亢、肝功能失代偿、肝性脑病和腹水等。最为严重的是食管和胃底静脉扩张,一旦破裂会引起急性上消化道出血、休克甚至危及生命。门静脉高压病因各异,发病原因未完全阐明。

一、诊断要点

1. 临床症状

(1)脾大和脾功能亢进:充血性脾大是最主要、最早出现的体征;脾大伴脾功能亢进时出现"三系降低";并常见并发贫血、发热、感染及出血等症状。

(2)腹腔积液:肝硬化晚期出现门静脉高压时,常伴发腹腔积液,其量往往超过500 ml,多在1～4 L,甚至5～6 L。腹腔积液继发于上消化道大出血、感染、酗酒等,致肝功能迅速恶化,血浆白蛋白明显下降,去除诱因后腹腔积液较易消除;也常无明显诱因,先有间歇性腹胀,数月后腹腔积液持续增加,不易消除。腹腔积液量少时仅有轻度腹胀感;随着量的增多,腹胀加重,并有食欲不振、尿少,甚至因过度腹胀引起腹肌疼痛或呼吸困难、心功能障碍及活动受限。

(3)门-体侧支循环的形成:门-体侧支循环的建立和开放是门静脉高压的独特表现,不仅是诊断门静脉高压的重要依据,而且具有重要的临床意义。① 出血:是门-体侧支循环形成静脉曲张后破裂引起的,是严重的并发症。② 门-体分流性脑病:占10%～20%,肝细胞代偿功能尚佳,但肠道产生的毒性物质未经肝脏代谢,经肝外门-体侧支循环分流直接进入体循环,引起自发性门体分流性脑病,是肝性脑病的一种类型,患者多在摄入大量蛋白质后出现神经精神症状,限制蛋白质摄入病情常可自行缓解。③ 腹壁和脐周静脉曲张:呈海蛇头状称水母头征;沿静脉可触及震颤或闻及杂音,称之为克-鲍综合征(Cruveilhier-Baumgarten syndrome)。④ 门静脉高压性胃肠血管病:是指长期门静脉高压所导致的胃肠黏膜血管病变,其发病部位依次为胃、小肠、大肠和直肠;根据发病部位分为门静脉高压性胃病和门静脉高压性肠病(PHC)。门静脉高压性胃病患者常发生胃黏膜炎症、糜烂和溃疡,总发生率约为90%,是并发上消化道出血的重要原因之一;PHC常伴有下消化道急、慢性出血的潜在因素。

2. 体格检查

(1)肝病面容:灰暗、消瘦、皮肤粗糙、贫血貌等。

(2)黄疸:出现说明肝细胞损害严重,对预后判断有一定意义。

(3)胸腹水:说明已到肝硬化晚期。患者直立时下腹饱满,仰卧时蛙状腹,脐至剑突距离增大,脐至耻骨联合距离缩短;腹壁可有妊娠样白纹,甚或紫纹;腹壁、下肢或全身性凹陷性水肿,甚或阴囊水肿;胸膝卧位叩诊可发现300 ml腹腔积液,如有移动性浊音或波动感,腹腔积液已超过 1 000 ml,大量腹腔积液时腹壁变薄,血管显露或怒张,可并发脐疝、股疝、切口疝、膈疝甚或胸腔积液。

(4) 蜘蛛痣、肝掌。

(5) 腹壁和脐周静脉曲张。

(6) 脾肿大。

(7) 肝脏肿大和萎缩、结节:肝硬化早期肝脏可触及肿大,中等偏硬;晚期萎缩,表面可呈结节状。

(8) 内分泌功能失调导致睾丸萎缩、男性乳房发育等。

(9) 皮肤、黏膜的出血征象等。

3. 辅助检查

(1) 实验室检查:血常规、尿液、粪便、肝功能、免疫学检查及其肝纤维化的血清标志物检查等;腹腔穿刺抽取腹水,对腹水行常规、生化、细菌培养及瘤细胞检查。

(2) 影像学检查。① 超声检查:优势在于无创、价廉,可行实时成像、二维超声和彩色多普勒血流成像相结合对门静脉高压检查,包括腹部 B 型实时超声、内镜超声检查、脉冲超声多普勒、彩色超声多普勒。二维超声检查显示曲张静脉呈蜂窝状、网络状或葡萄状无回声结构,而在曲张静脉的异常结构中检测到红蓝相间的彩色血流信号及连续性低流速带状门脉样血流频谱。② X 线钡餐造影:无创、直观,是临床首选 X 线片检查方法,可显示主动脉弓以下食管黏膜呈虫蚀样或串珠样充盈缺损,在食管蠕动时上述现象消失,以区别食管癌。对疑似患者,检查时作 Valsalva 动作或注射 654 - 2 可提高检出率。③ CT 检查:可清晰显示硬化肝脏的外形、轮廓变化,以及肝实质及肝内血管改变,可准确测定肝脏容积。CT 扫描图像可明确提示门静脉系有无扩张及各侧支血管的形态变化,注入造影剂之后可显示有无离肝血流。④ MRI 检查:可清晰显示门静脉及其属支的开放情况,对门-体侧支循环的检出率与动脉-门静脉造影符合率高。MRI 可以比较清晰地显示门静脉及其属支的血栓及门静脉的海绵状变形,对肝外门静脉高压的诊断具有重要意义。⑤ 血管造影:创伤性检查,能了解肝动脉、肝静脉、门静脉和下腔静脉形态、分支及病变。肝固有动脉及左、右肝动脉造影可以避免与其他血管重叠,使病变显影更清晰。⑥ 内镜检查:能够直接观察到曲张静脉,在出血时亦可通过胃镜进行食道曲张静脉结扎或硬化剂等操作和治疗。⑦ 门静脉压力测定和食管曲张静脉压力测定(EVP)。⑧ 全肝血流量测定、肝动脉和门静脉血流分数的测定。

(3) 肝组织活检:是诊断肝硬化的"金标准",通过细针穿刺或腹腔镜直视下活检、剖腹探查或经静脉活检等获得活检标本,进行组织学诊断。

二、鉴别诊断

(1) 特发性门静脉高压:又称班替综合征(Banti's syndrome),病因不明。肝脏组织学上显示肝脏闭塞性门静脉病。起病隐匿,多以左上腹肿块为主诉就诊,也有消化道出血、贫血、水肿等症状。体格检查可见脾大、贫血貌、肝不大,少数见腹壁静脉曲张,黄疸、腹水以及肝性脑病少见。分流或断流术治疗效果好,确诊需肝组织活检。

（2）布-加综合征（Budd-Chiari syndrome）：由于肝静脉、肝段下腔静脉血栓或者癌栓形成,膜性狭窄、闭塞或者心脏疾患均可引起肝静脉流出道梗阻,使得肝脏出现肝窦淤血、出血、坏死等病理变化,最终导致窦后性门脉高压的一组临床综合征。根据肝静脉还是下腔静脉梗阻分别可出现肝大、腹水以及下肢水肿、溃疡、色素沉着等症状。本病可通过影像学检查可诊断,手术及非手术治疗均可改善预后。

（3）肝小静脉闭塞症：由于中毒、放疗、药物等因素导致肝内中央静脉和小叶下静脉内皮肿胀或纤维化,引起管腔狭窄甚至闭塞。由于肝静脉流出道阻塞引起肝大、腹水、水肿,急性期可见肝功能异常。本病患者约半数在2～6周内恢复,20%死于肝衰竭,少数可发展为门静脉高压,诊断依靠肝脏组织活检。

（4）脾大：主要是在各类血液系统疾病和淋巴系统疾病（白血病、淋巴肉瘤、特发性血小板减少性紫癜等）、慢性血吸虫病、类风湿性关节炎等基础上发生脾大。

三、治疗原则

门静脉高压的治疗原则是早期、持续和终身治疗。治疗方案的制订必须依据发病原因、病理生理、血流动力学、肝脏功能等诸多因素。外科治疗的首要目的是解决食管胃底静脉曲张而引起的破裂出血,其次是解决脾大及脾功能亢进。

对于保守治疗失败者,选用介入或手术急诊减压治疗;对于预防再出血者,以内镜治疗和药物治疗为主,最后考虑介入和手术治疗;对于终末期肝硬化门静脉高压者,可行肝移植治疗。

1. 非手术治疗

（1）一般治疗：门静脉高压患者病情稳定且无明显其他并发症时,以针对病因或相关因素治疗为主,包括休息、饮食、病因治疗,支持治疗,护肝、降酶、退黄治疗等。

（2）降低门静脉压的药物治疗：可降低门静脉及其曲张静脉压力,需要早期、持续和终身治疗以减少并发症,降低病死率。用于降低门静脉压力的药物主要有三大类：血管收缩药物（如垂体后叶素、生长抑素、普萘洛尔等）、血管扩张药物（如酚苄明,酚妥拉明、可乐定等）及其他药物（如速尿等）。

（3）内镜治疗：急诊内镜治疗对门静脉高压所致的食管胃底曲张静脉破裂出血的疗效显著,内镜下套扎加小剂量硬化剂联合治疗优于单纯使用硬化剂;再在胃底的曲张静脉延伸部分注射组织黏合剂,效果更好。① 硬化疗法：通过在曲张静脉旁黏膜下注射硬化剂,使黏膜下静脉周围纤维化,压迫静脉阻断血流;或在曲张静脉内注射硬化剂,使静脉血管内形成血栓,静脉管壁增厚闭塞。常用的硬化剂有乙氧硬化醇、鱼肝油酸钠、十四烷基硫酸钠、乙醇胺油酸盐及无水乙醇等。② 套扎疗法：在直视下应用特制的弹性橡皮圈结扎食管曲张静脉,使黏膜及黏膜下层局部缺血性坏死、静脉闭塞、局部坏死脱落、肉芽组织增生、形成瘢痕、消除食管静脉曲张。方法有外套管单发皮圈结扎和多发皮圈结扎。③ 组织黏合剂栓塞疗法：在 X 线监视下，将组织黏合剂联合油酸氨基乙醇直接注入曲张静脉，起到立即固化闭塞血管、控制出血的目的。④ 金属夹止血疗法：在内镜直视下将特制的金属夹用金属夹推送器直接钳夹曲张静脉，可迅速消除曲张静脉、控制出血。由于不会引起黏膜组织的凝固、变性、坏死，止血效果快，特别适用于老年危重患者。

（4）介入治疗：① 经颈静脉肝内门腔内支架分流术（TIPSS）；② 经皮肝穿刺门静脉分支栓塞术（PIE）；③ 经皮经肝门静脉栓塞术（PTO）；④ 经回结肠静脉栓塞术（TIO）；⑤ 脾动脉栓塞术；⑥ 经气囊导管闭塞法逆行性静脉栓塞术（B-RTO）；⑦ 双重气囊闭塞下栓塞治疗术（DBOE）；⑧ 经肠系膜上动脉灌注垂体后叶素治疗术。

（5）三腔二囊管压迫止血法：是传统的治疗食管胃底静脉曲张破裂出血的压迫止血法。由于食管胃底静脉曲张破裂出血来势凶猛、出血量大，紧急应用三腔二囊管局部压迫止血可起到较好的暂时疗效，可为内镜、介入或手术治疗创造条件。

2. 手术治疗

手术治疗并不能根治门脉高压，而是治疗各种并发症，主要目的包括：预防和治疗食管胃底静脉曲张并破裂出血；治疗顽固性腹水；切除巨脾，恢复患者的劳动能力；消除脾功能亢进。门静脉高压症的手术方式主要包括分流术、断流术和减流术（脾切除术）等。分流术和断流术各具优势和弊端，且有明显的互补性。

分流术止血效果好，再出血率低，但术后常常发生肝功能衰竭。断流术为胃底贲门周围血管离段术，操作简单、创伤小，远期及近期止血效果满意，且肝性脑病发生率低。减流术主要指脾切除术，可减少门静脉血流，消除脾功能亢进。此三类术式各有优缺点，由于门静脉高压症患者均有长期慢性肝病史，肝功能障碍、脾功能亢进、凝血功能异常，无论何种手术都存在着极大的风险，术后病死率和并发症发生率均较高，尤其是急症手术的病死率更高。医生在决定手术之前，必须认真分析患者的一般情况和肝功能状况，并与患者及家属充分协商，选择合适的手术方式和手术时机。

传统的手术治疗，如脾-肾静脉分流术、经皮经肝穿刺肝内"门-体"静脉分流术等逐渐弃之不用，原因是易出现肝昏迷这一严重的并发症。其机制为：脾静脉的血液通过肾静脉进入体循环，降低了门静脉的压力，但脾-肾静脉的分流使脾静脉血液回流变得更容易，脾动脉的血流量也随之加大，此时腹腔肝动脉的大部分血流由于脾内压力低的原因被吸引入脾脏，肝动脉的血流灌注更加不足。同时，本应进入肝脏加工、合成、分解的门静脉血液，以"短路"形式进入体循环，故肝功能迅速恶化，不等出现严重肝腹水即出现了肝昏迷。

（1）经颈静脉肝内门体静脉分流术：适应证如下。① 门静脉高压症伴食管静脉曲张破裂大出血经非手术治疗无效者。经内镜硬化剂注射、套扎和药物是治疗食管静脉曲张破裂大出血的重要方法，但是仍有 10%～20% 患者出血难以控制须行 TIPSS 治疗，通过肝内分流道降低门静脉压力,控制出血以挽救患者的生命。② 预防食管静脉曲张再出血。TIPSS 术后 1 年分流道通畅率为 25%～66%,出血复发率为 18%～31%;从门静脉高压症远期疗效考虑,TIPSS 不宜作为首次食管静脉曲张破裂出血的首选方法,更不应作为食管静脉曲张的预防性治疗。③ 断流术后再出血。断流术后腹腔内广泛粘连严重影响再次手术治疗,TIPSS 不受腹腔粘连的影响,应为断流术后再出血的首选方法。由于断流术改变了门静脉系统的正常解剖,血管直径缩小,走向异常,增加了 TIPSS 的操作困难。同时,断流术增加了门静脉血栓发生率,临床应用时应加以注意。④ 顽固性腹水。TIPSS 仅适用于以门静脉压力增高为主要原因的顽固性腹水患者。TIPSS 术后 50%～92% 的患者腹水部分或完全消退,1 年生存率为 33%～52%,其中腹水显著消退者 1 年生存率高达 75%～80%。⑤ 布-加综合征。TIPSS 能够有效治疗肝静脉病变所致门静脉高压。急性布-加综合征行 TIPSS 治疗,门静脉立即减压以保存肝功能储备,减少肝功能衰竭;慢性布-加综合征行 TIPSS 治疗,缓解肝脏瘀血,增加肝脏供血,术后肝功能明显改善,1 年生存率为 80%。⑥ 肝移植前的准备性治疗。TIPSS 是肝移植的桥梁,为晚期肝硬化伴食管静脉曲张出血患者进行肝移植等待供体提供了时间;同时,TIPSS 不影响肝移植的血管解剖,门静脉压力的降低又显著减少移植过程中的出血。作为肝移植前准备性治疗,支架应位于肝实质内,但肝外支架并不构成移植手术的反指征。

(2) 断流术:包括腔内食管胃底静脉结扎术、贲门周围血管离断术、冠状静脉结扎术。近年来,应用纤维内窥镜将硬化剂直接注射到曲张静脉内。TIPSS 作为断流术的术前准备,降低门静脉压力,改善门静脉循环,有效预防了断流术后门静脉血栓和胃黏膜瘀血;术中门静脉造影显示冠状静脉解剖,提高断流的彻底性;分流道的长期通畅能预防断流术后新的侧支血管形成。断流术是 TIPSS 的补充,避免了分流道过大所致的肝功能损害和分流道过小、狭窄和阻塞所致的出血复发。两者互为补充,共同提高门静脉高压症的临床疗效。

(3) 上消化道大出血紧急处理:① 及时补足血容量,纠正休克;② 使用止血药物(巴曲酶、氨甲环酸、氨甲苯酸);③ 三腔管压迫止血;④ 经非手术处理后,若血压脉搏不能恢复正常,三腔管胃管内抽出鲜血,甚至血压继续下降,则应考虑急诊手术治疗。

(4) 肝移植:是治愈终末期肝病的唯一方法,近年来在国际上广泛应用于肝硬化门静脉高压症的治疗。作为一种直击病因的手段,肝移植具有传统分、断流手术所无法比拟的优势。目前对 Child-Pugh C 级患者行肝移植已成共识,具体指征包括:① 反复上消化道大出血,经内、外科和介入治疗无效者;② 无法纠正的凝血功能障碍;③ 肝性脑病;④ 顽固性腹水。

肝移植的禁忌证:肺动脉高压(肺动脉压 > 35 mmHg)及严重感染。Child-Pugh A 和 B 级合并上消化道出血的患者是否有肝移植指征及何时行肝移植仍有争议。肝移植是一项创伤和风险很大的手术,并发症多,且术后须终身服用免疫抑制剂,应根据患者的具体病情、其他方法的治疗效果、不同医疗中心的经验及供体分配情况等综合考虑。

四、随访及预后

门静脉高压患者发生肝性脑病、自发性腹膜炎、肾病综合征后病死率较高。而食管胃底静脉曲张出血如处理及时,患者的短期生存率高。改善患者预后的途径仍然是遵循早期、持续和终身治疗的三大原则。

第十四章
胆 道 疾 病

第一节　胆 囊 结 石

　　胆囊结石主要见于成人,女性多于男性,40 岁后发病率随年龄增长而增高。胆囊结石是沉积在胆囊内的结晶,患病率为 5%～25%,女性和老年人群患病率较高。根据结石的组成成分,胆囊结石可以分为胆固醇结石、胆色素结石及混合结石(既有胆固醇结石又有胆色素结石)。近年来,根据显微镜分析结石的结构和成分又新增了几种分类。尽管如此,大部分胆结石仍归为胆固醇结石(37%～86%)、胆色素结石(2%～27%)、钙质结石(1%～17%)和混合结石(4%～16%)。胆囊结石与多种因素有关,任何影响胆固醇与胆汁酸浓度比例改变和造成胆汁淤滞的因素都能导致结石形成。个别地区和种族的居民、女性激素、肥胖、妊娠、高脂肪饮食、长期肠外营养、糖尿病、高脂血症、胃切除或胃肠吻合手术后、回肠末段疾病和回肠切除术后、肝硬化、溶血性贫血等因素都可引起胆囊结石。在我国西北地区,胆囊结石发病率相对较高,可能与饮食习惯有关。

一、诊断要点

1. 临床症状

　　大多数患者无症状,仅在体格检查、手术和尸解时发现,称为静止性胆囊结石。部分患者胆囊结石的典型症状为胆绞痛,表现为急性或慢性胆囊炎。胆囊结石患者的主要临床表现如下。

　　(1)胆绞痛:患者常在饱餐、进食油腻食物后或睡眠中体位改变时,由于胆囊收缩或结石移位加上迷走神经兴奋,结石嵌顿在胆囊壶腹部或颈部,胆囊排空受阻,胆囊内压力升高,胆囊强力收缩而引起绞痛。疼痛位于右上腹或上腹部,呈阵发性,或者持续疼痛阵发性加剧,可向右肩胛部和背部放射,可伴恶心、呕吐。部分患者因剧痛而不能准确说出疼痛部位。首次胆绞痛出现后,约 70%的患者一年内会复发。

（2）右上腹隐痛：多数患者仅在进食过量、吃高脂食物、工作紧张或休息不好时感到上腹部或右上腹隐痛，或者有饱胀不适、嗳气、呃逆等，易被误诊为"胃病"。

（3）胆囊高积液：胆囊结石长期嵌顿或阻塞胆囊管但未合并感染时，胆囊黏膜吸收胆汁中的胆色素，分泌黏液性物质，形成胆囊积液。积液呈透明无色，又称为白胆汁。

（4）其他：① 部分引起黄疸，较轻；② 小结石可通过胆囊管进入胆总管内成为胆总管结石；③ 胆总管的结石通过 Oddi 括约肌嵌顿于壶腹部导致胰腺炎，称为胆源性胰腺炎；④ 因结石压迫引起胆囊炎症并慢性穿孔，可造成胆囊十二指肠瘘或胆囊结肠瘘，大的结石通过瘘管进入肠道引起肠梗阻称为胆石性肠梗阻；⑤ 结石及长期的炎症刺激可诱发胆囊癌。

（5）米里齐综合征（Mirizzi syndrome）：是特殊类型的胆囊结石，由于胆囊管与肝总管伴行过长或者胆囊管与肝总管汇合位置过低，持续嵌顿于胆囊颈部的和较大的胆囊管结石压迫肝总管，引起肝总管狭窄，反复的炎症发作导致胆囊肝总管瘘管，胆囊管消失，结石部分或全部堵塞肝总管而引起。临床表现为反复发作胆囊炎及胆管炎，明显的梗阻性黄疸。胆道影像学检查可见胆囊或增大、肝总管扩张、胆总管正常。

2. 体格检查

巩膜、皮肤有无黄染；胆囊区有无压痛，能否触及肿大胆囊。

3. 辅助检查

根据临床典型的绞痛病史，影像学检查可确诊。首选 B 超检查，可见胆囊内有强回声团，随体位改变而移动，其后有声影，即可确诊为胆囊结石。仅有 10％～15％ 的胆囊结石含有钙，腹部 X 线片能确诊，侧位照片可与右肾结石区别。CT、MRI 检查也可显示胆囊结石，但不作为常规检查。

二、鉴别诊断

（1）慢性胃炎：主要症状为上腹闷胀疼痛、嗳气、食欲减退及消化不良史。纤维胃镜检查对慢性胃炎的诊断极为重要，可发现胃黏膜水肿充血、黏膜色泽变为黄白或灰黄色、黏膜萎缩。肥厚性胃炎可见黏膜皱襞肥大，或有结节，并可见糜烂及表浅溃疡。

（2）消化性溃疡：有溃疡病史，上腹痛与饮食规律性有关，而胆囊结石及慢性胆囊炎往往于进食后疼痛加重，特别是进高脂肪食物。溃疡病常于春秋季节急性发作，而胆石性慢性胆囊炎多于夜间发病。钡餐检查及纤维胃镜检查有重要鉴别价值。

（3）胃神经官能症：虽有长期反复发作病史，但与进食油腻无明显关系，往往与情绪波动关系密切，常有神经性呕吐。每于进食后突然发生呕吐，一般无恶心，呕吐量不多且不费力，吐后即可进食，不影响食欲及食量。本病常伴有全身性神经官能症状，用暗示疗法可使症状缓解，鉴别不难。

（4）胃下垂：可有肝、肾等其他脏器下垂。上腹不适以饭后加重，卧位时症状减轻；立位检查可见中下腹部胀满而上腹部空虚，有时可见胃型并可有振水音，钡餐检查可明确诊断。

(5) 迁延性肝炎及慢性肝炎：有急性肝炎病史，尚有慢性消化不良及右上腹不适等症状，可有肝大及肝功能不良，慢性肝炎可出现脾大、蜘蛛痣及肝掌。B 超检查胆囊功能良好。

(6) 慢性胰腺炎：常为急性胰腺炎的后遗症，患者上腹痛向左肩背部放射，X 线平片有时可见胰腺钙化影或胰腺结石纤维，十二指肠镜检查及逆行胆胰管造影对诊断慢性胰腺炎有一定价值。

(7) 胆囊癌：可合并有胆囊结石。本病病史短、病情发展快，很快出现肝门淋巴结转移及直接侵及附近肝组织，故多出现持续性黄疸。右上腹痛为持续性，症状明显时多数患者于右上腹肋缘下可触及硬性肿块，B 超及 CT 检查可帮助诊断。

三、治疗原则

胆囊结石患者首选腹腔镜胆囊切除治疗。胆囊切除术常在腹腔镜下进行，因其具有住院时间短、痛苦小、康复早、瘢痕小等优点。

无症状的胆囊结石一般不需积极手术治疗，可观察和随诊，但下列情况应考虑行手术治疗。① 结石直径≥3 cm；② 合并需要开腹的手术；③ 伴有胆囊息肉，直径＞1 cm；④ 胆囊壁增厚；⑤ 胆囊壁钙化或瓷性胆囊；⑥ 儿童胆囊结石；⑦ 合并糖尿病；⑧ 有心肺功能障碍；⑨ 边远或交通不发达地区及野外工作人员；⑩ 发现胆囊结石 10 年以上者。

对于有症状的胆结石、胆总管结石患者，治疗方案的选择包括开腹胆囊切除术＋胆总管探查术、腹腔镜下胆囊切除术＋胆总管探查术、腹腔镜下胆囊切除术＋内镜下括约肌切开术（术前、术中、术后）。

有下列情况应行胆总管探查术：① 术前病史、临床表现或影像检查证实或高度怀疑胆总管有梗阻，包括有梗阻性黄疸，胆总管结石，反复发作胆绞痛、胆管炎、胰腺炎。② 术中证实胆总管有病变，如术中胆道造影证实或扪及胆总管内有结石、蛔虫、肿块，胆总管扩张直径超过 1 cm，胆管壁明显增厚，发现胰腺炎或胰头肿物；胆管穿刺抽出脓性、血性胆汁或泥沙样胆色素颗粒。③ 胆囊结石小，有可能通过胆囊管进入胆总管。为避免盲目的胆道探查和不必要的并发症，术中可行胆道造影或胆道镜检查。胆总管探查后一般需做 T 管引流，有一定的并发症。

四、随访及预后

(1) 门诊复查，体格检查、肝功能检查、腹部 B 超等。

(2) 胆囊切除术后，小部分患者可能出现脂肪不耐受，因而常推荐此类患者进行低脂饮食。然而，尚无证据表明低脂饮食的确切作用。

第二节 急性胆囊炎

急性胆囊炎是由于胆囊管阻塞和细菌侵袭而引起的胆囊炎症。约 95% 的患者合并有胆囊结石,称为结石性胆囊炎;5% 的患者未合并胆囊结石,称为非结石性胆囊炎。

一、诊断要点

1. 临床症状

主要症状为右上腹痛、恶心、呕吐与发热。患者常首先出现右上腹痛,向右肩背部放散,疼痛呈持续性,阵发性加剧,可伴随有恶心、呕吐。呕吐物为胃、十二指肠内容物。后期有发热表现,多为低热,寒战、高热不常见,早期多无黄疸,当胆管并发炎症或炎症导致肝门淋巴结肿大时可出现黄疸。

2. 体格检查

局部体征表现为患者右上腹有压痛,约 25% 的患者可触及肿大胆囊。患者在深吸气或咳嗽时,放于右肋下的手指会触及肿大的胆囊,患者会因疼痛突然终止吸气(墨菲征),右上腹有压痛、肌紧张及反跳痛,当胆囊穿孔后会出现全腹炎症。全身检查可发现患者有巩膜黄染、体温升高、脉搏和呼吸加快、血压下降等表现;如出现胆囊穿孔、炎症加重时,可表现为感染性休克。

3. 辅助检查

1) 实验室检查

(1) 白细胞数量:约有 80% 的患者白细胞计数增高,平均在 $10 \times 10^9 \sim 15 \times 10^9/L$,其升高的程度与病变严重程度及有无并发症有关,若白细胞计数 $>20 \times 10^9/L$ 时,应考虑有胆囊坏死或穿孔存在。

(2) 血清总胆红素:临床上约 10% 的患者有黄疸,但血清总胆红素浓度增高者约 25%,一般单纯急性胆囊炎患者血清总胆红素浓度 $\leqslant 34 \ \mu mol/L$,若血清总胆红素浓度 $> 85.5 \ \mu mol/L$ 时应考虑有胆总管结石并存;当合并有急性胰腺炎时,血、尿淀粉酶水平亦增高。

(3) 血清转氨酶:40% 左右的患者血清转氨酶水平不正常,但多数在 400 U 以下,很少高达急性肝炎时所增高的水平。

2) 影像学检查

(1) B超检查:是急性胆囊炎快速简便的非创伤检查手段,主要声像图特征如下。① 胆囊的长径和宽径可正常或稍大,由于张力增高常呈椭圆形;② 胆囊壁增厚、轮廓模糊,有时多数呈双环状,厚度 $>3 \ mm$;③ 胆囊内容物透声性降低,出现雾状散在的回声光点;④ 胆囊下缘的增强效应减弱或消失。

（2）X 线片检查：近 20% 的急性胆囊结石可以在 X 线平片中显影，化脓性胆囊炎或胆囊积液也可显示出肿大的胆囊或炎性组织包块阴影。

（3）CT 检查：B 超检查有时可替代 CT，但有并发症而不能确诊的患者必须行 CT 检查。CT 可显示胆囊壁增厚，超过 3 mm；若胆囊结石嵌顿于胆囊管导致胆囊显著增大，胆囊浆膜下层周围组织和脂肪因继发性水肿而呈低密度环；胆囊穿孔可见胆囊窝部呈液平脓肿；如胆囊壁或胆囊内显有气泡，提示"气肿性胆囊炎"，这种患者胆囊往往已坏疽，增强扫描时炎性胆囊壁密度明显增强。

二、鉴别诊断

（1）十二指肠溃疡穿孔：多数患者有溃疡病史，腹痛程度较剧烈，呈连续的刀割样痛，有时可致休克，腹壁强直显著，常呈"板样"，压痛、反跳痛明显；肠鸣音消失；腹部 X 线片检查可发现膈下有游离气体；只有少数病例无典型溃疡病史、穿孔较小或慢性穿孔者病状不典型，可造成诊断上的困难。

（2）急性胰腺炎：腹痛多位于上腹正中或偏左，体征不如急性胆囊炎明显，墨菲征阴性；血清淀粉酶水平升高幅度显著；B 超显示胰腺肿大，边界不清等而无急性胆囊炎征象；CT 检查对诊断急性胰腺炎较 B 超更为可靠，因为 B 超常因腹部胀气而胰腺显示不清。

（3）高位急性阑尾炎：为转移性腹痛，腹壁压痛、腹肌强直均可局限于右上腹，易误诊为急性胆囊炎，但 B 超无急性胆囊炎征象及罗夫辛征（Rovsing sign）阳性有助于鉴别。此外，胆囊炎反复发作史及疼痛的特点对鉴别诊断也有参考价值。

（4）急性肠梗阻：肠梗阻的绞痛多位于下腹部，常伴有肠鸣音亢进，"金属音"或气过水声，腹痛无放射性，腹肌亦不紧张，X 线片检查可见腹部有液平面。

（5）右肾结石：发热少见，多伴有腰背痛，放射至会阴部，肾区有叩击痛，有肉眼血尿或显微镜下血尿，X 线腹部平片可显示阳性结石，B 超可见肾结石或伴肾盂扩张。

（6）右侧大叶性肺炎和胸膜炎：患者也可有右上腹痛、压痛和肌卫等症状而与急性胆囊炎相混，但该病早期多有高热、咳嗽、胸痛等症状，胸部检查肺呼吸音减低，可闻及啰音或胸膜摩擦音，X 线胸片有助于诊断。

（7）冠状动脉病变：心绞痛时疼痛常可涉及上腹正中或右上腹，若误诊为急性胆囊炎而行麻醉或手术，有时可立即导致患者死亡。因此，凡 50 岁以上的患者有腹痛症状而同时有心动过速、心律不齐或高血压者，必须做心电图检查，以资鉴别。

（8）急性病毒性肝炎：急性重症黄疸型肝炎可有类似胆囊炎的右上腹痛和肌卫、发热、白细胞计数增高及黄疸，但肝炎患者常有食欲不振、疲乏无力、低热等前驱症状；体格检查常可发现肝区普遍触痛，白细胞计数一般不增加，肝功能明显异常，一般不难鉴别。

三、治疗原则

急性胆囊炎以手术为主要治疗手段，但术前宜常规进行禁食、胃肠减压，纠正水、电解质异常,给了抗生素治疗。当患者出现以下情况时,宜选用手术治疗。① 胆囊炎伴严重的胆道感染;② 胆囊炎出现并发症,如胆囊坏疽性炎症、积脓、穿孔等;③ 准备手术的患者和并发急性胆囊炎者。手术治疗可选用腹腔镜或开放的胆囊切除术。对于高龄、一般情况较差、夹杂症较多的患者,可选用胆囊造瘘术。

四、随访及预后

急性胆囊炎的病死率为 5%～10%,几乎均为并发化脓性感染和合并有其他严重疾病者。急性胆囊炎并发局限性穿孔,可通过手术治疗取得满意的疗效;并发游离性穿孔者,则预后较差,病死率高达 25%。

第三节　肝内胆管结石

肝内胆管结石是胆管结石的一种类型,是指左右肝管汇合部以上各分支胆管内的结石,一般为胆红素结石。它可以单独存在,也可以与肝外胆管结石并存。肝内胆管结石常合并肝外胆管结石,并发胆管梗阻,诱发局部感染及继发胆管狭窄,使结石难以自行排出,病情迁延不愈。本病可引起严重并发症,是良性胆道疾病死亡的重要原因。肝内胆管结石的发病原因与胆道的细菌感染、寄生虫感染及胆汁滞留有关。此外,胆汁中的黏蛋白、酸性黏多糖、免疫球蛋白等大分子物质,以及炎性渗出物、脱落的上皮细胞、细菌、寄生虫、胆汁中的金属离子等均参与结石的形成。

一、肝胆管结石病的分型

根据结石在肝内的分布、相应肝管和肝脏的病变程度以及合并肝外胆管结石的情况分为 2 个主要类型和 1 个附加型。

(1) Ⅰ型:区域型,结石沿肝内胆管树局限性分布于一个或几个肝段内,常合并病变区段肝管的狭窄及受累肝段的萎缩。临床表现可为静止型、梗阻型或胆管炎型。

(2) Ⅱ型:弥漫型,结石遍布双侧肝叶胆管内,根据肝实质病变情况,又分为Ⅱa～Ⅱc 3 种亚型。Ⅱa型:弥漫型不伴有明显的肝实质纤维化和萎缩;Ⅱb型:弥漫型伴有区域性肝实质纤维化和萎缩,通常合并萎缩肝脏区段主肝管的狭窄;Ⅱc型:弥漫型伴有肝实质广泛性纤维化而形成继发性胆汁性肝硬化和门静脉高压症,通常伴有左右肝管或汇合部以下胆管的严重狭窄。

(3) E型:附加型,指合并肝外胆管结石。根据 Oddi 括约肌功能状态,又分为 Ea～Ec 3 个亚型。Ea:Oddi 括约肌正常;Eb:Oddi 括约肌松弛;Ec:Oddi 括约肌狭窄。

二、诊断要点

1. 临床症状

肝内胆管结石病根据病程及病理的不同，其临床表现可以是多方面的，从早期无明显临床症状的局限于肝内胆管某段肝管内的结石，至后期遍及肝内外胆管系统甚至并发胆汁性肝硬化、肝萎缩、肝脓肿等的晚期病例，故临床表现十分复杂。

（1）上腹部疼痛：可能为典型胆绞痛或持续性胀痛，有的患者疼痛不明显，而寒战发热非常明显，呈周期性发作。

（2）可有长期的胆道病史，或伴有寒战发热、黄疸的急性胆管炎史。

（3）患侧肝区及下胸部有经常性疼痛不适，常放射至背、肩部；一侧肝管梗阻时，可无黄疸或黄疸甚轻。

（4）急性期可出现急性化脓性胆管炎的症状，或不同程度的查科（Charcot）三联征（腹痛、寒战发热、黄疸），多数可能是合并的肝外胆管结石所致。

（5）当发生各种严重并发症时可出现肝脓肿、胆道出血、胆汁性肝硬化、门静脉高压症以及肝胆管癌等相应临床表现。

2. 体格检查

急性发作时肝区压痛和叩击痛明显，肝脏呈不对称性肿大并有压痛。

3. 辅助检查

（1）B超检查：为无创性检查，方便易行，是肝内胆管结石诊断的首选方法。一般在结石远端的胆管有扩张才能做出肝内胆管结石的诊断，因肝内管道系统的钙化也具有结石样的影像表现。

（2）CT/磁共振胰胆管成像（MRCP）检查：因肝内胆管结石主要是含胆红素钙的色素性结石，钙的含量较高，故在CT片上能清楚地显示。CT检查还能显示肝门的位置、胆管扩张及肝脏肥大、萎缩的变化，系统地观察各个层面，可以了解结石在肝内胆管分布的情况。胆管系统内的胆汁属于相对静止的液体，MRCP可清晰显示胆管系统的形态结构。

（3）X线胆道造影：用于肝内胆管结石诊断的经典方法，一般均能做出正确的诊断。X线胆道造影应满足诊断和手术的需要，一个良好的胆道造影片应能够全面了解肝内胆管系统的解剖学变异和结石的分布范围。

（4）逆行胰胆管造影（ERCP）、胆道子母镜、胆道镜检查对肝内胆管结石有明确的诊断及治疗价值。

其他辅助检查包括胆道测压（可以了解胆汁通过胆道排泄是否正常）、^{99m}Tc核素扫描及选择性腹腔动脉造影等。

三、鉴别诊断

B超疑为肝内结石的强回声应与肝内血管钙化、胆管内气体或肝内海绵状血管瘤的回声鉴别。因急性化脓性胆管炎反复发作而致肝组织纤维化者，肝核素扫描可出现放射性缺损区，需与肿瘤引起的占位性放射性缺损鉴别。有黄疸而无急性胆管炎表现者，应与病毒性肝炎和胆道肿瘤鉴别。

四、治疗原则

肝内胆管结石病的治疗原则：① 尽量取净结石，去除病灶；② 解除梗阻、矫正狭窄；③ 通畅引流、防止复发。

1. 非手术治疗

急性发作时呈现为阵发性上腹绞痛或持续胀痛、畏寒、发热、黄疸，严重者可伴休克情况及器官衰竭。在无休克及器官衰竭情况下，大多数的重症胆管炎可以先予保守治疗，包括密切监察生命体征(体温、血压、脉搏、尿量等)、反复检查腹部疼痛状况及有无腹膜炎的情况、抗生素治疗、疼痛控制、补充水分。保守治疗病情无明显好转或加重者，应急诊采用简单的胆管引流术，如先置放引流导管或鼻胆管，以解除梗阻。如有休克，应先积极抗休克治疗，病情一旦较稳定，立即施行胆道减压引流术。

2. 手术治疗

1) 微创保肝取石术

微创保肝取石是在 ERCP 内镜基础上，采用十二指肠大乳头球囊扩张胆管出口，将 ERCP 内镜送入胆总管内，通过胆总管直达肝内胆管，通过肝内胆管球囊扩张肝内胆管，扩开肝内胆管内径，通畅取石通道，可以一次性彻底清除肝内胆管结石。手术全程在视频可视下内镜操作，无痛、无创伤、无出血，一次彻底治愈肝内胆管结石，保住正常的肝脏组织。

2) 开放手术的方法

(1) 胆管切开取石是治疗肝胆管结石系统手术中的基本手段。肝管结石病的外科治疗应以根治性清除病灶为主要目标。① 对于Ⅰ型肝胆管结石，应首选病变肝段规则性切除以达到治愈的目的。对于肝脏和胆道病变广泛的Ⅱa 和Ⅱb 型结石常需联合多种术式和辅助方法进行治疗，对于其中Ⅱb 型结石充分切除区段性病灶是保证联合手术治疗效果的前提条件。对于合并胆汁性肝硬化但肝功能仍处于代偿状态的Ⅱc 型结石，应根据胆道病变的复杂性、肝硬化及门脉高压症严重程度等，选择同期或分期胆道手术与门脉减压手术来处理合并存在的胆道、肝脏和门静脉系统病变。对于肝功能陷于失代偿的Ⅱc 型结石，肝移植术是唯一有效的治疗方法。② 主要肝胆管的狭窄必须修复矫正，但胆管空肠 Roux-en-Y 吻合术和胆管-游离空肠段吻合术的适应证应严格掌握。对于肝内病变已经去除、其下游胆管内结石已清除、肝门部肝管无狭窄、结石无复发危险的病例，应避免采用此类术式。③ 对于结石残留或有复发可能的病例，可在术中设置连通胆道的空肠皮下盲襻，作为术后胆道镜取石的通路。

(2) 胆管狭窄的处理：胆管狭窄及引流不畅是结石残留和复发的重要原因，处理尤其困难。胆管狭窄有真性狭窄和假性狭窄之分。假性狭窄在取尽结石后即可通畅。处理真性狭窄,采用的方法有球囊渐进扩张法、狭窄部整形、与肠道吻合、连同狭窄在内的肝部分切除、同时解决病变和结石等。其中以肝部分切除较佳,因为其他方法有高复发率及遗留狭窄部癌变的可能。对于合并肝门部胆管狭窄者,应显露肝门部左、右肝管,切开狭窄环,解除狭窄,取出结石,行肝门胆管空肠 Roux-en-Y 吻合术。

（3）肝切除:是治疗肝内胆管结石的最有效手段,主要适用于病情反复及严重的患者。由于梗阻和感染等因素造成进行性胆管狭窄、肝萎缩、肝脓肿等甚至肝硬化、门静脉高压,并且晚期病例可导致胆管癌等,因而采取正确的肝段切除既能彻底去除胆管狭窄、结石、毁损的肝组织,又能去除胆管癌的发病部位,肝内胆管结石行肝切除检出胆管癌的发生率为 2.4%～12%。群组研究显示,肝切除术后残余结石发生率<10%;随访数据显示,肝切除术治疗肝内结石的远期结石复发率为 5.6%～13.9%,效果良好。

3. 残石的处理

一旦患者在术后经 T 管造影被发现有胆道残留结石时,可在窦道形成后拔除 T 管,经窦道插入胆道镜,在直视下用取石钳、网篮等取石。如结石过大,可采用激光碎石、微爆破碎石或其他方法将残石碎裂成小块后再取出。

4. 肝移植

当肝内胆管结石发展至胆汁性肝硬化,门静脉高压至终末期,则治疗困难,预后较差,可考虑行肝移植。肝移植的适应证:① 肝内左右肝管内广泛结石,治疗效果差;② 严重的多处肝管狭窄、梗阻、严重黄疸;③ 严重的失代偿的胆汁性肝硬化。

第四节　肝外胆管结石

肝外胆管结石可原发于胆管系统,也可从胆囊排出至胆管。大多数胆管结石患者都有在进油脂食物后、体位改变后胆绞痛,这是因为结石在胆管内向下移动,刺激胆管痉挛,同时阻塞胆汁流过所致。腹痛多发生在剑突下和右上腹部,阵发性剧烈刀割样绞痛,常向右后肩背部放射,同时有恶心、呕吐等消化道症状。如果胆管内结石不能顺利地排入肠道,继续阻塞胆管,将会导致胆管内感染。同时胆管内压升高,胆道内的细菌将会逆行扩散,致病菌和毒素通过肝窦到达肝静脉中,再向上逆行进入体循环内引起全身感染中毒症状,如寒战和高热等。如果胆道被结石完全阻塞,则可能发生急性化脓性胆管炎,这是一种非常危险的疾病,如果治疗不及时将会导致患者在短期内死亡。由于胆汁不能流入肠道,从而会在梗阻 1～2 天后出现黄疸、尿色变黄、便色变浅发白。这种梗阻性黄疸如长期未愈,会带来慢性胆汁淤积性肝硬化,最终还会出现门静脉高压症。许多肝外胆管结石患者的绞痛和黄疸常在发作 1 周左右缓解,这是因为结石阻塞胆管后胆管扩张,使嵌塞的结石有所松动或排入肠道。但是如果不能彻底解决患者产生结石的内在原因,如胆道感染、胆道狭窄、胆道畸形等,则上述症状不久仍会复发。

一、诊断要点

1. 临床症状

一般平时无症状或仅有上腹不适,当结石造成胆管梗阻时可出现肝外胆管结石的典型症状,即腹痛、寒战高热和黄疸,称查科(Charcot)三联征。

(1)腹痛:右上腹或剑突下阵发性绞痛,向右肩、背放射,伴恶心、呕吐;常因进食油腻和体位改变而诱发。

(2)寒战高热:占 2/3,发生于腹痛之后,与胆道感染、毒素或细菌入血有关。

(3)黄疸:腹痛、寒战高热后 1～2 天出现黄疸。

(4)重者出现神志改变或休克,为急性梗阻性胆管炎或重症胆管炎表现,需急诊手术。

2. 体格检查

体格检查示剑突下、右上腹压痛,肝区叩痛,有时可触及肿大的胆囊。

3. 辅助检查

(1)实验室检查:血清胆红素水平升高,尿胆红素水平升高,尿胆原水平降低或消失,粪尿胆原水平降低。

(2)B超检查见胆管扩张,胆管内见结石影像。

二、鉴别诊断

(1)右肾绞痛:始发于右腰或胁腹部,可向右股内侧或外生殖器放射,伴肉眼或镜下血尿,无发热,腹软,无腹膜刺激征,右肾区叩击痛或脐旁输尿管行程压痛。腹部平片多可显示肾、输尿管区结石。

(2)肠绞痛:以脐周为主。如为机械性肠梗阻,则伴有恶心、呕吐,腹胀,无肛门排气排便。腹部可见肠型,肠鸣音亢进、可有高调肠鸣音,或可闻气过水声;可有不同程度和范围的压痛和(或)腹膜刺激征。腹部平片显示有肠胀气和气液平面。

(3)壶腹癌或胰头癌:黄疸者需做鉴别。该病起病缓慢,黄疸呈进行性且较深;可无腹痛或腹痛较轻,或仅有上腹不适,一般不伴寒战高热,体格检查时腹软,无腹膜刺激征,肝大,常可触及肿大胆囊;晚期有腹水或恶病质表现。ERCP 或 MRCP 和 CT 检查有助于诊断。内镜超声(EUS)检查对鉴别诊断有较大帮助。

三、治疗原则

肝外胆管结石仍以手术治疗为主。术中应尽量取尽结石,解除胆道梗阻,术后保持胆汁引流通畅。近年来,对单发或少发(2～3 枚)且直径<2 cm 的肝外胆管结石采用经十二指肠内镜(ERCP)取石,获得良好的治疗效果,但需要严格掌握治疗的适应证。对取石过

程中行 Oddi 括约肌切开(EST)的利弊仍有争议。

1. 非手术治疗

非手术治疗也可作为手术前的准备。治疗措施包括：应用抗生素，应根据敏感细菌选择用药，经验治疗可选用胆汁浓度高、主要针对革兰氏阴性细菌的抗生素；解痉；利胆；纠正水、电解质及酸碱平衡紊乱；加强营养支持和补充维生素，禁食患者应采用肠外营养；护肝及纠正凝血功能异常。争取在胆道感染控制后才行手术治疗。

2. 手术治疗

(1) 胆总管切开取石、T 管引流术：可采用开腹或腹腔镜手术。适用于单纯胆总管结石，胆管上、下端通畅，无狭窄或其他病变者。若伴有胆囊结石和胆囊炎，可同时行胆囊切除术。为防止和减少结石遗留，术中可采用胆道造影、超声或纤维胆道镜检查。术中应尽量取尽结石；如条件不允许，也可以在胆总管内留置橡胶 T 管(不提倡应用硅胶管)，术后行造影或胆道镜检查、取石。术中应细致缝合胆总管壁和妥善固定 T 管，防止 T 管扭曲、松脱、受压。放置 T 管后应注意观察胆汁引流的量和性状，术后每天 T 管引流胆汁 200～300 ml，较澄清。如 T 管无胆汁引出，应检查 T 管有无脱出或扭曲；如胆汁过多，应检查胆管下端有无梗阻；如胆汁浑浊，应注意结石遗留或胆管炎症未控制。术后 10～14 天可行 T 管造影，造影后应继续引流 24 h 以上。如造影发现有结石遗留，应在手术 6 周后待纤维窦道形成后行纤维胆道镜检查和取石。如胆道通畅无结石和其他病变，应夹闭 T 管 24～48 h，无腹痛、黄疸、发热等症状可予拔管。

(2) 胆肠吻合术：亦称胆汁内引流术。近年人们已认识到内引流术废弃了 Oddi 括约肌的功能，因此使用逐渐减少。该吻合术仅适用于以下情况：胆总管远端炎症狭窄造成的梗阻无法解除，胆总管扩张；胆胰汇合部异常，胰液直接流入胆管；胆管因病变而部分切除无法再吻合。常用的吻合方式为胆管空肠 Roux-en-Y 吻合，为防止胆道逆行感染，Y 形吻合的引流襻应超过 40 cm，并可采用如人工乳头、人工瓣膜等各种抗反流措施，但效果仍不确定。胆肠吻合术后胆囊的功能已消失，故应同时切除胆囊。对于嵌顿在胆总管开口的结石不能取出时可以应用内镜下或手术行 Oddi 括约肌切开，这也是一种低位的胆总管十二指肠吻合术，应严格掌握手术的适应证，禁忌用于有出血倾向或凝血功能障碍、乳头开口于十二指肠憩室、合并肝内胆管结石者。

四、随访及预后

肝内胆管结石的外科治疗效果虽然已有明显提高，然而术后并发症的发生率，以及残留结石、残留肝管狭窄的问题仍不容忽视，如结合手术后的内镜治疗，有望将治疗结果进一步提高。

长期反复发作的肝内胆管结石病史及多次胆道手术史会造成病变胆管上皮及管壁腺体的异型增生，这是胆管癌的癌前病变。因此，这类患者如出现频繁发作的重症胆管炎或胆瘘时，应警惕癌变的发生。

第五节　急性梗阻性化脓性胆管炎

急性梗阻性化脓性胆管炎(AOSC)是由于胆管梗阻和细菌感染、胆管内压升高、肝脏胆血屏障受损、大量细菌和毒素进入血循环,造成以肝胆系统病损为主,合并多器官损害的全身严重感染性疾病,是急性胆管炎的严重表现形式。本病的特点是在胆道梗阻的基础上伴发胆管急性化脓性感染和积脓,胆道高压,大量细菌内毒素进入血液,导致多菌种、强毒力、厌氧与需氧菌混合性败血症、内毒素血症、氮质血症、高胆红素血症、中毒性肝炎、感染性休克以及多器官功能衰竭等一系列严重并发症。

一、诊断要点

1. 临床症状

(1)出现腹痛、发热、黄疸等急性症状。但由于胆道梗阻部位有肝内与肝外之别,腹痛与黄疸的程度差别很大,而急性胆道感染的症状则为各类胆管炎所共有。

(2)由于严重胆道化脓性炎症、胆道高压、内毒素血症、脓毒败血症,患者表现为持续弛张热型,黄疸日渐加重,表示肝功能受到损坏,神志改变、脉快而弱,有中毒症状。

(3)病情向严重阶段发展,微循环障碍,水、电解质及酸碱平衡失调,患者表现为感染性休克、血压下降、少尿、内环境稳态逐渐失去代偿,以及各主要脏器发生功能障碍。

(4)多器官系统衰竭,肝、肾、心、肺、胃肠、凝血等相继或交替出现功能受损,构成严重的组合。如果病情进一步发展,胆道梗阻与胆道高压不解除,则危及患者生命。

依据典型的 Charcot 三联征或雷诺尔德(Reynolds)五联征(Charcot 三联征加上休克和精神改变),诊断并不困难。但应注意到,即使不完全具备 Reynolds 五联征,临床也不能完全除外本病的可能。

2. 体格检查

患者皮肤、巩膜黄染,出现神志淡漠、嗜睡、昏迷等症状;脉快而弱,有中毒症状;有剑突下压痛、肌紧张、肝大、肝区叩击痛,有时可触及肿大的胆囊。

3. 辅助检查

(1)实验室检查:多有血白细胞计数显著增多,常达 $20×10^9/L$,其上升程度与感染严重程度成正比,分类见核左移;胆道梗阻和肝细胞坏死可引起血清胆红素、尿胆红素、尿胆素、血清碱性磷酸酶、血清转氨酶、$γ$-谷氨酰转肽酶、乳酸脱氢酶等水平升高。如同时有血清淀粉酶水平升高,表示伴有胰腺炎。血小板计数减少和凝血酶原时间延长提示有弥散性血管内凝血(DIC)倾向。此外,常可有低氧血症、代谢性酸中毒、低血钾、低血糖等。血细菌培养阳性,细菌种类与胆汁中培养所得一致。门静脉和周围静脉血中内毒素浓度超过正常人数 10 倍(正常值<50 pg/ml)。临床测定血小板数量对判定病情严重程

度和预后具有重要意义。

（2）B超：可显示胆管扩大范围和程度以估计梗阻部位，可发现结石、蛔虫、直径＞1 cm的肝脓肿、膈下脓肿等。

（3）胸、腹部X线片：有助于诊断脓胸、肺炎、肺脓肿、心包积脓、膈下脓肿、胸膜炎等。胆肠吻合手术后反流性胆管炎的患者，腹部X线片可见胆道积气；上消化道钡餐X线片示肠胆反流；腹部X线片还可同时提供鉴别诊断，如排除肠梗阻和消化道穿孔等。

（4）CT检查：不仅可以看到肝胆管扩张、结石、肿瘤、肝脏增大、萎缩等的征象，有时尚可发现肝脓肿。怀疑急性重症胰腺炎时也可做CT检查。

（5）经内镜逆行胆管引流（ERBD）、经皮肝穿刺引流（PTCD）既可确定胆道阻塞的原因和部位，又可做应急的减压引流，但有加重胆道感染或使感染淤积的胆汁溢漏进腹腔的危险。

（6）磁共振胆胰管成像可显示肝内胆管树的全貌、阻塞部位和范围，图像不受梗阻部位的限制，是一种无创伤性的胆道显像技术。

二、鉴别诊断

应与急性胆囊炎、消化性溃疡穿孔或出血、急性坏疽性阑尾炎、食管静脉曲张破裂出血、重症急性胰腺炎、右侧胸膜炎、右下大叶性肺炎等鉴别。

三、治疗原则

1. 非手术疗法

（1）有休克者应首先治疗休克，并注意防治急性肾衰竭。

（2）纠正代谢性酸中毒，根据血生化检查结果，输入适量的碳酸氢钠。

（3）选用广谱抗生素静脉内滴注，然后根据胆汁及血液的细菌培养及抗生素敏感度测定结果加以调整。

（4）给予镇痛药和解痉剂，纠正脱水，静脉给予大剂量维生素C及维生素 K_1 等。

（5）情况允许时，可做纤维十二指肠镜及鼻胆管引流术。

经过上述紧急处理，患者病情可能趋于稳定，血压平稳、腹痛减轻、体温下降，待全身情况好转后再择期施行手术。

2. 手术治疗

AOSC手术治疗的原则是解除梗阻和通畅引流。手术的基本方法为胆总管切开引流术。手术时宜先探查胆总管，取出胆管内的结石，放置T形引流管。若肝管开口处梗阻，则必须将其扩大或将狭窄处切开。尽量取出狭窄上方的结石，然后将引流管的一臂放至狭窄处上方肝管内，才能达到充分引流的目的。

四、随访及预后

近几年来，由于生活水平提高，卫生条件改善，各种诊断和治疗技术的发展，使本病的病死率有了明显下降,但重型急性胆管炎患者的病死率仍然较高。根据国内最近报道,AOSC 的总病死率为 12.3%~34%,其中 AOSC 合并中毒性休克者病死率为 22.4%~40%,合并胆原性肝脓肿者病死率为 40%~53.3%,出现多器官功能衰竭者预后极差,病死率高达 60%~70%。显然,AOSC 仍然是我国胆道外科最严重的疾病之一。为了提高治疗效果,进一步降低病死率,还需要认真研究该病的病因和发病机制,改善饮食卫生习惯,加强自身保健意识,做到早期诊断和有效治疗,预防胆道出血、胆源性肝脓肿、重症胰腺炎等各种并发症和多脏器功能衰竭的发生,才能有效降低疾病的病死率,提高治疗效果。

第六节　胆　囊　癌

在胆囊恶性肿瘤中胆囊癌占首位,其他尚有肉瘤、类癌、原发性恶性黑色素瘤、巨细胞腺癌等。原发性胆囊癌临床上较为少见,根据国内报道仅占所有癌总数的 1% 左右。胆囊癌是指发生于胆囊(包括胆囊底部、体部、颈部以及胆囊管)的恶性肿瘤。我国胆囊癌发病率占同期胆道疾病的 0.4%~3.8%,位列消化道肿瘤发病率第 6 位,患者 5 年总生存率仅为 5%。

胆囊癌常与胆囊良性疾患同时存在,最常见的是与胆囊结石共存,结石的慢性刺激是重要的致病因素。其病因包括:胆囊结石、胆囊慢性炎症及胆囊萎缩、胆囊息肉、胰胆管汇合异常、胆道系统感染、肥胖症、糖尿病和一些遗传因素等。近年来,胆囊癌发病率随年龄增加呈上升趋势,女性发病率较男性高。

肥胖症引起的代谢综合征可增加患胆囊癌的风险,如糖尿病是形成结石的危险因素,糖尿病与结石协同促进胆囊癌的发生。

一、诊断要点

1. 临床症状

(1)右上腹疼痛:由于胆囊癌多与胆囊结石炎症并存,故疼痛性质与结石性胆囊炎相似。开始为右上腹不适,继之出现持续性隐痛或钝痛,有时伴阵发性剧痛并向右肩放射。

(2)消化不良:消化不良、厌油腻、嗳气、胃纳不佳,这是由于胆囊功能不足以对脂肪物质进行消化所致。

(3)黄疸:往往在病程晚期出现,癌组织侵犯胆管引起黄疸。同时伴有消瘦、乏力甚至出现恶病质,皮肤、黏膜黄染,伴皮肤瘙痒。

(4)发热。

(5)右上腹肿块:右上腹或上腹部出现肿块是因为肿瘤迅速增长阻塞胆管使胆囊肿大;如侵犯十二指肠也可以引起梗阻;另外肿瘤侵及肝、胃、胰,也可在相应部位出现包块。

2. 体格检查

体格检查时可触及右上腹包块,右上腹可触及较为光滑肿大的胆囊,与周围组织无粘连时移动性大;与周围组织有粘连时可触及几个肿块,有时触及肿大的肝脏、十二指肠梗阻的包块等,有时也可触及肿大的左锁骨上淋巴结。本病一旦出现黄疸,多为晚期。

3. 辅助检查

(1) B超检查:简便无损伤,可反复使用,是首选检查方法。内镜超声用高频率探头仅隔着胃或十二指肠壁对胆囊进行扫描可显著提高胆囊癌的检出率,能进一步判定胆囊壁各层结构受肿瘤浸润的程度。

(2) CT扫描:根据影像学改变可分三种类型。① 壁厚型:胆囊壁局限或弥漫不规则增厚;② 结节型:乳头状结节从胆囊壁突入胆囊腔存在;③ 实变型:因胆囊壁被肿瘤广泛浸润增厚加之腔内癌块充填形成实质性肿块。如果肿瘤侵犯肝脏或肝门胰头淋巴结转移,多能在CT影像下显示。

(3) 彩色多普勒血流显像:胆囊肿块和壁内测到异常的高速动脉血流信号,是胆囊原发性恶性肿瘤区别于胆囊转移癌或胆囊良性肿块的重要特征。

(4) 细胞学检查:可以直接取活检或抽取胆汁查找癌细胞。细胞学检查阳性率不高,但结合影像学检查仍可对半数以上胆囊癌患者做出诊断。

(5) 肿瘤标志物:在肿瘤标本的CEA免疫组织化学研究报道中显示,胆囊癌的CEA阳性率为100%。进展期胆囊癌患者血清CEA值可达9.6 ng/ml,但对早期诊断无价值。CA19-9、CA125、CA15-3等肿瘤糖链抗原仅能作为胆囊癌的辅助检查。

二、鉴别诊断

(1) 小结节型胆囊癌与胆囊息肉、腺瘤及疏松小结石:胆囊息肉、腺瘤及疏松小结石等病变,在声像图上均可表现为自囊壁凸向腔内的小光团,后方不伴声影。但在改变体位时进行多切面扫查,或以探头在胆囊部位反复快速压放及震动时,疏松小结石可移动,据此可区别于息肉及腺瘤。息肉体积多较小,为0.3～1.0 cm,基底部窄,表面光整。大多小结节型胆囊癌直径>1 cm,基底部宽,表面不光滑。直径>1.5 cm的胆囊隆起性病变几乎都是恶性肿瘤性病变,而直径≤1.5 cm的病变中虽然含恶性肿瘤性病变,但非肿瘤性病变仍占多数。

(2) 蕈伞型胆囊癌与胆囊内炎性产物堆积、胀团、血块及浓缩胆汁的鉴别:以上病理变化均可在胆囊腔内形成声学界面。胆囊癌在声像图上可表现为腔内不规则形低回声区,后方不伴声影,内部回声可不均匀,分布于胆囊内后壁或颈、体各部位。鉴别的关键在于细心观察胆囊内低回声与囊壁的关系,是堆积、附着还是囊壁向腔内突出的软组织肿瘤。在观察其移动度时,体位变动时应耐心等待5～10 min,再复查团块在腔内的相对位置有无改变,不应稍做体位变动就立即下结论。此外,诊断还需结合临床资料,如长期食欲不振、进食量减少的各种疾病,可致胆汁萎缩、密度增高;急慢性炎症时,脱落坏死细胞、炎性产物堆积、胆汁等颗粒状物质在胆囊内形成的声学界面,声像图上可显示为低回声,与软组织团类似,常导致超声误诊。对症状及声像图不典型的病例,短期内复查 B 超,动态观察腔内异常回声的变化,对鉴别诊断有一定价值。

(3)厚壁型胆囊癌与慢性萎缩型胆囊:慢性萎缩型、增殖型胆囊炎系因长期反复炎症而致使胆囊壁纤维化、萎缩或增厚,胆囊壁厚度>1.5 cm,胆囊黏膜腔显著缩小,胆囊体积可缩小,并可与周围组织粘连,其声像图与厚壁型胆囊癌非常相似,其他疾病所致的胆囊壁增厚声像图表现为边界、轮廓清楚,囊壁均匀、一致性增厚,黏膜面清晰、连续,胆囊腔存在。这些特点有别于呈不均匀性或局限性增厚的厚壁型胆囊癌。

(4)胆囊癌侵犯肝脏要和肝方叶癌侵犯胆囊相鉴别。一般来说,胆囊癌伴胆管扩张的概率高于肝癌,而肝癌侵犯门静脉伴发门静脉癌栓的概率又高于胆囊癌。另外,位于胆囊颈、胆囊管的肿块可引起胆囊肿大、积液,当病灶侵犯肝总管或胆管形成肝门部肿块时可引起高位胆管梗阻,易误诊为胆管癌。因此,对胆囊肿大积液或高位胆管梗阻者,应做胆囊颈、管部位的多切面仔细扫查。

三、治疗原则

根治性手术是原发性胆囊癌患者可能获得治愈的唯一方法,手术方式的选择应基于胆囊癌的分期(见表 14-6-1)。

表 14-6-1　基于 TNM 分期的胆囊癌根治性手术方式

TNM 分期		根　治　术　式
T_{is}/T_{1a}		单纯胆囊切除术
T_{1b}	13a 组淋巴结活检阴性	胆囊癌根治术:胆囊连同肝楔形整块切除(距胆囊床至少 2 cm)＋肝十二指肠韧带淋巴结清扫(8、12 组)
	13a 组淋巴结活检阳性	胆囊连同肝楔形整块切除(距胆囊床至少 2 cm)＋扩大的淋巴结清扫(8、9、12、13 组)
T_2	13a 组淋巴结活检阴性	胆囊连同肝 S4b＋S5 整块切除＋肝十二指肠韧带淋巴结清扫
	13a 组淋巴结活检阳性	胆囊连同肝 S4b＋S5 整块切除＋扩大的淋巴结清扫
T_3	16 组淋巴结活检阳性	不推荐手术,行姑息治疗
	侵犯肝<2 cm,16 组淋巴结活检阴性	胆囊连同肝 S4b＋S5 整块切除＋扩大的淋巴结清扫
	侵犯脏>2 cm,16 组淋巴结活检阴性	胆囊连同右半肝/右三肝整块切除＋扩大的淋巴结清扫
	侵犯肝脏相邻器官	胆囊连同右半肝/右三肝整块切除＋扩大的淋巴结清扫＋联合受累脏器切除
T_4	16 组淋巴结活检阳性	不推荐手术,行姑息治疗
	16 组淋巴结活检阴性	联合受累血管切除重建和/或肝外脏器切除的扩大胆囊癌根治术

1. 胆囊癌分期

(1) Nevein 与 Maron 根据侵犯胆囊壁的深度及扩散范围所做的分期(1976 年)。Ⅰ期：癌组织仅限于黏膜内，即原位癌；Ⅱ期：侵及肌层；Ⅲ期：癌组织侵及胆囊壁全层；Ⅳ期：侵及胆囊壁全层合并周围淋巴结转移；Ⅴ期：直接侵及肝脏或转移至其他脏器或远处转移。

(2) TNM 分期(UICC,1987)。① T 分期：T_1，肿瘤侵犯胆囊壁；T_{1a}，肿瘤侵犯黏膜；T_{1b}，肿瘤侵犯肌肉组织；T_2：肿瘤侵犯肌层及周围组织；T_3：浆膜和(或)1 个器官被累及(肝脏浸润≤2 cm)；T_4：≥2 个器官累及，或肝脏肿块直径＞2 cm。N 分期：N_{1a}，胆管、十二指肠韧带淋巴结转移；N_{1b}，其他区域淋巴结转移；M 分期：M_0，无远处转移；M_1，有远处转移。

术前临床诊断为胆囊良性疾病而行胆囊切除术，在术中或术后经病理学检查确诊为胆囊癌，又称为意外胆囊癌。意外胆囊癌多为 T_1、T_2 期胆囊癌。对于 T_{is} 期或 T_{1a} 期意外胆囊癌，若术中胆囊完整切除、无破溃、无胆汁溢出，且胆囊置入标本袋内取出者，单纯行完整的胆囊切除术已达根治目的，无须行二次手术；否则需再次手术处理可能形成转移灶。不推荐常规行 Trocar 窦道切除。T_{1b} 期以上的意外胆囊癌，应根据 T 分期行二次根治性手术。意外胆囊癌如胆囊切除中发生破溃或胆汁溢出者，二次手术时需处理可能形成的转移灶。

2. 放化疗

胆囊癌目前尚无统一标准的放化疗方案。基于目前现有的大样本回顾性研究及随机对照临床试验结果，对 T_1N_0 期患者的放化疗有统一的研究提示。该期患者 R0 切除术后，行放化疗组和未行放化疗组 5 年生存率比较，差异无统计学意义，故该期患者无须行术后放化疗。对于 T_2 期以上的胆囊癌患者，R1 切除或淋巴结阳性患者行放化疗能改善总体生存率。

四、随访及预后

对早期胆囊癌的诊断，由于 B 超仍缺乏特异性，发现较为困难。但若发现胆囊内不伴声影的不移动的软组织结节，且直径＞1 cm 者应予高度警惕，做好随访复查。应对胆囊癌患者建立完整的病例资料数据库，详细记录临床分期、病理学类型、手术方式、放化疗情况、肿瘤复发情况、随访终止时间及原因等，以便用于临床研究。手术患者半年内应每个月复查，半年后每 3 个月复查肝功能、肾功能、肿瘤标志物及腹部彩色多普勒超声检查，对于可疑者应及时行 CT、MRI 等影像学检查。

第七节 胆 管 癌

胆管癌是指源于肝外胆管，包括肝门区至胆总管下端的胆管的恶性肿瘤。其病因可能与胆管结石、原发性硬化性胆管炎等疾病有关。临床可采用手术治疗、放疗、化疗等方法,但预后较差。

一、病因

胆管癌的病因尚不清楚,可能与以下因素有关。

1. 胆管结石

约 1/3 的胆管癌患者合并胆管结石,而 5%～10% 的胆管结石患者会发生胆管癌,提示胆管长期受结石刺激,上皮发生增生性改变,可能与胆管癌发生有关。

2. 华支睾吸虫

在东南亚,吃生鱼感染肝吸虫者导致胆道感染、胆汁淤滞、胆管周围纤维化和胆管增生,是导致胆管癌发生的因素之一。吃富含亚硝酸盐食物习惯的人群,更易诱发癌症。

3. 胆管囊性扩张症

少数胆管囊性扩张症患者会发生癌变。囊肿内结石形成、细菌感染,特别是由于汇合部发育异常导致胰液反流是导致癌变发生的主要原因。

4. 原发性硬化性胆管炎

有报道认为原发性硬化性胆管炎是胆管癌的癌前病变。

二、诊断要点

1. 临床表现

(1)黄疸:患者可出现黄疸,为逐渐加重的持续性黄疸,伴瘙痒和体重减轻。少数无黄疸患者表现为上腹部疼痛,有时伴发热、腹部包块。其他症状有食欲不振、恶心呕吐、乏力、消瘦。

(2)二便异常:大便灰白,呈白陶土色;尿色深黄,如浓茶。

(3)胆囊肿大:中段、下段胆管癌患者可触及肿大的胆囊,但墨菲征可能阴性;肝门部胆管癌胆囊一般不肿大。

(4)肝脏损害:肝功能失代偿可出现腹水或双下肢水肿,肿瘤侵犯或压迫门静脉可造成门静脉高压;晚期患者可并发肝肾综合征。

(5)胆道感染:患者可合并胆道感染,感染细菌最常见为大肠杆菌、粪链球菌及厌氧性细菌。内镜和介入放射性检查可诱发或加重胆道感染,出现右上腹疼痛、寒战高热、黄疸,甚至出现休克。

(6)胆道出血:如癌肿破溃可导致上消化道出血,出现黑便、大便潜血阳性、贫血。

2. 辅助检查

1)实验室检查

血总胆红素、直接胆红素、碱性磷酸酶和 γ-谷氨酰转移酶水平可显著升高。转氨酶水平一般轻度异常,这种胆红素、转氨酶水平升高不平衡现象有助于与病毒性肝炎相鉴别;凝血酶原时间延长;部分患者的 CA19-9 和 CEA 浓度可升高。

2)影像学检查

有助于明确胆管癌的诊断,了解有无转移灶及评估肿瘤可否切除。

(1)超声显像检查。① B超:简便、快捷、准确、花费少,可发现肝内外胆管扩张,显示胆道的梗阻部位,便于分析梗阻的性质,超声是梗阻性黄疸的首选检查。② 内镜超声:可以避免肠气干扰,超声探头频率高,可以更清晰地显示肝外胆管肿瘤,对中下段胆管癌和肝门部胆管癌浸润深度的判断准确性较高,还能判断区域淋巴结有无转移。在超声引导下可以做直接胆道造影,也可以穿刺抽取胆汁测定 CA19-9、CEA 和做胆汁细胞学检查;在超声引导下还可以穿刺病变组织做组织学检查,也可以抽取梗阻部位胆汁做脱落细胞检查。

(2)CT 检查:能较准确地显示胆管扩张和梗阻部位、范围,对确定病变的性质准确性较高,三维螺旋 CT 胆道成像(SCTC)有代替 PTC、ERCP 检查的趋势。

(3)磁共振胆胰管成像(MRCP)检查:是一种无创伤性的胆道显像技术,可以详尽地显示肝内胆管树的全貌、肿瘤阻塞部位和范围、有无肝实质的侵犯或肝转移,是目前肝门部胆管癌理想的影像学检查手段。

(4)经皮肝穿刺胆道造影(PTC)检查:可清晰地显示肝内外胆管树的形态、分布和阻塞部位。该检查是侵袭性操作,术后出血和胆漏是较常见和严重的并发症。

(5)内镜逆行胆胰管造影(ERCP)检查:不宜作为胆管癌的常规检查,甚至是相对禁忌的。对高位胆管癌,PTC 可以显示胆管癌的部位,也可以置放内支撑导管减黄。

三、鉴别诊断

首先考虑胆总管结石,其特点是发作性胆道不全性梗阻,伴有胆石性胆管炎特有的三联症;而恶性梗阻性黄疸一般为持续性。胆总管下端的恶性肿瘤往往伴胆囊肿大,而结石性梗阻较少见。如果胆囊不肿大,临床上应排除原发性胆管硬化、药物性黄疸、慢性活动性肝炎等疾病。ERCP 对下段胆管癌有诊断意义,有助于与十二指肠乳头肿瘤、胰头癌相鉴别。

四、治疗原则

胆管癌的治疗原则是:早期病例以手术切除为主,术后配合放疗及化疗,以巩固和提高手术治疗效果。对于不能切除的晚期病例应施行胆道引流手术,控制胆道感染,改善肝脏功能,减少并发症,延长生命,改善生活质量。

1. 胆管癌的分期

胆管癌的 TNM 分期和临床分期如图 14-7-1 所示。

表 14 - 7 - 1　胆管癌的 TNM 分期和临床分期

分　期	评　估　标　准
TNM 分期	
T	原发肿瘤
T_x	原发灶未能评估的
T_0	原发灶无证据的
T_{is}	原位癌
T_1	肿瘤限于胆管壁,浸润至肌层和纤维组织
T_{2a}	肿瘤超出胆管壁,浸润至脂肪组织
T_{2b}	肿瘤侵犯邻近肝组织
T_3	肿瘤侵犯单侧门静脉或肝动脉分支
T_4	肿瘤侵犯门静脉主干;或肝固有动脉;或双侧二级胆管根部;或单侧二级胆管根部及对侧门静脉或肝动脉
N	区域淋巴结
N_x	区域淋巴结未能评估
N_0	无区域淋巴结转移
N_1	区域淋巴结转移（包括胆囊管,胆总管,肝动脉和门静脉）
N_2	转移到腹主动脉周围,腔静脉周围,肠系膜上动脉,和/或腹腔干淋巴结
M	远处转移
M_0	无远处转移
M_1	远处转移
临床分期	
0 期	$T_{is} N_0 M_0$
Ⅰ期	$T_1 N_0 M_0$
Ⅱ期	$T_{2a-b} N_0 M_0$
ⅢA 期	$T_3 N_0 M_0$
ⅢB 期	$T_{1-3} N_1 M_0$
ⅣA 期	$T_4 N_{0-1} M_0$
ⅣB 期	任意 $T, N_2 M_0$;任意 T,任意 N, M_1

2. 手术治疗

（1）肝内胆管癌：根据 TNM 分期决定手术适应证及手术原则。0～Ⅰ期：肝肿瘤切除,至少保持 1～2 cm 的肝脏无瘤切缘;Ⅱ期：规则性肝切除联合受侵血管一并切除;Ⅲ期：规则性肝切除联合受侵脏器切除;ⅣA 期：规则性肝切除联合淋巴结清扫。

（2）肝门部胆管癌：根据 TNM 分期决定手术适应证及手术的基本原则。Ⅰ期：单纯胆管切除;Ⅱ期：联合小范围肝切除;Ⅲ期：联合大范围（半肝或三叶）肝切除＋淋巴结清扫；ⅣA 期：联合大范围(半肝或三叶)肝切除＋血管重建＋淋巴结清扫；ⅣB 期：非手术治疗。即使临床分期不超过Ⅱ期，对疑有淋巴结转移者，应根据术中淋巴结冰冻病理检查的结果决定是否行淋巴结清扫。

（3）远端胆管癌：根据 TNM 分期决定手术适应证及手术的基本原则。0～Ⅰ期：对胆总管上中段肿瘤行单纯胆管切除，对胆总管远端肿瘤行胰十二指肠切除术；Ⅱ期：胆管癌联合邻近受侵脏器切除或胰十二指肠切除术，对胆总管上中段肿瘤行胆管癌切除＋淋巴结清扫术，对胆总管远端肿瘤行胰十二指肠切除术＋淋巴结清扫；Ⅲ～Ⅳ期：非手术治疗。即使临床分期不超过ⅡA 期，对疑有淋巴结转移者亦应行淋巴结清扫。

3. 化疗

胆管癌较其他胃肠道肿瘤(如结肠癌)化疗敏感性差。但化疗可能缓解胆管癌所引起的症状，改善患者的生活质量，还可能延长存活期。化疗主要药物有吉西他滨、铂类和氟尿嘧啶等几类药物的单独或联合用药。

4. 放疗

外科手术切除是胆管癌唯一的根治性治疗，辅助性放疗只能提高患者的生存率，对于不可切除和局部转移的胆管癌经有效的胆道引流后，放疗可以改善患者的症状并延长生存期。但是，胆管癌一直被认为属于放射线不敏感的肿瘤。一般报道放疗的中位生存期为 9～12 个月。对有显微镜下阳性切缘(R1)或局部病灶残留(R2)的患者，术后采用射频消融、微波固化或吉西他滨联合铂类抗癌药物等化疗方案治疗，或化疗联合放疗。CT 引导下大剂量短距放疗(CT‐HDRBT)对胆管癌术后肝内复发有一定的疗效。

五、随访及预后

根据术中及病理检查的具体情况，确定术后治疗及随访方案。对伴有 CA19‐9 水平升高的患者，术后可检测 CA19‐9 水平；每 2～3 个月做 1 次影像学评估，持续至 2 年。根治性切除(R0)者，术后无须特殊治疗，2 年内定期复查。胆管癌患者的预后如表 14‐7‐2 所示。

表 14‐7‐2 胆管癌预后分组

临床分期	TNM 分期
0 期	$T_{is}N_0M_0$
Ⅰ 期	$T_1N_0M_0$
Ⅱ 期	$T_{2a-b}N_0M_0$
ⅢA 期	$T_3N_0M_0$
ⅢB 期	$T_{1-3}N_1M_0$
ⅣA 期	$T_4N_{0-1}M_0$
ⅣB 期	任意 T,N_2M_0；任意 T,任意 N,M_1

第十五章
胰 腺 疾 病

第一节 急性胰腺炎

急性胰腺炎是指多种病因引起的胰酶激活,继以胰腺局部炎性反应为主要特征,伴或不伴有其他器官功能改变的疾病。临床上,大多数患者的病程呈自限性,20%～30%的患者临床经过凶险,总体病死率为5%～10%。

一、病因

(1) 胆石症:包括胆道微结石,胆源性胰腺炎仍是我国急性胰腺炎的主要病因。

(2) 高三酰甘油血症:高三酰甘油血症性胰腺炎的发病率呈上升态势,当三酰甘油浓度≥11.30 mmol/L,临床极易发生急性胰腺炎。而当三酰甘油浓度<5.65 mmol/L 时,发生急性胰腺炎的危险性降低。其他病因如壶腹乳头括约肌功能不良(SOD)、药物和毒物、外伤性、高钙血症、血管炎、先天性(胰腺分裂、环形胰腺、十二指肠乳头旁憩室等)、肿瘤性(壶腹周围癌、胰腺癌)、感染性(柯萨奇病毒、腮腺炎病毒、获得性免疫缺陷病毒、蛔虫症)、自身免疫性(系统性红斑狼疮、干燥综合征)、α_1-抗胰蛋白酶缺乏症等。近年来,内镜逆行胰胆管成像(ERCP)后、腹部手术后等医源性因素诱发的急性胰腺炎发病率也呈上升趋势。而经临床与影像、生物化学等检查,不能确定病因者则称为特发性胰腺炎。

二、临床分级

根据 2012 年在美国亚特兰大召开的国际急性胰腺炎专题研讨会上修订的急性胰腺炎分级和分类系统,同时结合我国的具体情况,临床上将急性胰腺炎分为轻度急性胰腺炎(MAP)、中度急性胰腺炎(MSAP)及重度急性胰腺炎(SAP)。MAP 指具备急性胰腺炎的临床表现和生物化学改变,不伴有器官功能衰竭及局部或全身并发症,通常在 1～2 周内恢复,病死率极低。MSAP 指具备急性胰腺炎的临床表现和生物化学改变,伴有一过性的器官功能衰竭(48 h 内可自行恢复),或伴有局部或全身并发症而不存在持续性的器官功能衰竭(48 h 内不能自行恢复)。SAP 指具备急性胰腺炎的临床表现和生物化学改变,须伴有持续的器官功能衰竭(持续 48 h 以上、不能自行恢复的呼吸系统、心血管或肾功能衰竭,可累及一个或多个脏器)。SAP 患者病死率较高,为 36%～50%,如后期合并感染则病死率极高。

三、急性胰腺炎的影像学分类

(1) 间质水肿性胰腺炎:大多数急性胰腺炎患者由于炎性水肿引起弥漫性胰腺肿大,偶有局限性肿大。CT 表现为胰腺实质均匀强化,但胰周脂肪间隙模糊,也可伴有胰周积液。

(2) 坏死性胰腺炎:5%～10%的急性胰腺炎患者伴有胰腺实质坏死或胰周组织坏死,或二者兼有。早期增强 CT 检查有可能低估胰腺及胰周坏死的程度,起病 1 周后的增强 CT 检查更有价值,胰腺实质坏死表现为无增强区域。

四、诊断要点

1. 临床表现

腹痛是急性胰腺炎的主要症状,位于上腹部,常向背部放射,多为急性发作,呈持续性;少数无腹痛,可伴有恶心、呕吐。发热常源于全身炎症反应综合征(SIRS)、坏死胰腺组织继发细菌或真菌感染。发热、黄疸者多见于胆源性胰腺炎。

2. 体格检查

在临床体征方面,轻症者仅表现为轻压痛,重症者可出现腹膜刺激征、腹水、格雷-特纳(Grey-Turner)征、卡伦(Cullen)征。少数患者因脾静脉栓塞出现门静脉高压,脾脏肿大,罕见横结肠坏死;腹部因液体积聚或假性囊肿形成可触及肿块;其他可有相应并发症所具有的体征。

(1) 局部并发症:包括急性液体积聚、急性坏死物积聚、胰腺假性囊肿、包裹性坏死和胰腺脓肿,其他局部并发症还包括胸腔积液、胃流出道梗阻、消化道瘘、腹腔出血、假性囊肿出血、脾静脉或门静脉血栓形成、坏死性结肠炎等。局部并发症并非判断急性胰腺炎严重程度的依据。

(2) 全身并发症:主要包括器官功能衰竭、SIRS、全身感染、腹腔内高压(IAH)或腹腔间室综合征(ACS)、胰性脑病。

(3) 器官功能衰竭:急性胰腺炎的严重程度主要取决于器官功能衰竭的出现及持续时间(是否超过 48 h),出现 2 个以上器官功能衰竭称为多器官功能衰竭(MOF)。呼吸衰竭主要包括急性呼吸窘迫综合征(ARDS),循环衰竭主要包括心动过速、低血压或休克,肾衰竭主要包括少尿、无尿和血清肌酐升高。

(4) SIRS:符合以下临床表现中的 2 项及以上,可以诊断为 SIRS。① 心率>90 次/

min；② 体温<36 ℃或>38 ℃；③ 白细胞计数<4×10⁹/L 或>12×10⁹/L；④ 呼吸频率>20 次/min 或 PCO_2<32 mmHg(1 mmHg=0.133 kPa)。SIRS 持续存在将会增加发生器官功能衰竭的风险。

（5）全身感染：SAP 患者若合并脓毒症，病死率升高，为 50%～80%；主要以革兰氏阴性杆菌感染为主，也可有真菌感染。

（6）IAH 和 ACS：SAP 时，IAH 和 ACS 的发生率分别约为 40% 和 10%，IAH 已作为判定 SAP 预后的重要指标之一，容易导致多器官功能不全综合征（MODS）。膀胱压测定是诊断 ACS 的重要指标。若膀胱压≥20 mmHg，伴有少尿、无尿、呼吸困难、吸气压增高、血压降低时，应考虑出现 ACS。

（7）胰性脑病：是急性胰腺炎的严重并发症之一，可表现为耳鸣、复视、谵妄、语言障碍及肢体僵硬、昏迷等，多发生于急性胰腺炎早期，但具体机制不明。

3. 辅助检查

（1）血清酶学检查：强调血清淀粉酶测定的临床意义，尿淀粉酶变化仅做参考。血清淀粉酶活性高低与病情严重程度无相关性。患者是否开放饮食或病情程度的判断不能单纯依赖血清淀粉酶是否降至正常，应综合判断。血清淀粉酶活性持续增高要注意病情反复、并发假性囊肿或脓肿、疑有结石或肿瘤、肾功能不全、高淀粉酶血症等。要注意鉴别其他急腹症引起的血清淀粉酶活性增高。血清脂肪酶活性测定具有重要临床意义，尤其当血清淀粉酶活性已经下降至正常，或其他原因引起血清淀粉酶活性增高时，血清脂肪酶活性测定有互补作用。同样，血清脂肪酶活性与疾病严重程度不呈正相关。

（2）血清标志物：推荐使用 C 反应蛋白（CRP），发病 72 h 后 CRP>150 mg/L 提示胰腺组织坏死；动态测定血清 IL‐6 水平增高，提示预后不良；血清淀粉样蛋白升高，对急性胰腺炎诊断也有一定价值。

（3）影像学诊断：在发病初期 24～48 h 行超声检查，可以初步判断胰腺组织形态学变化，同时有助于判断有无胆道疾病，但受急性胰腺炎时胃肠道积气的影响对急性胰腺炎不能做出准确判断。推荐 CT 检查作为诊断急性胰腺炎的标准影像学方法，且发病 1 周左右的增强 CT 检查诊断价值更高，可有效区分液体积聚和坏死的范围。在 SAP 的病程中，应强调密切随访 CT 检查，建议按病情需要，平均每周 1 次。按照改良 CT 严重指数（MCTSI），胰腺炎性反应分级：正常胰腺（0 分），胰腺和(或)胰周炎性改变（2 分），单发或多个积液区或胰周脂肪坏死（4 分）；胰腺坏死分级：无胰腺坏死（0 分），坏死范围≤30%（2 分），坏死范围>30%（4 分）；胰腺外并发症：包括胸腔积液、腹水，血管或胃肠道等并发症（2 分）。总评分≥4 分可诊断为 MSAP 或 SAP。此外，MRI 也可以辅助诊断急性胰腺炎。

4. 诊断标准

（1）诊断标准：临床上符合以下 3 项特征中的 2 项，即可诊断为急性胰腺炎。① 与急性胰腺炎符合的腹痛（急性、突发、持续、剧烈的上腹部疼痛，常向背部放射）；② 血清淀粉酶和(或)脂肪酶活性至少＞3倍正常上限值;③ 增强 CT/MRI 或腹部超声呈急性胰腺炎影像学改变。

（2）分级诊断：① MAP 为符合急性胰腺炎诊断标准,且满足以下情况之一,无脏器衰竭、无局部或全身并发症,Ranson 评分＜3 分,急性生理学和慢性健康状况评价（APACHE Ⅱ）评分＜8 分,急性胰腺炎严重程度床边指数（BISAP）评分＜3 分,MCTSI 评分＜4 分。② MSAP 为符合急性胰腺炎诊断标准,且急性期满足下列情况之一,Ranson 评分≥3 分,APACHE Ⅱ评分≥8 分,BISAP 评分≥3 分,MCTSI 评分≥4 分,可有一过性（＜48 h）器官功能障碍。恢复期出现需要干预的假性囊肿、胰瘘或胰周脓肿等。③ SAP 为符合急性胰腺炎诊断标准,伴有持续性（＞48 h）器官功能障碍（单器官或多器官）,改良 Marshall 评分≥2 分。

（3）临床上完整的急性胰腺炎诊断：包括疾病诊断、病因诊断、分级诊断、并发症诊断,例如急性胰腺炎（胆源性、重度、ARDS）。临床上应注意一部分急性胰腺炎患者有从 MAP 转化为 SAP 的可能。因此,必须对病情做动态观察。除 Ranson 评分、APACHE Ⅱ评分外,其他有价值的判别指标如 BMI＞28 kg/m^2,胸膜渗出尤其是双侧胸腔积液,72 h 后 CRP＞150 mg/L 并持续增高等,均为临床上有价值的严重度评估指标。

五、鉴别诊断

（1）消化性溃疡急性穿孔：有较典型的溃疡病史,腹痛突然加剧,腹肌紧张,板状腹,肝浊音界消失,X 线透视见膈下有游离气体等可资鉴别。

（2）胆石症和急性胆囊炎：常有胆绞痛发作史,疼痛与进食有关,位于右上腹,常放射到右肩背部,Murphy 征阳性,血及尿淀粉酶水平轻度升高。B 超及 CT 检查可明确诊断。

（3）急性肠梗阻：腹痛为阵发性,伴腹胀、呕吐,无排气,肠鸣音亢进,有气过水声,可见肠型。腹部 X 线片可见液气平面及扩张肠段。

（4）心肌梗死：有冠心病史,突然发病,有时疼痛限于上腹部,伴胸前压迫感。心电图显示心肌梗死图像,血清心肌酶水平升高,血、尿淀粉酶水平正常。

六、治疗原则

1. 发病初期的处理

主要目的是纠正水、电解质紊乱,支持治疗,防止局部及全身并发症。观察内容包括血、尿、凝血常规测定,粪便隐血、肾功能、肝功能测定,血糖、血钙测定,心电监护,血压监测,血气分析,血清电解质测定,胸部 X 线摄片,中心静脉压测定。动态观察腹部体征和肠鸣音改变。记录 24 h 尿量和出入量变化。上述指标可根据患者的具体病情做相应选择,根据 APACHE Ⅱ评分、Ranson 评分、BISAP 评分、MCTSI 分级等指标判断急性胰腺炎患者的严重程度和预后。SAP 患者病情危重时,建议入重症监护病房密切监测生命体征,调整输液速度和液体成分。常规禁食,对有严重腹胀、麻痹性肠梗阻者应采取胃肠减压等相应措施。在患者腹痛减轻或消失、腹胀减轻或消失、肠道动力恢复或部分恢复时可以考虑开放饮食,开始以糖类为主,逐步过渡至低脂饮食,不以血清淀粉酶活性高低作为开放饮食的必要条件。

2. 脏器功能的维护

(1) 早期液体复苏:一经诊断应立即开始进行控制性液体复苏,主要分为快速扩容和调整体内液体分布两个阶段,必要时使用血管活性药物。补液量包括基础需要量和流入组织间隙的液体量。输液种类包括胶体物质:0.9% NaCl 溶液和平衡液。扩容时应注意晶体与胶体的比例,并及时补充微量元素和维生素。

(2) 针对急性肺损伤或呼吸衰竭的治疗:SAP 发生急性肺损伤时给予鼻导管或面罩吸氧,维持氧饱和度在 95% 以上,要动态监测患者血气分析结果。当进展至 ARDS 时,处理包括机械通气和大剂量、短程糖皮质激素的应用,有条件时行气管镜下肺泡灌洗术。

(3) 针对急性肾损伤或肾衰竭的治疗:治疗急性肾衰竭主要是支持治疗,稳定血流动力学参数,必要时透析。持续性肾脏替代疗法(continuous renal replacement therapy,CRRT)的指征是伴急性肾衰竭,或每小时尿量≤0.5 ml/kg;早期伴 2 个或 2 个以上器官功能障碍;SIRS 伴心动过速、呼吸急促,经一般处理效果不明显;伴严重水电解质紊乱;伴胰性脑病。可联合持续性静脉-静脉血液滤过(CVVH)和持续性血浆滤过吸附(CPFA)两种模式。

(4) 其他脏器功能的支持:出现肝功能异常时可予保肝药物,弥散性血管内凝血(DIC)时可使用肝素,上消化道出血可应用质子泵抑制剂。对于 SAP 患者还应特别注意维护肠道功能,因肠黏膜屏障的稳定对于减少全身并发症有重要作用,需要密切观察腹部体征及排便情况,监测肠鸣音的变化,及早给予促肠道动力药物,包括生大黄、芒硝、硫酸镁、乳果糖等,应用谷氨酰胺制剂保护肠道黏膜屏障。同时可应用中药,如皮硝外敷。病情允许情况下,尽早恢复饮食或实施肠内营养对预防肠衰竭具有重要意义。

3. 抑制胰腺外分泌和胰酶抑制剂的应用

生长抑素及其类似物(奥曲肽)可以通过直接抑制胰腺外分泌而发挥作用,对于预防 ERCP 术后胰腺炎也有积极作用。H2 受体拮抗剂或质子泵抑制剂可通过抑制胃酸分泌而间接抑制胰腺分泌,还可以预防应激性溃疡的发生。蛋白酶抑制剂(乌司他丁、加贝酯)能够广泛抑制与急性胰腺炎发展有关胰蛋白酶、弹性蛋白酶、磷脂酶 A 等的释放和活性,还可稳定溶酶体膜,改善胰腺微循环,减少急性胰腺炎并发症,主张早期足量应用。

4. 营养支持

MAP 患者只需短期禁食,故不需肠内或肠外营养。MSAP 或 SAP 患者常先施行肠外营养,待患者胃肠动力能够耐受后及早(发病 48 h 内)实施肠内营养。肠内营养的最常用途径是内镜引导或 X 线引导下放置鼻腔肠管。输注能量密度为 4.187 J/ml 的要素营养物质,如能量不足可辅以肠外营养,并观察患者的反应;如能耐受则逐渐加大剂量。应注意补充谷氨酰胺制剂。对于高脂血症患者应减少脂肪类物质的补充。进行肠内营养时,应注意患者的腹痛、肠麻痹、腹部压痛等胰腺炎症状和体征是否加重,并定期复查电解质、血脂、血糖、总胆红素、血清白蛋白水平、血常规及肾功能等,以评价机体的代谢状况,调整肠内营养的剂量。可先采用短肽类制剂,再逐渐过渡到整蛋白类制剂,要根据患者的血脂、血糖情况进行肠内营养剂型的选择。

5. 抗生素的应用

业已证实,预防性应用抗生素不能显著降低患者的病死率。因此,对于非胆源性急性胰腺炎患者不推荐预防性使用抗生素。对于胆源性 MAP 或伴有感染的 MSAP 和 SAP 患者应常规使用抗生素。胰腺感染的致病菌主要为革兰氏阴性菌和厌氧菌等肠道常驻菌。抗生素的应用应遵循"降阶梯"策略,选择抗菌谱为针对革兰氏阴性菌和厌氧菌为主、脂溶性强、有效通过血胰屏障的药物。推荐方案:① 碳青霉烯类;② 青霉素＋β 内酰胺酶抑制剂;③ 第三代头孢菌素＋抗厌氧菌;④ 喹诺酮＋抗厌氧菌。疗程为 7～14 天,特殊情况下可延长应用时间。要注意真菌感染的诊断,临床上无法用细菌感染来解释发热等表现时,应考虑真菌感染的可能,可经验性应用抗真菌药,同时进行血液或体液真菌培养。

6. 胆源性胰腺炎的内镜治疗

推荐在有条件的单位,对于怀疑或已经证实的急性胰腺炎患者(胆源型),如果符合重症指标,和(或)有胆管炎、黄疸、胆总管扩张,或最初判断是 MAP 但在治疗中病情恶化者,应行鼻胆管引流或内镜下十二指肠乳头括约肌切开术(endoscopic sphincterotomy, EST)。胆源性 SAP 患者发病的 48～72 h 内是行 ERCP 的最佳时机,而胆源性 MAP 患者于住院期间均可行 ERCP 治疗。在胆源性急性胰腺炎恢复后,患者应该尽早行胆囊切除术,以防再次发生急性胰腺炎。

7. 局部并发症的处理

大多数急性胰周液体积聚和急性坏死物积聚可在发病后数周内自行消失,无须干预,仅在合并感染时才有穿刺引流的指征。无菌的假性囊肿及包裹性坏死大多数可自行吸收,少数病灶直径＞6 cm 且有压迫现象等临床表现,或持续观察见直径增大,或出现感染症状时可予微创引流治疗。胰周脓肿和(或)感染首选穿刺引流,引流效果差则进一步行手术治疗,手术为相对适应证。建议有条件的单位开展内镜下穿刺引流术或内镜下坏死组织清除术。

8. 全身并发症的处理

发生 SIRS 时应早期应用乌司他丁或糖皮质激素。CRRT 能很好地清除血液中的炎性介质,同时调节体液、电解质平衡,因而推荐早期用于急性胰腺炎并发的 SIRS,并有逐渐取代腹腔灌洗治疗的趋势。菌血症或脓毒症者应根据药物敏感试验结果调整抗生素,要由广谱抗生素过渡至窄谱抗生素,要足量、足疗程使用。SAP 合并 ACS 者应采取积极的救治措施,除合理的液体治疗、抗炎药物的使用外,还可使用血液滤过、微创减压及开腹减压术等。

9. 中医中药

单味中药(如生大黄、芒硝)和复方制剂(如清胰汤、柴芍承气汤等)均被临床实践证明有效。中药制剂通过降低血管通透性、抑制巨噬细胞和中性粒细胞活化、清除内毒素达到治疗功效。

10. 手术治疗

在急性胰腺炎早期阶段,除因严重的 ACS,均不建议手术治疗。在急性胰腺炎后期阶段,若合并胰腺脓肿和(或)感染,应考虑手术治疗。

11. 其他措施

疼痛剧烈时考虑镇痛治疗,在严密观察病情下可注射盐酸哌替啶(杜冷丁)。不推荐应用吗啡或胆碱能受体拮抗剂,如阿托品、消旋山莨菪碱(654 - 2)等,因前者会收缩 Oddi 括约肌,后者则会诱发或加重肠麻痹。免疫增强制剂和血管活性物质如前列腺素 E 制剂、血小板活化因子拮抗剂等,可考虑在 SAP 中选择性应用。益生菌可调节肠道免疫和纠正肠道内菌群失调,从而重建肠道微生态平衡,但目前对 SAP 患者是否应该使用益生菌治疗尚存争议。

七、预后

MAP 和 MSAP 患者经祛除病因及时治疗,一般预后良好;SAP 患者由于局部及全身并发症的发生,病情往往复杂多变,应根据疾病的变化随时调整治疗方案及措施,尽最大努力提高患者的治愈率。

第二节　慢性胰腺炎

慢性胰腺炎(chronic pancreatitis)是各种病因引起胰腺组织和功能不可逆改变的慢性炎症性疾病。基本病理特征包括胰腺实质慢性炎症损害和间质纤维化,胰腺实质钙化、胰管扩张及胰管结石等改变。临床主要表现为反复发作的上腹部疼痛和胰腺内、外分泌功能不全。近年来,国内发病率有逐年增高的趋势,但尚缺乏确切的流行病学资料。慢性胰腺炎致病因素较多,酗酒是其主要因素,还包括胆道疾病、高脂血症、高钙血症、胰腺先天性异常、胰腺外伤或手术、急性胰腺炎导致胰管狭窄、自身免疫病等。吸烟能显著增加慢性胰腺炎发病的危险性。其他致病因素不明确者称为特发性慢性胰腺炎。

一、分类

慢性胰腺炎的分类以组织学为基础,分为慢性钙化性胰腺炎、慢性阻塞性胰腺炎、慢性炎症性胰腺炎及自身免疫性胰腺炎。其中,慢性炎症性胰腺炎临床罕见,特征是胰腺实质减少和单核细胞浸润。其定义和致病因素尚不明确,影像学上很难与胰腺癌区分,

CA19-9 浓度通常不高,临床多见与糖尿病和血管因素有关。自身免疫性胰腺炎的病理改变除胰腺纤维化,以及淋巴细胞、浆细胞浸润外,常见胰腺实质纤维性增生和导管上皮增生,胰管扩张、钙化及结石少见,激素治疗有效。

二、分期

慢性胰腺炎根据临床表现、形态学改变和胰腺内外分泌功能受损程度分为四期。

(1) 早期:出现腹痛、血清或尿淀粉酶升高等临床症状,CT、超声检查多无特征性改变,超声内镜、ERCP 或组织学检查可有轻微改变。

(2) 进展期:主要表现为反复腹痛或急性胰腺炎发作,胰腺实质或导管出现特征性改变,胰腺内外分泌功能无显著异常,病程可持续数年。

(3) 并发症期:临床症状加重,胰腺及导管形态明显异常,胰腺实质明显纤维化或炎性增生改变,可出现假性囊肿、胆道梗阻、十二指肠梗阻、胰源性门脉高压、胰源性胸腹水等并发症。胰腺内外分泌功能异常,但无显著的临床表现。

(4) 终末期:腹痛发作频率和严重程度可降低,甚至疼痛症状消失;胰腺内外分泌功能显著异常,临床出现腹泻、脂肪泻、体重下降和糖尿病。

三、诊断要点

慢性胰腺炎的诊断主要依据临床表现和影像学检查,胰腺内外分泌功能检测可以作为诊断的补充。病理学诊断是慢性胰腺炎诊断的确定标准。

1. 临床表现

腹痛是慢性胰腺炎患者的主要临床症状。其典型表现为发作性上腹部疼痛,常因高脂饮食或饮酒诱发;随着胰腺外分泌功能不断下降,疼痛程度会减轻,甚至消失。外分泌功能不全早期患者无特殊症状,后期可出现脂肪泻、消瘦及营养不良表现;内分泌功能不全早期患者可出现糖耐量异常,后期表现为糖尿病症状。合并胆道梗阻、十二指肠梗阻、胰腺假性囊肿、胰源性门脉高压及胰源性胸腹水等并发症时,患者有相应的临床表现。

2. 胰腺功能检查

(1) 胰腺内分泌功能检查:继发于慢性胰腺炎的糖尿病现归类为ⅢC型,诊断标准为糖化血红蛋白(HbAlc)≥6.5%,空腹血糖(FBG)≥7 mmol/L,其他指标包括血清胰岛素及C肽等。这些指标通常在患者胰腺内分泌功能损失90%以上才出现变化,敏感性低。

(2) 胰腺外分泌功能检查:分为直接外分泌功能和间接外分泌功能试验,包括胰泌素试验、Lundh 试验、血/尿苯甲酸-酪氨酸-对氨基苯甲酸(BT-PABA)试验、粪便弹力蛋白酶Ⅰ测定及^{13}C-甘油三酯呼吸试验等。该检查的敏感度和特异度均较低,仅在胰腺功能严重受损时才有阳性结果,临床应用和诊断价值有限,不推荐常规开展。

3. 其他实验室检查

急性发作时患者血清淀粉酶、脂肪酶水平可升高;胰源性胸腹水中淀粉酶水平明显升高。血清 CA19-9 浓度可以增高,通常升幅较小,如明显升高应警惕合并胰腺癌可能。其他指标如 IgG$_4$、血钙、血脂、甲状旁腺素的检测有助于慢性胰腺炎的病因诊断。

4. 影像学检查

(1) X 线片检查:胰腺区域可见钙化灶或结石影。

(2) 超声和内镜超声(EUS)检查:超声检查通常作为慢性胰腺炎的初筛检查,可显示胰腺形态改变,胰管狭窄、扩张、结石或钙化及囊肿等征象,但敏感度和特异度较低。EUS 除显示形态特征外,还可以辅助穿刺活检组织学诊断。

(3) CT 检查:是慢性胰腺炎诊断的首选检查方法,对中晚期病变诊断准确性较高,但对早期病变诊断价值有限。CT 检查可见胰腺实质增大或萎缩、胰腺钙化、结石形成、主胰管扩张及假性囊肿形成等征象。

(4) 磁共振成像(MRI)和磁共振胆胰管成像(MRCP)检查:MRI 诊断价值与 CT 相似;MRCP 可以清晰显示胰管病变的部位、程度和范围。胰泌素增强 MRCP(secretin-enhanced MRCP)能间接反映胰腺的外分泌功能,有助于慢性胰腺炎的早期诊断。

(5) 内镜逆行胆胰管造影(ERCP)检查:主要显示胰管形态改变,曾经是诊断慢性胰腺炎的重要依据。但作为有创性检查,目前多被 MRCP 和超声内镜(EUS)替代,仅在诊断困难或需要治疗操作时选用。

(6) 胰管镜检查:可直接观察患者胰管内病变,同时能收集胰液、细胞刷片及组织活检等检查,对慢性胰腺炎早期诊断及胰腺癌鉴别诊断有意义,有条件的单位可开展。

5. 胰腺活检

组织活检是慢性胰腺炎诊断的确定性标准。但其操作和临床开展受技术条件限制,不推荐常规使用,主要用于临床上与胰腺癌鉴别诊断时。方法包括 CT 或超声引导下经皮胰腺穿刺活检;EUS 引导下胰腺活检,包括细针穿刺抽吸及活检,较经皮穿刺安全,但取材组织量较少;手术或腹腔镜下胰腺活检,其中胰头部病变建议经十二指肠组织芯穿刺活检。

6. 慢性胰腺炎的诊断标准

诊断标准:① 一种及一种以上影像学检查显示慢性胰腺炎特征性形态改变;② 组织病理学检查显示慢性胰腺炎特征性改变;③ 患者有典型上腹部疼痛,或其他疾病不能解释的腹痛,伴或不伴体重减轻;④ 血清或尿胰酶水平异常;⑤ 胰腺外分泌功能异常。

①或②任何一项典型表现,或者①或②疑似表现加③、④和⑤中任何两项可以确诊;①或②任何一项疑似表现考虑为可疑患者,需要进一步临床观察和评估。

四、鉴别诊断

(1) 慢性复发性胰腺炎和急性复发性胰腺炎:后者在发作期血清淀粉酶水平显著增

高,胰腺分泌功能试验多正常,腹部平片一般阴性,在缓解期后不遗留组织学或胰腺功能上的改变,预后良好;前者最终可发展为胰腺功能不全,预后较差。

(2)壶腹和其周围病变:慢性胰腺炎压迫胆总管出现梗阻性黄疸时,常与胰头癌、壶腹部肿瘤、胆总管结石等相混淆。逆行胰胆管造影、B超检查有助于鉴别,但有时需剖腹探查才能明确诊断。

(3)消化性溃疡:慢性胰腺炎反复上腹痛与溃疡病的鉴别有赖于病史、胃肠钡餐透视及胃镜检查等。

(4)胰原性腹泻尚需和小肠性吸收不良综合征:前者 D-木糖试验正常,后者则显示吸收障碍;借助胰外分泌功能试验亦有助于鉴别。

五、治疗原则

慢性胰腺炎的治疗原则为去除病因、控制症状、纠正和改善胰腺内外分泌功能不全及防治并发症。

1. 非手术治疗

(1)一般治疗:戒烟戒酒,调整饮食结构、避免高脂饮食,可补充脂溶性维生素及微量元素,营养不良可给予肠内或肠外营养支持。

(2)胰腺外分泌功能不全治疗:患者出现脂肪泻、体重下降及营养不良表现时,需要补充外源性胰酶制剂改善消化和吸收功能障碍。首选含高活性脂肪酶的微粒胰酶胶囊,建议进餐时服用,正餐给予(3～4)万 U 脂肪酶的胰酶,辅餐给予 1～2 万 U 脂肪酶的胰酶;效果不佳者可增加剂量或联合服用质子泵抑制剂。

(3)胰腺内分泌功能不全治疗:根据糖尿病进展程度及并发症情况,一般首选二甲双胍控制血糖,必要时加用促胰岛素分泌药物,对于症状性高血糖、口服降糖药物疗效不佳者选择胰岛素治疗。慢性胰腺炎合并糖尿病患者对胰岛素敏感,需特别注意预防低血糖发作。

(4)疼痛治疗:非镇痛药物包括胰酶制剂、抗氧化剂等,对缓解疼痛有一定效果。疼痛治疗主要依靠选择合适的镇痛药物。初始宜选择非甾体类抗炎药物,效果不佳可选择弱阿片类药物,仍不能缓解甚至加重时选用强阿片类镇痛药物。内镜治疗或 CT、内镜超声引导下腹腔神经丛阻滞可以短期缓解疼痛。如存在胰头肿块、胰管梗阻等因素,应选择手术治疗。

(5)其他治疗:自身免疫性胰腺炎是一种特殊类型的慢性胰腺炎,首选糖皮质激素治疗,初始剂量通常为每天 30～40 mg,2～4 周后减量至每天 2.5～5 mg,维持 6～12 个月。治疗期间通过监测血清 IgG_4 及影像学复查评估疗效。

2. 内镜治疗

主要适用于 Oddi's 括约肌狭窄、胆总管下段狭窄、胰管狭窄、胰管结石及胰腺假性囊肿等。治疗方法包括内镜下十二指肠乳头括约肌切开术(EST)、鼻胆管和鼻胰管引流、胰管胆管支架植入、假性囊肿引流及 EST 联合体外震波碎石等,其远期效果较手术治疗差。

3. 手术治疗

1) 手术指征

① 保守治疗不能缓解的顽固性疼痛;② 胰管狭窄、胰管结石伴胰管梗阻;③ 并发胆道梗阻、十二指肠梗阻、胰源性门脉高压、胰源性胸腹水及假性囊肿等;④ 不能排除恶性病变。

2) 术式选择

手术治疗能否改善胰腺功能、延缓胰腺炎症进展以及手术时机的选择,目前尚缺乏充分的证据支持。应遵循个体化治疗原则,根据病因,胰腺、胰周脏器病变特点(炎性肿块、胰管扩张或结石、胆管或十二指肠梗阻)及手术者经验等因素,主要针对各种外科并发症,选择制订合适的手术方案。

3) 神经切断手术

单纯以缓解疼痛为目的神经切断手术目前开展较少,主要方法包括化学性内脏神经毁损术,胸腔镜下内脏神经切断术及超声内镜或经皮穿刺腹腔神经丛阻滞。短期效果较好,但远期止痛效果不理想。

4) 胰管引流手术

Partington 术适用于主胰管扩张、主胰管结石为主、胰头部无炎性肿块者。沿主胰管纵向切开,清除结石,行胰管空肠侧端 Roux-en-Y 吻合。术中应确保主胰管切开足够长度,充分解除主胰管狭窄和梗阻。如存在副胰管梗阻应同时处理。散在小胰管结石不能通过切开主胰管处理时,可联合切除结石所在部位的部分胰腺组织。该术式操作简单,最大限度地保留了胰腺功能,并发症少。

5) 胰腺切除手术

(1) 胰十二指肠切除术:适用于胰头部炎性肿块伴胰管、胆管及十二指肠梗阻;不能排除恶性病变;胰头分支胰管多发性结石;不能纠正的 Oddi 括约肌狭窄者。常用术式包括标准胰十二指肠切除术(PD)和保留幽门胰十二指肠切除术(PPPD)。两种术式在缓解疼痛和解除压迫梗阻方面效果确切,疼痛长期缓解率高。

(2) 胰体尾切除术:适用于炎性病变、主胰管狭窄或胰管结石集中于胰体尾部的慢性胰腺炎。术式包括联合脾脏切除的胰体尾切除术或保留脾脏的胰体尾切除术。

(3) 中段胰腺切除术:适用于胰腺颈体部局限性炎性包块,胰头组织基本正常,胰尾部病变系胰体部炎性病变导致的梗阻性改变。胰腺远侧断面与空肠行 Roux-en-Y 端侧吻合,近侧胰腺断端常规缝合关闭,部分病例可行空肠与两侧胰腺断端分别吻合。

(4) 全胰切除术:适用于全胰炎性改变、胰管扩张不明显或多发分支胰管结石;其他切除术式不能缓解症状者;遗传性慢性胰腺炎因恶变发生率高,宜行全胰切除。患者术后需终身接受胰岛素及胰酶制剂替代治疗,有条件的单位可以同时行全胰切除及自体胰岛移植术。

6) 联合术式(胰腺切除＋引流术)

在保留十二指肠和胆道完整性基础上,切除胰头部病变组织,解除胰管及胆管的梗阻,同时附加胰管的引流手术。主要手术方法有 Beger 术及改良术式、Frey 术、Izbicki 术(改良 Frey 术)及 Berne 术,各种术式的应用指征应强调个体化原则。

(1) Beger 术及改良术式:保留十二指肠的胰头切除术(DPPHR),适用于胰头肿块型慢性胰腺炎、合并胰头颈部胰管结石及梗阻、胆总管胰腺段狭窄梗阻或十二指肠梗阻者。于胰腺颈部切断胰腺,切除胰头大部组织,空肠分别与胰腺颈体部及胰头部创面行 Roux-en-Y 吻合。国内常采用其改良术式,即保留十二指肠的胰头次全切除,切除更多的胰头部组织,仅行空肠与胰腺颈体部 Roux-en-Y 吻合。如合并黄疸,可在胰头切除后残留后壁切开胆总管胰腺段,确保胆管引流通畅。与 PD 或 PPPD 相比,该术式创伤小,术后并发症发生率低,患者长期疼痛缓解率和生活质量高。

(2) Frey 术:适用于胰头炎性肿块较小,合并胰体尾部胰管扩张伴结石、胰腺段胆总管狭窄梗阻者。不离断胰腺颈部,切除胰头部腹侧胰腺组织,同时纵向切开主胰管向胰体尾部延伸,纠正胰管狭窄并取石,胰腺创面及胰管与空肠行 Roux-en-Y 侧端吻合。缓解疼痛的效果与胰十二指肠切除术和 Beger 术相当,术后并发症发生率低。但该术式胰头部切除范围相对较小,钩突部切除不够充分,有局部复发及胰胆管减压引流不够充分的可能。

(3) Izbicki 术(改良 Frey 术):适用于胰管、胆管无明显扩张,合并胰管结石和胰腺组织广泛纤维化、钙化,以及长期严重腹痛病史者。与 Frey 术相比,胰头切除的范围扩大,包含钩突中央部分,同时沿胰管长轴"V"形切除部分腹侧胰腺组织,引流范围扩大,使主胰管、副胰管及分支胰管充分引流,同时与空肠行 Roux-en-Y 侧端吻合。

(4) Berne 术:切除部分胰头组织,确保胆管和胰管引流,保留背侧部分胰腺组织,不切断胰腺;如合并黄疸可切开胰腺段胆总管前壁,与周围胰腺组织直接缝合,最后完成胰头创面一空肠 Roux-en-Y 吻合。与 Beger 术和 Frey 术相比,该术式相对简单,严重并发症少,在缓解疼痛、保留内外分泌功能等方面的效果相近。

7) 慢性胰腺炎并发症手术治疗

(1) 胰腺囊肿的手术治疗:分为潴留性囊肿和假性囊肿,但实际处理中很难严格区分。主要选择囊肿引流手术,保证胰管通畅并取尽结石。根据囊肿部位选择囊肿空肠、囊肿胃或囊肿十二指肠引流手术。术中囊壁组织常规送快速病理检查排除囊性肿瘤或恶性病变。如胰头囊肿旁小胰管内存在结石,可行包括囊肿在内的胰头部分切除术;部分胰体尾部的囊肿可以考虑胰体尾切除术。如果伴有胆道梗阻,同时需行胆肠吻合或于胰头残留组织后壁切开胆总管,保证胆道引流通畅。

(2) 胆道和十二指肠梗阻的手术治疗:单纯因肿块压迫引起胆道梗阻者,绝大多数患者在行各种胰头切除术后可以缓解。如伴有波动性的梗阻性黄疸或胆道感染,胰头切除后应行胆肠吻合或在胰头残留后壁切开胆总管引流。十二指肠梗阻相对少见,伴胰头肿块者应与胰腺病变一起处理；无胰头肿块者宜选择胃（或十二指肠）-空肠吻合手术。

（3）胰源性腹水和胸腔积液的手术治疗：通常为胰管或假性囊肿破裂所致，多需要手术处理。ERCP 或 MRCP 有助于确定胰管破裂部位。胰管破裂处形成的瘘管与空肠吻合是处理胰源性腹水或长期不愈胰瘘的最常见方法。胰源性胸腔积液的处理通常需要切断胰管破裂处与胸腔之间形成的瘘管，胸腔侧瘘管结扎，腹腔内瘘管与空肠吻合。

（4）胰源性门脉高压的手术治疗：多由于慢性胰腺炎引起脾静脉受压或血栓形成引起区域性门脉高压，主要临床表现为上消化道出血和腹痛。胰源性门脉高压手术治疗可以治愈，通常行脾切除术，必要时联合部分胰腺切除。

六、预后

慢性胰腺炎确诊并经治疗后，部分患者病情可相对稳定。如病变持续进展可导致胰腺内、外分泌功能不全以及恶变等情况，建议定期随访。随访内容应包括病史询问、体格检查、影像学检查（超声、CT 等）和相关实验室检查（包括 HbAlc、胰酶及肿瘤标志物等）。

第三节　胰　腺　癌

据世界卫生组织统计，2008 年全球胰腺癌发病率和患者病死率分别位列恶性肿瘤的第 13 位和第 7 位。2013 年统计数据显示，在美国，胰腺癌新发估计病例数位列男性第 10 位，女性第 9 位，占恶性肿瘤患者病死率的第 4 位。据《2012 中国肿瘤登记年报》统计，2009 年胰腺癌占我国恶性肿瘤发病率和患者病死率的第 7 位和第 6 位。在我国上海等经济发达地区，胰腺癌新发估计病例数位列男性第 6 位，女性第 7 位，并且呈快速上升趋势。国内外研究表明，大约 60％的胰腺癌患者在确定诊断时已发生远处转移，25％的患者为局部晚期，不能行根治性切除术，中位生存期仅为 6～9 个月，能够手术切除的仅15％，中位生存期 15 个月，5 年生存率 5％左右。

一、危险因素

胰腺癌的危险因素包括吸烟、肥胖、酗酒、慢性胰腺炎等，接触萘胺及苯类化合物者罹患胰腺癌的风险显著增加。糖尿病是胰腺癌的风险因素之一，特别是老年、低体重指数、无糖尿病家族史的患者，新发 2 型糖尿病时应注意随访并警惕胰腺癌的可能。胰腺癌具有遗传易感性，约 10％的胰腺癌患者具有遗传背景，患有遗传性胰腺炎、Peutz-Jeghers综合征、家族性恶性黑色素瘤及其他遗传性肿瘤疾患的患者，胰腺癌的发病风险显著增加。

二、诊断要点

1. 临床症状

多数胰腺癌患者起病隐匿,早期症状不典型,可表现为上腹部不适、隐痛、消化不良或腹泻,常易与其他消化系统疾病相混淆。

(1)疼痛:常表现为不同程度、不同方式的上腹部或腰背部疼痛,有时以夜间为甚,可以呈束带状分布。当肿瘤侵犯后腹膜神经丛后,疼痛较剧。

(2)黄疸:不明原因的梗阻性黄疸,进行性加重,多见于胰头部肿瘤。一般出现在腹痛前,称为无痛性黄疸,是胰头癌的典型症状之一。

(3)体重下降:多数患者可出现不明原因的消瘦、体重减轻,短期内体重下降较快。

2. 体格检查

胰腺癌患者早期一般无明显体征,当疾病处于进展期时可出现黄疸、肝脏增大、胆囊肿大、上腹部肿块以及腹腔积液等阳性体征。

3. 实验室检查

(1)生化检查:早期无特异性血生化指标改变,肿瘤阻塞胆管时可引起血胆红素水平升高(主要为总胆红素和直接胆红素),伴有谷丙转氨酶(ALT)、谷草转氨酶(AST)、γ-谷氨酰转移酶(GGT)及碱性磷酸酶(AKP)等酶学改变。

(2)血液肿瘤标志物检查:临床上常用的与胰腺癌诊断相关肿瘤标志物有糖类抗原CA19-9、癌胚抗原(CEA)、糖类抗原CA50和糖类抗原CA242等,其中CA19-9可以是正常值的10倍以上。对于CA19-9浓度升高者,应排除胆道梗阻和胆道感染才具有诊断意义。

4. 影像学检查

协助诊断胰腺癌的医学影像学技术和手段较多,包括B超、CT、磁共振成像(MRI)、经内镜逆行胰胆管造影(ERCP)、PET/CT和超声内镜(EUS)等,其特点各不相同。根据病情,选择恰当的影像学技术是诊断胰腺占位的前提。由于各种检查技术的特点不同,选择时应遵循完整(显示整个胰腺)、精细(层厚2~3 mm的薄层扫描)、动态(动态增强、定期随访)、立体(多轴面重建,全面了解毗邻关系)的基本原则。

(1)B超检查:简单、方便、实时和无创,可用于胰腺癌的诊断和随访,对肝脏、胆管和较大的胰腺肿块具有较高诊断价值。超声造影技术可用于胰腺癌的早期诊断。

(2)CT/CTA检查:是诊断胰腺疾病的常用影像技术。不同CT扫描技术的侧重点各异:① 上腹部平扫及增强扫描可显示较大的胰腺肿瘤和肝脏、胰腺旁淋巴结;② 中腹部薄层动态增强/胰腺薄层动态增强(扫描层厚度≤3 mm),是诊断胰腺病变的最佳CT技术;③ 多平面重建是显示胰腺肿块毗邻关系的最佳技术;④ CTA是显示胰腺相关血管病变的理想技术。

(3)MRI/MRCP/MRA检查:是诊断胰腺疾病的常用影像技术。① 常规上腹部平扫及增强扫描：主要用于显示较大的胰腺肿瘤和肝脏、胰腺旁淋巴结；② 中腹部薄层动态增强/胰腺薄层动态增强：是显示胰腺肿瘤的最佳 MRI 技术，在显示合并的水肿性胰腺炎方面优于 CT 检查；③ MRCP：与中腹部 MRI 薄层动态增强联合应用诊断价值更高。

（4）ERCP 检查：可发现胰管狭窄、梗阻或充盈缺损等异常。

（5）PET/CT 检查：主要价值在于辨别胰腺占位的代谢活性，判断病灶的良恶性；另外在发现胰腺外转移方面有明显优势。

（6）EUS 检查：可判断胰腺病变与周围组织结构的关系，可对病变采取穿刺活检、引流等诊治操作。

5. 组织病理学与细胞学检查

组织病理学和（或）细胞学检查是确诊胰腺癌的唯一依据和"金标准"。因此，应尽可能在制订治疗方案前获得细胞学或组织病理学检查结论，但是考虑到临床实际情况，有时无法获得组织病理学或细胞学依据以明确诊断，可以结合病史、临床表现、实验室检查、影像学检查，由多学科专家讨论后慎重做出临床初步诊断，并且动态观察；而讨论后仍无法诊断时必须严密随访复查。获得组织病理学或细胞学标本的方法如下。① 手术：直视下活组织检查，是获取病理组织学诊断的可靠方法。② 脱落细胞学检查：可通过胰管细胞刷检、胰液收集检查、腹腔积液化验等方法获得细胞病理资料。③ 穿刺活检术：如无法手术患者，治疗前推荐在影像介导下局部穿刺获得组织病理学或细胞学标本。

拟行手术切除的患者不需先获得病理学诊断支持，但在进行放化疗等治疗前应明确病理学诊断。

6. 胰腺癌分期

胰腺癌的 TNM 分期和病理分期如表 15-3-1 所示。

表 15-3-1　胰腺癌的 TNM 分期和临床分期

分　　期	评　估　标　准
TNM 分期	
T	原发肿瘤
T_x	原发肿瘤无法评估
T_0	无原发肿瘤证据
T_{is}	原位癌（包括 PanIN-3）
T_1	肿瘤局限于胰腺内，最大径≤2 cm
T_2	肿瘤局限于胰腺内，最大径>2 cm
T_3	肿瘤浸润至胰腺外
T_4	肿瘤累及腹腔干或肠系膜上动脉
N	区域淋巴结
N_x	区域淋巴结无法评估

续 表

分　期	评 估 标 准
N_0	无区域淋巴结转移
N_1	有区域淋巴结转移
M	远处转移
M_0	无远处转移
M_1	有远处转移
临床分期	
0 期	$T_{is} N_0 M_0$
ⅠA 期	$T_1 N_0 M_0$
ⅠB 期	$T_2 N_0 M_0$
ⅡA 期	$T_3 N_0 M_0$
ⅡB 期	$T_{1-3} N_1 M_0$
Ⅲ 期	T_4，任何 N，M_0
Ⅳ 期	任何 T，任何 N，M_1

三、治疗原则

1. 手术治疗

手术目的是实施根治性切除(R0)。根据综合诊治的原则,术前应进行多学科讨论,充分评估根治性切除的把握性,还要明确肿瘤是否有远处转移和合并症。对疑似有远处转移而高质量的 CT/MRI 检查仍然无法确诊的患者,可考虑 PET/CT 扫描检查。

(1) 可根治切除胰腺癌手术治疗。通过影像学检查,判断肿瘤可根治切除的标准是:无远处转移;无肠系膜上静脉-门静脉扭曲;腹腔干、肝动脉和肠系膜上动脉周围脂肪间隙清晰。应进行标准的胰十二指肠切除术,需完整切除钩突系膜;肠系膜上动脉右侧、后方和前方的淋巴脂肪组织,根治性手术应达到胆管、胃(或十二指肠)、胰颈和后腹膜切缘阴性。扩大区域淋巴结清扫不能改善患者的预后。对胰体尾癌应行胰体尾和脾切除术;部分肿瘤较小的患者,可考虑腹腔镜胰体尾切除术;肿瘤累及全胰或胰腺内有多发病灶,可考虑全胰切除术。

(2) 可能切除胰腺癌的手术治疗。可能切除的标准是:无远处转移;肠系膜上静脉-门静脉有狭窄、扭曲或闭塞,但切除后可安全重建;胃十二指肠动脉侵犯达肝动脉水平,但未累及腹腔干;肿瘤侵犯肠系膜上动脉未超过周径的 180°。部分可能切除的胰腺癌患者可从新辅助放化疗中获益;联合静脉切除如能达到 R0 切除,则患者的预后与静脉未受累及的患者相当;联合动脉切除不能改善患者的预后。鉴于目前缺乏足够的高级别的循证医学依据,对可能切除的胰腺癌患者推荐参加临床研究。

（3）姑息性手术治疗。经影像学检查，发现以下情况之一应判定为肿瘤不可切除。① 远处转移；② 不可重建的肠系膜上-门静脉侵犯；③ 胰头癌：肿瘤包绕肠系膜上动脉超过 180°或累及腹腔干和下腔静脉；④ 胰体尾癌：肿瘤累及肠系膜上动脉或包绕腹腔动脉干超过 180°。手术探查时如发现胰头肿瘤无法切除，应予活组织检查取得病理学诊断证据；对暂未出现十二指肠梗阻但预期生存期≥3 个月的患者，建议做预防性胃空肠吻合术；肿瘤无法切除但有胆道梗阻的患者，建议进行胆总管/肝总管空肠吻合术；有十二指肠梗阻的患者，如预期生存期≥3 个月，应行胃空肠吻合术。

2. 化疗

根据综合诊治的原则，应进行多学科讨论评估，包括患者全面体能状况评估、肿瘤分期及分子标志物检查结果，制订合理的内科治疗计划。

（1）术后辅助治疗：与单纯手术相比，术后辅助化疗具有明确的疗效，可以防止或延缓肿瘤复发，提高患者术后长期生存率。因此，积极推荐术后实施辅助化疗。术后辅助化疗方案推荐氟尿嘧啶类药物（包括替吉奥胶囊及 5-氟尿嘧啶/亚叶酸钙），FOLFIRINOX（奥沙利铂、亚叶酸钙、伊利替康和 5-氟尿嘧啶），或吉西他滨单药或联合替吉奥等；对于体能状态良好的患者可以考虑联合化疗。

（2）新辅助治疗：对于可能切除胰腺癌患者，如体能状况良好，可以采用联合化疗方案或单药进行术前治疗，降期后行手术切除。通过新辅助治疗不能手术切除者，即采用晚期胰腺癌的一线化疗方案。

（3）不可切除的局部晚期或转移性胰腺癌的治疗：积极的化疗有利于减轻患者的症状、延长生存期、提高生活质量。一线化疗方案如吉西他滨＋白蛋白结合型紫杉醇方案、FOLFIRINOX 方案等，或吉西他滨联合分子靶向治疗（厄洛替尼、尼妥珠单抗等）。

3. 放疗

同步放化疗是局部晚期胰腺癌的主要治疗手段之一。以吉西他滨或 5-FU 类药物为基础的同步放化疗可以延长局部晚期胰腺癌患者的中位生存期，缓解疼痛症状，从而提高临床获益率，成为局部晚期胰腺癌患者的标准治疗手段。另外，对于胰腺癌术后 T_3 或腹膜后淋巴结转移病例、局部残存或切缘不净者，术后同步放化疗可以弥补手术的不足。术前新辅助放化疗也是目前对临界切除病例的研究热点。关于治疗适应证选择以及合理的剂量模式与局控率的关系尚无明确共识，调强放疗（IMRT）技术、螺旋断层放疗以及包括 X 刀和伽马刀的立体定向放疗（SBRT）技术正越来越多地用于胰腺癌的治疗，肿瘤的局部控制率和患者的生存率获得了改善和提高。

4. 介入治疗

由于胰腺癌多为乏血供和多支细小动脉供血等特征，介入治疗效果有限，推荐证据不足，可以采取超选择性供血动脉灌注化疗或栓塞做特殊治疗。对肝转移性病变可根据供血特征分别行供血动脉灌注化疗或化疗栓塞；但尚缺乏高级别的循证医学证据，需要进行大样本多中心临床研究以明确介入治疗的指征和意义。

（1）适应证：① 梗阻性黄疸（胆管引流术或内支架置入术）；② 不宜手术或者不愿意手术、接受其他方法治疗或术后复发的患者；③ 控制疼痛、出血等疾病相关症状；④ 灌注化疗作为特殊形式的新辅助化疗。

（2）禁忌证。① 相对禁忌证：造影剂轻度过敏；卡诺夫斯凯计分（KPS）<70 分或美国东部肿瘤协作组（ECOG）评分>2 分；有出血和凝血功能障碍性疾病不能纠正及有出血倾向者；白细胞计数<$4.0×10^9$/L，血小板计数<$80×10^9$/L。② 绝对禁忌证：肝肾功能严重障碍（总胆红素>51 μmol/L，ALT>120 U/L）；有明显出血倾向者（凝血酶原时间<40%或血小板计数<$50×10^9$/L）；中等或大量腹腔积液、全身多处转移；全身器官功能衰竭者。

5. 姑息治疗与营养支持

提高胰腺癌患者的生活质量是姑息治疗的重要目标。对于胰腺癌终末期患者应予姑息治疗，目的是减轻临床症状和提高患者的生活质量。终末期肿瘤患者的症状大致可以归为两类，一类是疼痛，包括肿瘤引起的癌痛和器官累及引起的其他疼痛，如消化道中胆道梗阻引起的痉挛痛等；另一类是乏力相关症状，主要是由于营养摄入不足或代谢异常引起的营养不良。

疼痛是胰腺癌最常见的症状之一，疼痛控制良好也是患者体能状况较好的标志之一。在明确疼痛的原因、排除外科急症后，要明确是否为癌痛。考虑癌痛者，根据 WHO 三阶梯镇痛的五大原则予以足量镇痛。

营养不良甚至恶病质在胰腺癌终末期患者中极其多见。应首先对患者进行恶病质诊断与分期：恶病质前期，即体重下降≤5%并存在厌食或糖耐量下降等；恶病质期，即 6 个月内体重下降>5%，或基础 BMI<20 kg/m² 者体重下降>2%，或有肌肉减少症者体重下降>2%；难治期，即预计生存<3 个月，体力状况评分低，对抗肿瘤治疗无反应的终末状态。

在判定全身营养状况和患者胃肠道功能状况基础上制订营养治疗计划。生命体征平稳而自主进食障碍者，如患者有意愿时应予营养治疗，其中存在胃肠道功能者以肠内营养为主；无胃肠道功能者可选择胃肠外营养，一旦肠道功能恢复，或肠内营养治疗能满足患者能量及营养素需要量，即停止胃肠外营养治疗。营养治疗的同时应监测 24 h 出入量、水肿或脱水、血电解质等。生命体征不稳和多脏器衰竭者，原则上不考虑系统性的营养治疗。

糖皮质激素和醋酸甲地孕酮能够增加食欲，可酌情选用能够逆转恶病质异常代谢的代谢调节剂，目前使用药物包括二十碳五烯酸（EPA）、二十二碳六烯酸（DHA）和沙利度胺等。

四、预后及随访

对于临床上怀疑胰腺癌，尚难以与慢性胰腺炎、胰腺囊肿等疾病鉴别诊断时，应密切进行 CT/MRI、PET/CT 等影像学随访和 CA19-9 等血清肿瘤标志物检查;推荐随访的时间为每 2~3 个月 1 次。对于胰腺癌术后患者,术后第 1 年,每 3 个月随访 1 次;第 2~3 年,每 3~6 个月随访 1 次;之后每 6 个月进行 1 次全面检查,以便尽早发现肿瘤复发或转移。对于晚期或转移性胰腺癌患者,应至少每 2~3 个月随访 1 次。

第四节　胰腺假性囊肿

　　胰腺假性囊肿(PPC)占胰腺囊肿 75% 以上,是急慢性胰腺炎的常见局部并发症之一,也可以继发于胰腺术后、胰腺外伤,偶见继发于胰腺恶性肿瘤或无明显原因。PPC 多无症状,早期也无须治疗,但随着病情进展,可以引发一系列并发症。PPC 在组织学的定义及实质是指在胰腺内或其周围由缺乏上皮细胞的纤维囊壁包裹外漏的丰富的胰液或胰酶的囊肿,囊内不包含气体或固体等胰腺坏死组织。其囊壁由纤维肉芽组织、腹膜、网膜等无上皮细胞组成。《2012 版急性胰腺炎亚特兰大标准》将 PPC 定义为:间质水肿性胰腺炎的急性胰周液体积聚未被完全吸收,并在 4 周后形成囊壁包裹。囊内无非液体成分,若存在明显的实性坏死组织时,则应归为急性坏死性积聚或包裹性坏死。

　　PPC 的形成机制为胰管破裂和/或炎性渗出。胰腺肿瘤导致 PPC 则可能是因局部肿块压迫并阻塞胰管后发生胰腺潴留囊肿或继发性胰腺炎性渗出。急性胰腺炎中 PPC 的发病率为 6%~18.5%,慢性胰腺炎性中 PPC 的发病率为 20%~40%,其中酒精性慢性胰腺炎引起的 PPC 占 70%~78%,特发性慢性胰腺炎中 PPC 占 6%~16%,胆源性胰腺炎中 PPC 占 6%~8%,手术和外伤引起的 PPC 占 3%~8%。

一、分型

　　根据 PPC 所在位置可分为胰周假性囊肿和胰腺外假性囊肿,前者约占 80%,后者约占 20%。胰周假性囊肿可分为胰头、胰体、胰尾和全胰假性囊肿。根据 PPC 数量可分为单发型和多发型(≥2 个)。根据 PPC 与主胰管的关系分型如下。Ⅰ 型:胰管结构正常,与囊肿无交通;Ⅱ 型:胰管结构正常,与囊肿形成交通;Ⅲ 型:胰管狭窄,与囊肿无交通;Ⅳ 型:胰管狭窄,与囊肿交通;Ⅴ 型:胰管完全阻塞;Ⅵ 型:慢性胰腺炎,胰管与囊肿无交通;Ⅶ 型:慢性胰腺炎,胰管与囊肿交通。

二、诊断要点

　　1. 临床表现

　　直径<6 cm 的 PPC 可无任何临床症状,仅能通过影像学并结合病史进行诊断。直径>6 cm 的囊肿可表现为:① 腹部隐痛、持续的饱胀感或进食后早饱感、触及腹部包块等。② 局部压迫症状,当压迫胃肠道时可引起进食后恶心、呕吐;当压迫胆管时则可引起近端胆管扩张和梗阻性黄疸。③ 囊肿并发症引起的症状,如囊肿破裂,含有大量胰酶的囊液流入腹腔引起腹痛等腹膜炎症状;囊肿感染引起畏寒、发热等。

2. 体格检查

体格检查时能触到上腹圆形或椭圆形肿物,边界不清,较固定,呈囊性感有深压痛。

3. 辅助检查

(1) 超声检查:是诊断和复查 PPC 的首选。主要表现为胰腺或胰周边界清晰的无回声暗区,有时可见囊内分隔,但无气体或固体组织;多普勒超声可显示囊壁上的血流信号。

(2) CT 检查:能清楚显示胰腺及其周围有均质低密度软组织影,周边有强化,合并坏死感染时可见囊壁增厚且异常强化、囊内出现气体;尚可提供囊肿的大小、位置、囊壁及囊内容物,是必选的检查方法。

(3) EUS 和 IEUS 检查:融合内镜和超声的优点,不但可以内镜下直视囊肿压迫胃肠壁而形成的突起,还可以超声评估囊壁的厚度、血管以及囊内液体的情况;既可辅诊,还可在其引导下进行诊断性和治疗性穿刺。

(4) ERCP 检查:主要显示胰胆管的结构,判断是否有胆道梗阻、囊肿是否与胰管相通。此外,还有胰管镜等检查方法。

(5) MRI 和 MRCP 检查:对囊肿的大小、位置、形态显示与 CT 相似,显示囊内积液情况(T_2WI 高信号)要优于 CT;MRCP 与 ERCP 同样可显示胆胰管情况,同时具有无创、并发症少的优点,但 MRCP 无法引导介入治疗。

三、鉴别诊断

根据临床表现、病史和影像学检查,多数 PPC 的诊断并无困难。但仍需注意与其他胰腺囊性疾病(肿瘤)鉴别,临床上误诊病例并非罕见。

四、治疗原则

急性胰腺炎引起的直径<6 cm、持续时间<6 周的 PPC 自行消退率为 45%~65%,保守治疗方法包括饮食控制、营养支持、病因治疗及抑制胰腺外分泌和胰酶抑制剂的应用等措施。

非保守治疗指征:① 胃肠道压迫症状;② 囊肿破裂、感染、出血;③ 梗阻性黄疸;④ 囊肿直径>6 cm 且持续时间>6 周或近期影像学显示囊肿不断增大等。

1. 外科治疗

(1) 外引流术:外引流适应证为囊壁不成熟、坏死性胰腺炎的清创引流、联合内引流处理复杂性囊肿以及假性囊肿突发破裂、出血等紧急情况。此外,外引流可以与内引流结合进行序贯治疗,其将引流管穿过胃和腹壁引出,经过胃的导管无侧孔,囊肿只与外界相通。此法的优点在于即使发生胰瘘,拔管后胰液会流入胃内而非体外,形成内引流,避免因迁延不愈的经皮胰瘘,但指征是假性囊肿与胃壁距离不能太远。同理,引流管也可借道空肠行外内序贯引流。

（2）内引流术：通过改道，将 PPC 内的液体引流至胃肠道而被吸收、排出。根据与假性囊肿吻合的不同器官分为：囊肿-胃吻合内引流术、囊肿-十二指肠吻合内引流术、囊肿-空肠 Roux-en-Y 吻合内引流术。通常根据囊肿的解剖位置决定手术方式，例如囊肿-胃吻合适用于靠近胃后壁的 PPC；囊肿-十二指肠吻合适用于胰腺头部和钩突部的 PPC；囊肿-空肠 Roux-en-Y 则可适用于所有类型，因此也成为最常用的内引流术式。囊壁成熟是内引流的指征，而吻合口直径>3 cm、引流口低位及去除囊隔等则为内引流的注意事项。

（3）手术切除：外科切除的指征为怀疑囊性肿瘤、胰体尾部多发小囊肿、累及脾静脉、上消化道出血以及其他引流方式有困难的位于胰头钩突部的囊肿。胰尾部的 PPC 中 10%～20%伴上消化道出血或者侵犯脾静脉，术中常需要一并切除周边胰腺或脾脏等器官。

（4）腹腔镜手术：与开放手术类似，同样可行内引流、外引流和手术切除。腔镜手术具有高清术野、微创、成功率高、低病死率和复发率等优点。

（5）经皮穿刺置管引流（PCD）：是在 B 超或者 CT 引导下经过皮肤穿刺囊肿，将囊液引流至体外。有经腹腔和腹膜后两种入路，也可经肝、胃、十二指肠等方式进入囊肿。应根据囊肿的位置、数量以及内容物的黏稠度选择引流管的种类、尺寸和数量。

2. 内镜介入治疗

（1）内镜引导下经胃肠壁置入支架引流：该术式指征如下。① 囊壁成熟；② 囊壁与消化道壁间距<1 cm；③ 排除囊性肿瘤和假性动脉瘤。若在囊壁未成熟或间距>1.5 cm 的条件下穿刺，穿孔发生率将明显提高。另外，静脉曲张、大血管介入、多囊腔、凝血功能障碍等是内镜的相对禁忌证。内镜在进入后应选择膨出最明显的部位进行穿刺，穿刺点可以是胃壁、十二指肠壁及空肠壁；进入囊腔后，先抽取囊液送检，再经导丝置入支架。此时，可选择原位或另选穿刺点置入鼻囊管辅助引流（多路径引流技术，MTGT）。MTGT 比内镜引导下经胃肠壁引流即单路径透壁引流（CTD）有更高的治愈率，再次介入治疗的概率也较低。相较 PCD 而言，内镜介入引流更加彻底，需要后续干预治疗的概率较低，但支架留置的时间明显较 PCD 留置引流管的时间长。

（2）EUS 引导下经胃肠壁置入支架引流：EUS 是在内镜的基础上融合超声定位引导的功能。当囊肿未对消化道形成明显压迫时，传统的内镜较难观察到消化道明显的膨凸，盲目穿刺的风险较大。超声内镜可评估囊壁的厚度、囊内容物的性质、发现周边的血管，可准确找到最佳的穿刺点，从而减少了出血、穿孔等的风险。

（3）内镜引导下经十二指肠乳头引流：该法是在 ERCP 的引导下向胰管内放置支架，将假性囊肿内的液体经支架引流到十二指肠。置入的支架必须跨过胰管断裂处，且末端放至囊腔内，起到支撑、修复胰管的作用，并在不改变原有解剖结构的情况下进行引流。经乳头引流除要求囊壁成熟外，还须满足 PPC 与胰管相通的条件。据统计，PPC 与胰管交通的发生率为 22%～57%,继发于慢性胰腺有的假性囊肿约有 49% 与胰管相通,而继发于急性胰腺炎的假性囊肿中约有 20% 与胰管相通。因此,对疑有胰管损伤的患者,建议常规行 ERCP 以评估胰管情况。

五、预后及随访

PPC 确诊并经治疗后,部分患者病情可相对稳定,建议定期随访。随访内容应包括病史询问、体格检查、影像学检查(超声、CT 等)等。

第五节 胰腺神经内分泌肿瘤

神经内分泌肿瘤(NENs)是一组异质性肿瘤疾病,其肿瘤细胞来源于不同部位的多功能内分泌细胞,呈现不同的临床表现,具有不同程度的恶性潜能,预后差异较大。而胰腺神经内分泌肿瘤(pNENs)来源于胰腺导管和腺泡细胞的多能干细胞。

pNENs 易发生在白种人群(84%)和男性(55%),其发病率随着年龄增加而升高,在 50～60 岁达到发病高峰,功能性 pNENs 和无功能性 pNENs 的平均发病年龄分别为 55 岁和 59 岁。大多数 pNENs 是散发,10%～30% 的 pNENs 是遗传性 NENs 综合征的表现之一,例如多发性内分泌肿瘤Ⅰ型、Ⅳ型、神经纤维瘤Ⅰ型、冯希佩尔-林道综合征(Von Hippel-Lindau syndrome)和结节性硬化症(TSC)。MEN 常见的 pNENs 类型为无功能性 pNENs。pNENs 是患者的主要死亡原因,患 pNENs 的多发性内分泌肿瘤Ⅰ型患者的寿命为 69 岁,未发生 pNENs 的多发性内分泌肿瘤Ⅰ型患者的寿命为 77 岁。神经纤维瘤Ⅰ型中 pNENs 的发生率<10%,几乎均为生长抑素瘤。10%～17% 的冯希佩尔-林道综合征患者发生的胰腺病变为 pNENs,几乎都是无功能性 pNENs。pNENs 罕见发生于 TSC,发生率<10%,常见于 TSC 1 型。

一、分类和分期

依据肿瘤功能分为功能性和无功能性 pNENs。约 10% 的 pNENs 是功能性的,表现为激素分泌相关的临床症状。在这一类肿瘤中以胰岛素瘤为主(30%～40%),其次为胃泌素瘤(16%～30%)、胰高血糖素瘤(<10%)、血管活性肠肽瘤(<10%)、生长抑素瘤(<5%)。约 90% 的无功能性 pNENs 无临床表现,因此大部分患者在肿瘤晚期才能被诊断,诊断时约 60% 已发生转移,21% 有局部晚期症状。

pNENs 的分期系统由 2006 年欧洲神经内分泌肿瘤学会(ENETS)和 2010 美国肿瘤联合委员会(AJCC)制定。这两个标准有相同点也有不同点:两者均参照 TMN 分期划分为 4 个级别,各个分级的生存率预测差异无统计学意义;ENETS 分级系统将Ⅱ、Ⅲ级分为Ⅱa 和Ⅱb、Ⅲa 和Ⅲb,而 AJCC 参照胰腺腺癌 TMN 分期标准,没有再细分,Ⅰ、Ⅱ级分别分为Ⅰa和Ⅰb、Ⅱa和Ⅱb;ENETS将淋巴结转移(N_1)定义为Ⅲb级,而AJCC将N_1定义为Ⅱb级。

二、诊断要点

1. 临床表现

功能性pNENs分泌不同激素引起相应临床症状,无功能性pNENs虽然分泌激素,但不引起临床症状。

1)功能性pNENs

(1)胰岛素瘤:大部分为散发,发生于胰腺的任何部位。通常表现为惠普尔(Whipple)三联征:空腹或运动时出现低血糖症状(震颤、心悸、出汗等),血糖<2.8 mmol/L,口服或静脉注射葡萄糖后症状可立即消失。这些症状由胰岛素释放引发的低血糖及循环系统中儿茶酚胺水平的升高造成,在明确诊断前相关症状反复发作多年。

(2)胃泌素瘤:多发生于胃和十二指肠,也可发生于胰腺。其主要特点是异位释放胃泌素。常散发,也可合并于多发性内分泌肿瘤中,是Ⅰ型中pNENs最常见的类型,预后较差。该肿瘤造成胃泌素的过度释放,引起多发性复发性难治性消化性溃疡和分泌性腹泻,也称佐林格-埃利森(Zollinger-Ellison)综合征。

(3)胰高血糖素瘤:是罕见的胰高血糖素分泌肿瘤,可表现不同的症状和体征。最主要的症状为坏死松解性游走性红斑,可以在明确诊断之前存在多年。此皮损症状主要发生于口周、腹股沟、会阴、臀部和四肢,皮损病变顺序为红斑-囊泡-坏死-色素沉着瘢痕。其余临床表现有皮炎、葡萄糖不耐受、腹泻、体重下降、深静脉血栓形成,以上症状简称为4D综合征(皮炎、糖尿病、腹泻、深静脉血栓)。

(4)血管活性肠肽瘤:分泌血管活性肠肽(VIP),导致弗纳-莫里森(Verner-Morrison)综合征,又称WDHA综合征或胰腺霍乱,典型特征是大量水样腹泻、低钾血症、胃酸过少、高血糖症、高血钙症和脱水。

(5)生长抑素瘤:是罕见的功能性pNENs,其临床表现具有复杂多样性,取决于多样的生长抑素活性,例如抑制胰岛素、胰高血糖素和促胃泌素,降低脂肪吸收,增强肠道运动。患有生长抑素瘤的患者可能表现糖尿病、脂肪泻和胆石症,这些症状很少全部存在于同一个患者。

2)无功能性pNENs

一般无特征性临床表现,其症状与局部占位有关,例如肿块、黄疸、腹痛、背痛、食欲消退、体重下降和消化不良,或不出现症状,在体格检查中被无意发现,因此早期诊断较为困难。

2. 实验室检查

(1)胰岛素瘤:诊断的"金标准"是72 h禁食试验,试验的阳性指标为出现低血糖体征和症状,血糖<2.5 mmol/L。此外,激素检查发现超高胰岛素血症伴随血清中胰岛素

原和 C-肽的升高,提示胰岛素内源性分泌过度。

（2）胃泌素瘤：诊断主要依据空腹血清胃泌素>1 000 ng/L 和胃液 pH 值<2.5。联合胃泌素和胃酸检测有利于与幽门螺杆菌引起的慢性萎缩性胃炎和接受质子泵抑制剂治疗引发的高胃泌素血症进行鉴别,从而降低误诊率;在检测前至少停用质子泵抑制剂 1 周。

（3）胰高血糖素瘤：确诊必须检测胰高血糖素水平是否升高,需要与非肿瘤疾病（如胰腺炎、糖尿病、脓毒症和长时间空腹）导致的胰高血糖素过度分泌进行鉴别。

（4）血管活性肠肽瘤：主要表现为严重的电解质紊乱,例如低钾血症、胃酸过少、高钙血症、VIP 水平升高（>500 pg/ml）;禁食 48~72 h 后,分泌性腹泻仍然持续发生。

（5）生长抑素瘤：常见的生物改变是血浆生长抑素水平明显升高,可达 0.16~107 ng/ml,平均 15.5 ng/ml。

（6）pNENs：用于诊断的各种生物标志物中,嗜铬粒蛋白 A（CgA）是最灵敏的指标（72%~100%）,但是它的特异度（50%~80%）受限于其较高的假阳性率,并且其能够对疾病进展、生存率、疾病预后和治疗反应进行评价,是肿瘤复发的监测指标之一。因此,CgA 可广泛应用于 pNENs 患者的随访。此外,神经元特异性烯醇化酶（NSE）也参与 pNENs 的诊断,其灵敏度较低（30%~40%）,但其特异度几乎为 100%。联合应用 CgA 和 NSE 可提高各自的灵敏度。

3. 影像学诊断

（1）CT 检查：是 pNENs 的首选影像学检查方法,多表现为动脉相早期强化的富血供病灶。文献报道 CT 检查的灵敏度为 62%~83%,特异度为 83%~100%,肿瘤越大则 CT 影像学特征越典型。但是有 10% 的 pNENs 表现为囊性病变,依靠 CT 检查不易与胰腺其他囊性病变区别,误诊率为 43%。

（2）MRI 检查：一般用于 CT 无法辨别的小病灶,对于 pNENs 的灵敏度为 85%~100%,特异度为 75%~100%。此外,在诊断肝转移灶方面,MRI 优于 CT。

（3）生长抑素受体显像（SRS）检查：对于除胰岛素瘤以外的 pNENs,SRS 具有较好的肿瘤定位价值,灵敏度为 75%~100%。一般在常规影像学检查无法定位肿瘤的情况下采用,尤其适用于胰高血糖素瘤。由于胰岛素瘤不表达或低表达生长抑素受体,故对于胰岛素瘤的定位不选用该方法。与其他影像学检查相比,SRS 具有评价肿瘤对靶向放疗敏感性的优势。

（4）18 氟脱氧葡萄糖正电子发射断层扫描术（^{18}FDG-PET）和 ^{68}Ga 标记生长抑素类似物（^{68}Ga-DOTA-SSTA）PET/CT：灵敏度为 94%~100%。与 SRS 检查相同,^{68}Ga-DOTA-SSTA 不用于胰岛素瘤的检查。

（5）EUS 检查：除了发挥影像学检查的作用外,还可以进行穿刺活检。其鉴别 pNENs 的灵敏度为 82%,特异度为 92%;对于胰头部病灶的灵敏度高于胰尾部。特别是针对小胰岛素瘤,由于肿瘤在 SRS 和 PET 检查中成像较差,可利用 EUS 发现小的病灶。

同时,术前在 EUS 的引导下对病变进行染色标注,便于术中对于病灶的准确切除。

三、鉴别诊断

pNENs 主要依靠影像学检查与原发内分泌疾病的鉴别。如果影像学检查发现有胰腺肿瘤存在,并同时有激素水平的改变才能与原发内分泌疾病鉴别;如果影像学检查不能明确胰腺肿瘤存在,则很难鉴别。

四、治疗原则

pNENs 治疗方案的制订需要依据准确的肿瘤分期,手术切除是唯一的可治愈手段。但是由于诊断率较低,很多患者发现 pNENs 时已发生转移。晚期患者的治疗目的在于缓解肿瘤引发的异常激素释放引起的综合症状和延长患者的生存期。

1. 手术治疗

pNENs 能够手术切除的病灶应首选外科根治手术。根据病灶的位置,手术方式有单纯性肿瘤摘除术、胰腺远端切除术伴脾脏切除术或保留脾脏术、胰腺中段切除术、胰十二指肠切除术和全胰腺切除术。当肝转移灶无法切除时,可以采取局部消融术和肝脏血管靶向治疗。局部消融术治疗包括冷冻、微波、无水乙醇注射和射频消融(RFA)及血管介入治疗。

2. 药物治疗

(1)生长抑素类药物:超过 70% 的 pNENs 在其细胞表面上表达不同水平的生长抑素受体(SSTR)。SSTR 亚型具有抗增殖作用,从而发挥间接控制肿瘤生长的作用。SSTR 亚型分为 1~5 型,其中 SSTR 1、2、4 和 5 主要参与细胞周期进展,SSTR 2 和 3 也可能发挥激发促凋亡途径和抗血管生成信号的作用。生长抑素类似物已经证明对于改善胃肠胰神经内分泌肿瘤(GEP - NENs)患者的临床症状和抑制肿瘤生长非常有用,因为 GEP - NENs 具有低的细胞增殖指数和高表达的 SSTR 水平。

(2)分子靶向药物:血管分子靶向治疗 pNENs 的作用受到关注,一些抗血管生成因子已经被批准使用,特别是舒尼替尼。在一项三期随机对照试验中,86 例接受治疗的 pNENs 患者出现更长的无进展生存期,大部分不良反应为中性粒细胞减少症和高血压。

(3)化疗:高分化 pNENs 对化疗不敏感,传统的标准化疗方案是链佐星(STZ)为基础的方案。哥伦比亚大学胰腺疾病中心的一项回顾性研究中,评估了替莫唑胺联合卡培他滨用于高分化的 NENs 和伴肝转移的疗效,取得 45% 的有效率。低分化 pNENs 的"金标准"方案是顺铂-依托泊苷为基础的化疗方案,缓解率为 42% ～ 67%。用卡铂替代顺铂、伊立替康替代依托泊苷,疗效相似。

3. SSTR 介导的放射性核素治疗(PRRT)

SSTR 介导的 PRRT 对于表达 SSTR 但手术无法切除或并发肝转移的 NENs 患者来说是一种新型治疗措施。放射性核素 ^{111}In、^{90}Y、^{177}Lu 标记的生长抑素类似物均可使

NENs 患者的症状得到明显改善。早期采用[111]In 标记的奥曲肽,但由于[111]In 的辐射范围较小,组织穿透性较差,患者部分缓解率较低,疗效不够理想。新一代 PRRT 药物包括分别由放射性核素[90]Y 和[117]Lu 标记的奥曲肽衍生物[90]Y DOTATOC 和[177]Lu OCTR-EOTATE,两者对于 pNENs 患者的治疗总体上有较好的耐受性,缓解率达 15%～35%,不良反应少,患者接受度较高。[177]Lu 的最大组织渗透范围约 2 mm,而[90]Y 为 12 mm。因此,许多学者提出联合使用[177]Lu 和[90]Y 治疗 NENs,在大样本队列研究中也证实了这种疗法比单独使用[90]Y 更为有效。

五、预后及随访

对于胰腺内分泌肿瘤术后患者的随访同胰腺癌患者,即术后第 1 年,每 3 个月随访 1 次;第 2～3 年,每 3～6 个月随访 1 次;之后每 6 个月进行 1 次全面检查,以便尽早发现肿瘤复发或转移。对于晚期或转移性患者,应至少每 2～3 个月随访 1 次。

第十六章
血管外科疾病

第一节 下肢动脉硬化闭塞症

下肢动脉硬化闭塞症(arteriosclerosis obliterans,ASO)是由于下肢动脉粥样硬化斑块形成,引起下肢动脉狭窄、闭塞,进而导致肢体慢性缺血。随着社会整体生活水平的提高和人口的老龄化,ASO 的发病率逐年提高。流行病学调查显示,吸烟、糖尿病、高脂血症、高血压病、高同型半胱氨酸血症、高凝状态、血液黏着性增高及高龄等是 ASO 的危险因素。其中吸烟与糖尿病的危害最大,二者均可使周围动脉疾病的发生率增高 3~4 倍,合并存在危险性更高。其次是高脂血症,尤其是血低密度脂蛋白胆固醇升高,与全身多部位动脉粥样硬化的发生密切相关。

一、诊断要点

1. 临床症状

ASO 的临床症状一般由轻至重逐渐发展,但继发急性血栓形成时,可导致症状突然加重。发病早期患者可无明显症状,或仅有轻微不适,如畏寒、发凉、麻木、行走后酸胀、乏力等。之后逐渐出现间歇性跛行症状,这是 ASO 特征性症状,表现为行走一段距离后出现患肢疲劳、酸痛,被迫休息一段时间;休息后症状可完全缓解,再次行走后症状复现,每次行走的距离、休息的时间一般较为固定;另外,酸痛的部位与血管病变的位置存在相关性。病变进一步发展,则出现静息痛,即在患者休息时就存在肢端疼痛,平卧及夜间休息时容易发生。其主要部位在下肢远端,夜间症状明显。症状出现的部位可在一定程度上提示病变部位,如主髂动脉型间歇性跛行最常发生在大腿近端、腹部和臀部;股腘动脉型则以小腿部的缺血症状为主。最终,肢体可出现溃疡、坏疽,多由轻微的肢端损伤诱发。

2. 体格检查

患肢足趾、足部或小腿皮肤苍白,有时亦可见较多异常色素沉着;出现皮温低、感觉减退、肌肉萎缩、趾甲增厚变形等症状。严重者可见趾、足或小腿部溃疡，甚至坏疽。根据闭塞动脉节段和严重程度不同，可表现为股动脉、腘动脉、足背动脉搏动减弱或消失。如果腹主动脉下端闭塞，则表现为双侧股动脉搏动不可及或减弱；若髂动脉闭塞，则为同侧股动脉、腘动脉、足背动脉搏动减弱或消失；若闭塞在股动脉下端，则股动脉搏动可扪及，但同侧足背脉和胫后动脉不能扪及。故可以利用体表动脉触诊来初步确定病变部位。肢体抬高试验（Burger 试验）可呈阳性（患者平卧，下肢抬高 45°，3 min 后观察足部皮肤色泽变化。若出现足趾皮肤呈苍白或蜡黄色、自觉麻木疼痛，让患者坐起，下肢自然下垂于床沿，足部皮肤出现潮红或发绀者为阳性），注意双侧对比。

3. 辅助检查

血脂和血糖水平与 ASO 的发生密切相关，其检测对诊断和治疗有一定的参考价值。多普勒超声检查因其非侵入、迅速、费用低等优点，可用于下肢 ASO 的筛查。通过超声显像和多普勒血流测定可显示动脉狭窄或闭塞的部位、程度、有无血栓形成及测定流速。双功彩超检查下肢 ASO 多显示：血管壁不规则增厚，内膜连续性中断、粗糙，动脉分叉处发现强回声钙化斑或低回声软斑块，局部血流充盈缺损。

目前认为 DSA 是下肢 ASO 的诊断"金标准"。在进行 DSA 诊断时还可以同时进行置管溶栓、球囊扩张等治疗。其影像表现为：病变血管闭塞或狭窄，血流中断或缓慢。CT 血管造影（CTA）和磁共振血管造影（MRA）对 ASO 有较高的时间分辨率和空间分辨率，同时有无创、简便、快捷的特点，可以较为全面、准确地显示血管腔内及其周围组织的情况，敏感度和特异度均很高，大有替代 DSA 作为诊断"金标准"的趋势；不足之处为细小血管显示不清，不能发现患肢血流动力学的变化。MRA 对患者的要求较高，限制了其在临床的应用。如体内装有起搏器、颅内分流装置、耳蜗移植物或患有幽闭恐惧症的患者不能进行 MRA。踝肱指数（ABI）即测量足踝处和肱动脉处动脉压的比值。正常时，一般 ABI＞1.0；当 ABI＜0.9 时，往往提示检测部位近端存在阻塞性病变。在肢体僵硬和动脉管壁严重钙化的情况下，由于血管壁不能被压缩，ABI 亦可表现为一个较高值。ABI 常可提示预后情况。

二、鉴别诊断

（1）血栓闭塞性脉管炎：又称博格（Burger）病，多见于青年男性，患者多有大量吸烟史，病变主要累及四肢中小动、静脉。部分患者发病过程中表现为反复发作的游走性静脉炎；多无心脑血管病、糖尿病、高脂血症等病史。造影示除病变部位外其他部位血管正常。

（2）多发性大动脉炎：多见于青年女性，病变活动期常可见红细胞沉降率升高，免疫球蛋白升高。动脉造影可见主动脉及其分支开口处狭窄或阻塞。

（3）急性动脉栓塞：起病急骤，有疼痛（pain）、感觉异常（paresthesia）、功能障碍（paralysis）、无脉（pulselessness）、苍白（pallor）、皮温降低（poikilothermia）等明显的"6P"症状，病情发展迅速。

（4）神经源性跛行：系腰椎间盘突出、腰椎管狭窄等原因所致的间歇性跛行症状。疼痛具有如下特征：患者在行走出现症状后需蹲位或座位休息一段时间后方缓解。

（5）腘血管陷迫综合征：由于腘窝的异常解剖结构压迫腘动脉和（或）腘静脉而引起相应的临床症状，于跑步或剧烈运动后发病，并有进行性加重的间歇性跛行。通过 CT 或 MRI 的检查可鉴别。

三、治疗原则

虽然动脉硬化病变呈进行性发展，但是并非所有患者必须给予外科干预，应掌握适应证。不论是内科治疗还是外科治疗，患者教育至关重要：应劝导其戒烟，加强足部护理，保持干燥，并进行恢复性锻炼。同时，控制血压、血脂水平；对于糖尿病患者，积极控制血糖也是相当重要的治疗手段。对于早期病变，可给予抗血小板药物，如阿司匹林、氯吡格雷等，以及血管扩张及促进侧支循环形成的药物，如西洛他唑、安步乐克及前列腺素类药物等。

一部分重病患者，如严重跛行影响生活质量，出现"静息痛"，甚至肢体溃疡坏疽的患者需要采取腔内治疗和手术治疗。以人工血管或大隐静脉重建血运是经典的外科治疗措施。主髂动脉闭塞的腹主-髂或腹主-股动脉人工血管转流长期效果较好，而腹股沟以远的远期通畅率仍待提高。但无论采用何种术式，都不可避免地破坏侧支循环。如若血运重建不成功反而会加重肢体缺血。在 ASO 患者中，半数以上患者会同时伴有多种心脑血管疾病。围手术期全身评估及治疗亦是外科治疗中首要考虑的。医生除了要关注明显的器官功能不全问题，尚需提高对一些潜在风险的警惕。比如：血管外科手术麻醉诱导过程中的血压波动或手术失血，可能会诱发隐匿性冠状动脉缺血性事件，也可能会引起颈动脉狭窄患者的卒中或高灌注综合征；另外，伴有糖尿病合并慢性肾功能不全的患者，术前 CTA 或造影检查以及介入术中的大量应用对比剂，或者使用对比剂前水化不够，有可能加重肾脏损害造成对比剂肾病。

以球囊扩张术和支架置入术为代表的血管腔内治疗日益成熟，逐渐替代传统手术成为首选治疗。短段主髂动脉病变的球囊扩张和支架术效果满意，而对于股浅动脉以远的球囊扩张和支架术效果不佳。按照泛大西洋学会联盟（TASC）的 TASCⅡ分级，较轻病变的可采用血管腔内治疗，狭窄较重的则给予外科治疗。血管腔内治疗的远期通畅率目前看来低于外科手术，腔内治疗后再狭窄始终困扰着临床医生和患者。新的技术和介入器械发展日新月异，药物涂层球囊、药物涂层支架等都是近年研究的热点，有望为 ASO 的治疗提供新途径。

四、随访及预后

大多数 ASO 患者能通过内科保守治疗得到控制或缓解，只有少数症状较重，甚至出现下肢缺血坏死的患者需要通过外科手段进行治疗，包括截肢。如能做到早期发现并积极调整生活方式,如戒烟降糖,控制饮食、体重等,就能获得较好的预后。

第二节　急性下肢动脉栓塞

急性下肢动脉栓塞是指栓子自心脏或近侧动脉壁脱落或自外界进入动脉,被血流推向远侧,阻塞动脉血流而导致肢体缺血以至坏死的一种病理过程。本病因发病急骤而得名。临床上90％的栓子为心源性,与心房颤动关系密切,大部分来源于左心房附壁血栓。其他还有血管源性栓子,如动脉瘤或人工血管腔内的血栓脱落、动脉粥样硬化斑块、胆固醇栓子等。还有5％～10％的隐性栓子,经过全面问诊亦无法得知其来源。无论何种来源的栓塞,一旦发生患者将面临肢体缺血、坏死、截肢,甚至危及生命。所以,一经明确诊断,应积极治疗。

一、诊断要点

1. 临床症状

急性动脉栓塞多发病突然,症状与体征与栓塞动脉口径大小和有无侧支循环关系密切。概括起来为"6P征",即疼痛、苍白、感觉异常、无脉、功能障碍和皮温降低。80％的患者主诉突发疼痛,多为持续性,镇痛药难以缓解。疼痛部位主要取决于栓塞的部位,一般是急性动脉栓塞以远平面的患肢疼痛,活动时疼痛加剧。随着继发性血栓的形成及延伸,疼痛平面可向近端发展。患肢常因疼痛而处于轻度屈曲的强迫体位。起病初始因动脉供血障碍,皮肤苍白、发凉,病情进展后皮肤青紫。栓塞平面远端皮肤感觉异常、麻木,很快发展为感觉丧失。当最终出现肌肉坏死而表现运动功能完全丧失时,提示患肢即将出现不可逆转的改变。相当一部分患者呈多发性栓塞,常呈现一处动脉栓塞的症状掩盖了其他部位栓塞症状的现象。

2. 体格检查

受累动脉远端肢体苍白或青紫,若严重缺血时可有腓肠肌僵硬、皮肤紫斑或水疱等。触诊皮温低、触痛明显,可及一明显变温带,其平面约比栓塞平面低一横掌,有助于确定阻塞血管。远端动脉搏动减弱乃至消失,近端动脉搏动反而可以增强(见表16-2-1)。所有患者要评估缺血程度,制订治疗方案(见表16-2-2)。

表16-2-1　缺血性病变的水平提示动脉阻塞的位置

阻塞位置	分界线
肾下主动脉	中腹部
主动脉分叉和髂总动脉	腹股沟

阻 塞 位 置	分 界 线
髂外动脉	大腿近侧
股总动脉	大腿下 1/3
股浅动脉	小腿上 1/3
腘动脉	小腿下 1/3

表 16-2-2 急性肢体缺血活力状态分级

分 级	活 力 状 态	感觉缺失	运动缺失
Ⅰ(可存活肢体)	无即刻坏死风险	无	无
Ⅱ(有坏死风险肢体)			
Ⅱa(边缘状态)	即刻治疗可保肢	无或轻微	无
Ⅱb(即刻坏死风险)	即刻开通血管可保肢	有/静息痛	轻中度
Ⅲ(无活力肢体)	神经肌肉不可逆性坏死	重度	麻痹/肌肉僵硬

3. 辅助检查

双功彩超可探及血管腔内动脉栓塞或血栓形成的直接征象,检测血流速度、明确栓塞部位。完全栓塞时,图像显示下肢动脉管腔内实性低回声充填,动脉内血流信号中断,栓塞处无血流信号显示,脉冲多普勒频谱无血流频谱。不完全栓塞时,于血管壁一侧见细条状不规则血流,色彩明亮,远端色彩暗淡,远端呈低速低阻,舒张期反向血流消失的单相频谱。心电图和心脏超声检查可以了解患者的心脏情况,明确栓子是否为心源性。动脉造影依然是动脉栓塞诊断的"金标准",能提供流入道和流出道的信息。CTA 对诊断具有重要价值,不但可以全面了解下肢血管闭塞的范围,其血管横断面图像还可以提供血管栓塞是否还伴有动脉硬化闭塞或继发血栓形成等信息,为手术取栓或介入治疗提供指导。MRA 不仅可查看血管闭塞的情况,还可了解组织缺血的病理学改变,为治疗提供指导。对急性动脉栓塞者不主张过多的检查,以免延误治疗时机。

二、鉴别诊断

(1)动脉硬化闭塞症急性动脉血栓生成:既往有动脉硬化闭塞的相应症状,如间歇性跛行、静息痛,对侧肢体动脉搏动亦减弱乃至消失。

(2)急性髂股静脉血栓形成:在急性期因骨筋膜室压力增高导致动脉血供下降、血流缓滞而表现出动脉缺血症状,患肢往往有明显肿胀、凹陷性水肿。

(3)动脉痉挛:常由外伤或手术刺激或过度刺激引起,交感神经阻滞或扩血管治疗有效。

三、治疗原则

保守治疗主要适用于早期、肢体功能障碍较轻、栓塞不完全的患者，或者作为手术的辅助治疗。由于在急性动脉栓塞基础上可继发血栓形成，因此可以使用肝素、华法林等药物抗凝治疗，防止血栓形成加重病情。抗血小板治疗抑制血小板黏附、聚集和释放反应。解除血管痉挛治疗，积极处理原发病如房颤、心梗等。出现肌肾代谢综合征，高血钾、酸中毒、肌红蛋白尿以及少尿、无尿，必须及时处理，否则会导致不可逆肾功能损害。

手术治疗是治疗急性动脉栓塞的主要手段。传统的动脉取栓术或导管取栓术被认为是治疗急性动脉栓塞最有效的方法，尤其是当栓塞仅累及一侧肢体大动脉时效果尤为明显。取栓术后可能并发动脉管腔内血栓再次形成，可能原因为远端微血栓或远端动脉痉挛致动脉流出道阻塞，还可能因手术操作粗暴致动脉内膜损伤继发血栓形成，此时需要二次取栓。以 Fogarty 取栓导管为基础的动脉切开取栓手术虽然效果确切，但手术创伤和出血仍然会加重生理循环负担，并且取栓术操作本身同样存在附壁血栓残留、内膜撕裂夹层和脱落栓子致远端侧支继发栓塞的风险，同时也不能取出分支血管的继发血栓。对于股-腘动脉以上平面的栓塞，风湿性心脏病、心房颤动的心脏附壁血栓脱落所致，尤其病史中没有慢性血管性疾病的重度坏死风险患肢，推荐以急诊 Fogarty 球囊导管取栓为主。

置管溶栓术的原理是通过导管向栓塞部位直接输注溶栓剂，不仅增加了局部纤溶酶浓度，提高了血栓溶解的机会，而且可以防止血栓局部纤溶酶被循环中的拮抗剂中和，这样用一个较小的剂量就能达到有效的血栓溶解，大大提高了溶栓的效果和安全性。多个研究证明，置管溶栓能取得与手术治疗相当的疗效，并且具有微创优势，降低手术风险。

杂交技术是指联合外科手术和腔内介入技术的治疗策略，如外科取栓联合置管溶栓、置管溶栓联合介入血栓取出技术等。术中血管造影并辅助腔内介入技术被认为是确保主要动脉及其分支的完全恢复灌注最可靠的方法。相应的，开放外科手术能使很多腔内介入的操作变得更加便利。

四、随访及预后

急性下肢动脉栓塞的预后与患者就诊及时程度有关，也与栓塞部位相关。栓塞部位越高、发病至治疗的间隔时间越长，患者病死率越高、肢体存活可能越低。由于肢体缺血坏死，受损的肌肉细胞分解出的代谢产物扩散至全身，造成肾小管堵塞、肝功能不全、心力衰竭、肺水肿等多脏器衰竭，是危及生命的重要原因。

第三节　腹主动脉瘤

腹主动脉瘤是指腹主动脉管壁永久性、局限性扩张超过正常血管直径的 50%。通常情况下,腹主动脉直径>3 cm 即可诊断腹主动脉瘤。导致腹主动脉瘤形成的主要原因是动脉壁弹力蛋白的降解,使得腹主动脉壁的机械强度显著下降,致使动脉壁局限性膨出而成瘤。现在普遍认为腹主动脉瘤的发病是一个相当复杂的过程,涉及生物化学、炎症反应、解剖、血流动力学及环境等因素。男女发病比率为 5:1,但是女性患者预后差、主动脉瘤破裂导致死亡的风险更高。随着社会人群老龄化、腹主动脉瘤人群普查的开展以及影像学检测设备和技术的不断改进,腹主动脉瘤的发病率和检出率呈逐年上升趋势。腹主动脉瘤的常见致病危险因素包括吸烟、高血压、高龄、男性等。

一、诊断要点

1. 临床症状

完整的腹主动脉瘤很少有症状,事实上很多腹主动脉瘤都是在常规做腹部检查时发现的。在极少数的情况下,可由包块压迫到周围神经和血管而引起背痛;也可能有邻近器官受压的表现,如压迫肠管可有肠梗阻,压迫胃可有腹胀,压迫输尿管可有肾盂积水,主动脉瘤破裂主要表现为突发的腰背部剧烈疼痛、低血压休克、昏迷等。腹主动脉瘤往往合并有较多的附壁血栓,一旦血栓脱落,可有远端动脉急性栓塞的表现。

2. 体格检查

腹部扪诊可及脐周及中上腹膨胀性搏动性梭形或球形包块,可有轻触痛。腹主动脉瘤破裂时可有低血压、股动脉搏动减弱或消失、腹壁和会阴部瘀斑、腹肌紧张、腹部包块、上消化道大出血等。

3. 辅助检查

双功彩超检查已经广泛用于腹主动脉瘤的筛查、术前评估和术后随访。超声图像表现为:局部血管囊状或梭状扩张、边界清晰、内壁回声增强,有时可见附壁血栓,瘤腔内红、蓝相间的彩色血流。CTA 逐渐取代 DSA 成为腹主动脉瘤术前诊断和术后随访的"金标准"。使用 CTA 可以测量主动脉瘤的直径、动脉瘤内的附壁血栓情况、动脉瘤与周围脏器的关系。利用 CT 三维重建可直观地了解动脉瘤的解剖结构、瘤颈的条件、瘤颈的成角情况、双侧髂动脉的形态和髂内动脉的受累情况。

轴位图像的 CT 典型表现。① 腹主动脉呈囊状或梭状扩张。一般认为,腹主动脉在肾动脉水平以上直径> 40 mm,在肾动脉开口以下直径为 35 mm,或大于本病变以上的正常主动脉宽径的 1.5 倍时可诊断为腹主动脉瘤。② 瘤体内附壁血栓。③ 破裂、腹腔积液征。腹主动脉瘤先兆破裂的主要轴位 CT 表现:动脉瘤体最大径增加;主动脉壁的连续性中断;血栓和高密度新月征,代表了外周血栓或主动脉瘤壁的夹层血肿形成。MRA 对腹主动脉瘤的诊断准确性与 CTA 相当,对于肾功能不全患者首选的影像学检查是 MRA。

二、鉴别诊断

(1) 其他腹部肿块:多无腹主动脉瘤典型的膨胀性搏动肿块,影像学检查多可明确。

（2）迂曲的腹主动脉：常位于腹部中线左侧，易推动，腹主动脉瘤则位于脐周中线并向两侧扩张，瘤体固定。

（3）假性动脉瘤：起因为损伤。动脉壁损伤破裂后在软组织内形成波动性血肿，瘤壁为纤维组织，多成囊性，可行 CTA 以明确。

（4）夹层动脉瘤：由于动脉壁病变，内膜或中膜撕裂，血流冲击造成中层逐渐分离形成积血、扩张，呈双腔状，可行 CTA 以明确。

三、治疗原则

并不是所有的腹主动脉瘤都需要立即处理，一般认为破裂风险小的腹主动脉瘤（直径<5 cm）只需定期随访。控制患者的血压、心率、血脂，以及戒烟等措施可在一定程度上控制动脉瘤直径的增加。有手术指征的腹主动脉瘤可采用外科开放手术、腔内修复术（EVAR）和杂交手术。国内外治疗腹主动脉瘤的经典开放手术为腹主动脉瘤切除、人造血管移植术，其中远期效果明确。围手术期的积极准备，注意心、肺、肾等重要脏器功能的保护，减少血流动力学波动，可使手术成功率提高。

在血流动力学稳定，瘤体、瘤颈等参数符合腔内治疗条件的患者，腔内修复术具有相应的优势。对于一些高危患者，腔内修复术也可作为首选。常见的术式包括单纯直型支架腔内修复术（现已较少使用）、分叉型支架血管腔内置入术，此外还有为解决内脏供血问题设计的烟囱型支架技术、开窗型支架血管腔内置入术等。EVAR 中晚期干预率明显高于开放手术，各型内漏为国内外二次手术的首要原因。与开放手术相比，EVAR 在中远期病死率上并无明显优势，且有更高的再次手术概率。因此，对于年轻、预期寿命较长的患者，应尽可能选择开放手术治疗。

杂交手术是指通过开放旁路手术扩展锚定区后行腔内修复。常见的包括治疗破裂性腹主动脉瘤或髂动脉瘤急救的联合双股动脉旁路术的单臂支架腔内修复术，应用于胸腹主动脉瘤的联合内脏旁路术的支架腔内修复术等。

四、随访及预后

对于开放手术而言，心肌梗死是导致腹主动脉瘤术后早期和晚期死亡的重要原因，而多器官功能衰竭是腹主动脉瘤开放术后的最主要死因。对于腔内隔绝术而言，也存在术后炎症反应综合征、内漏、移植物移位以及移植物（支架）相关并发症等。如何减少和避免并发症的出现，从而得到更好的预后，血管外科医生仍在不断探索中。

第四节　主动脉夹层

主动脉夹层指主动脉腔内血液从主动脉内膜撕裂处进入主动脉中膜，使中膜分离，沿主动脉长轴方向扩展形成主动脉壁的真假两腔分离状态。由于主动脉壁内血肿和主动脉粥样硬化穿透性溃疡和动脉夹层密切相关,部分文献也将它们归入主动脉夹层。高血压、遗传性疾病(如马方综合征、特纳综合征、埃勒斯-当洛斯综合征、家族性无症状性主动脉夹层分离等)、先天性心血管畸形(先天性主动脉狭窄、主动脉瓣狭窄)、特发性主动脉中层退变等疾病是主动脉夹层发生常见病因,此外医源性损伤也可导致主动脉夹层。主动脉夹层各破口部位所占比例如下:升主动脉65%,弓部占10%,降主动脉20%,腹主动脉5%,而且常可继发多个破口。

一、分型

按国际通用标准Debakey分型将主动脉夹层分成三型。Ⅰ型:夹层起始于升主动脉延伸超过主动脉弓至降主动脉;Ⅱ型:夹层起始于并局限于升主动脉;Ⅲ型:夹层起始于主动脉峡部而扩展累及降主动脉或和腹主动脉。另一种是Stanford分型。A型:不论起源部位,所有累及升主动脉的夹层分离;B型:所有不累及升主动脉的夹层分离。Stanford分型常用于手术方法的选择。

二、诊断要点

1. 临床症状

主动脉夹层的典型临床表现为突发的持续性胸背部疼痛,患者描述多为撕裂样、针刺样或锐性痛。发作前多有劳累史,疼痛剧烈,常伴有面色苍白、大汗淋漓,患者常弯腰屈膝以期减轻痛苦。注意疼痛部位的变化,可提示分离起始部位:前胸痛多位于升主动脉,后背痛多位于降主动脉。升主动脉或主动脉弓剥离时,可出现颈部、咽喉部、下颚或齿部疼痛。若疼痛呈游走性,提示主动脉夹层在扩大。此外,根据夹层的部位可有相应的压迫症状。如压迫腹腔动脉、肠系膜动脉可有恶心、呕吐、腹泻、腹胀等;压迫喉返神经出现声音嘶哑;压迫颈交感神经节出现霍纳综合征;累及肾动脉时可有血尿等表现。A型主动脉夹层最严重的并发症为主动脉瓣关闭不全,从而导致急性左心衰竭、呼吸困难、胸痛、粉红色泡沫痰等症状。

2. 体格检查

患者休克面容(面色苍白、大汗淋漓),烦躁不安;血压升高,心率、脉搏增快;两侧肢体血压和脉搏存在差异。脉搏改变一般见于颈、肱或股动脉,一侧脉搏减弱或消失。若主动脉夹层破裂则血压降低;伴有主动脉瓣关闭不全时可在主动脉瓣听诊区出现舒张期吹风样杂音,脉压增大,急性主动脉瓣反流可引起心力衰竭。胸骨上窝或胸锁关节处可能触及搏动性肿块,可有心包摩擦音或胸腔积液体征。

3. 辅助检查

破损的内膜激活凝血系统,血液进入主动脉假腔产生血栓,最终导致主动脉壁内广泛血栓形成,进而激活纤溶系统导致D-二聚体水平升高。对于近端主动脉夹层(升主动脉），彩色多普勒超声心动图能在床旁对患者进行无创检查，提供破口位置、主动脉瓣、心包、心功能等信息；但对远端主动脉夹层（降主动脉）诊断的可靠性不够。经食管超声对主动脉夹层诊断的敏感度和特异度均较高，尤其是降主动脉夹层。但因其有创、操作复杂，且可致心律失常等不足，不适用于急性主动脉夹层。胸片可作为筛选手段，表现为：① 上纵隔或主动脉弓降部增宽扩张，边缘较模糊；② 主动脉壁钙化内移（>4 mm）；③ 心影增大；④ 并发症的表现，如心包、胸腔积液（积血）及主动脉旁血肿。CT、MRI 检查可显示主动脉夹层的内膜片、破口、真假管腔、夹层范围和受累情况，以及夹层分离渗出或破裂引起的并发症。由于伪影的影响，MRI 可能不如 CTA 精确，且 MRI 扫描时间长，对呼吸、循环不稳定的急诊患者有一定的限制。通常 MRI 对夹层撕裂破口的显示率比 CT 要高。DSA 的优点在于能显示主动脉全貌，对分支血管受累范围的显示清楚可靠，对假腔内血栓形成、主动脉瓣反流及冠状动脉有无病变等方面有优势。DSA 显示"双腔"主动脉，中间有一透明带，或可看见夹层内膜破口真假腔受血肿压迫变形、变窄，以及主动脉瓣反流等异常。

三、鉴别诊断

（1）急腹症：如胃十二指肠溃疡急性穿孔、急性胆囊炎、急性胰腺炎、小肠急性梗阻等多有明确诱因，可行影像学检查如腹部 B 超、腹部平片等鉴别。

（2）心绞痛：多有既往发作史，常出现在劳作时，疼痛多位于心前区，呈压榨性，可向肩背部放射，发作时间往往不超过 15 min。

（3）其他原因引起的急性主动脉瓣关闭不全：如感染性心内膜炎引起的主动脉瓣穿孔或腱索断裂、主动脉窦瘤破裂。

（4）急性肺梗死、脑血管意外等其他心脑血管急症：可有相应的症状。

四、治疗原则

主动脉夹层药物治疗的原则是降低左心室喷射速率和外周动脉压，有效地稳定和终止夹层的继续分离，使症状缓解、疼痛降低。因此，要求扩张阻力血管和抑制心脏收缩的药物配伍使用。硝普钠联合 β 受体阻滞剂最常使用，近年来钙离子通道阻滞剂也越来越受到重视。

对主动脉夹层患者行手术治疗时，手术方式的选择至关重要，应根据患者的情况进行个体化治疗，简化手术步骤。传统手术和主动脉腔内修复技术是目前治疗主动脉夹层的重要手段。后者通过置入覆膜支架封闭主动脉近端破口，促进假腔血栓形成，增加真腔供血灌注，从而获得更好的主动脉重塑，降低主动脉破裂的风险。外科手术目前仍是治疗 A 型主动脉夹层的标准治疗方式。进行升主动脉置换及弓上血管重建后，在术中置入"象鼻支架"到主动脉弓降部是目前处理 A 型主动脉夹层广泛应用的术式。近年来，有对 A 型主动脉夹层进行"杂交手术"和主动脉腔内修复术的报道。前者是将传统的升主动脉置换及弓上血运重建后,予覆膜支架进行腔内修复,减少外科血管置换的范围。后者仅为个案报道,存在如下问题。① 覆膜支架的近端可能影响主动脉瓣及冠状动脉血流,远端可能影响无名动脉供血;② 升主动脉末端存在较大的弯曲,并且其真假腔关系往往较B型主动脉夹层更复杂;③ 升主动脉的血流冲击力更大,影响了覆膜支架的准确释放和锚定;④ 由于手术路径跨过了近 270°的主动脉弓,手术操控性受到了影响等,并且术后卒中发生率高。B型主动脉夹层腔内修复术的并发症发生率及患者病死率都较传统手术低。然而,单纯的腔内修复术的使用范围比较局限。目前公认的适应证为 Debakey Ⅲ 型且距左锁骨下动脉 1.5 cm 的主动脉夹层。为了保护动脉分支,主动脉瘤腔内隔绝术中使用的"开窗技术""烟囱技术""三明治技术"也开始在主动脉腔内修复时使用。将传统手术和腔内治疗相结合,即所谓的杂交手术,极大地扩大腔内修复术的应用范围,同时减少了开放手术的创伤。

五、随访及预后

随着主动脉夹层诊断方法和治疗手段的不断进步,主动脉夹层可以更及时地确诊并接受适当的治疗,病死率和致残率在不断下降。对接受腔内治疗的Standford B 型患者 5 年随访结果显示,20% 出现支架断裂,48% 出现灌注不良,34% 出现顽固性疼痛或有断裂征象;2% 既有断裂也有灌注不良;20% 在主动脉腔内修复术后需要再次干预以治疗灌注不良。住院期间和 30 天病死率均为 0。住院期间及 30 天卒中、永久截瘫、下身轻瘫发生率分别为 2%、2% 和 4%。一旦发生心搏骤停,病死率极高。Standford A 型主动脉夹层发生心肺骤停救治及时生存率略好,夹层破裂时很少发生室颤。影响主动脉夹层预后的因素主要包括主动脉夹层的类型、病变性质及累及的广度、并发症的情况等。另外,高龄也是影响预后的重要因素。

第五节　颈 动 脉 狭 窄

颈动脉狭窄好发于中老年人群,常见于血液湍流较多的颈动脉分叉部位或一些血流剪切力较低的部位。流行病学资料显示:90% 的颈动脉狭窄由动脉粥样硬化引起,其余10% 包括颈动脉夹层、纤维肌性发育不良、动脉迂曲、外部压迫、创伤性闭塞、内膜分离、炎性血管病、放射性血管炎及淀粉样变性等。颅外段颈动脉狭窄可因动脉硬化斑块破裂入血栓塞脑循环导致卒中。有症状者较之无症状患者发生率更高。颈动脉病变导致脑眼缺血症状以栓塞机制为主,少数为低血流动力学机制。与狭窄程度相比,斑块破裂和局部血栓形成与临床事件的关系更为密切。

一、诊断要点

1. 临床症状

症状性颈动脉狭窄的临床表现主要与血管狭窄导致的脑缺血相关。颈动脉狭窄患者临床上主要有脑和眼缺血的表现，如头晕、头痛、晕厥、一过性黑矇、失明等。常见主诉为短暂性脑缺血发作(TIA)症状，如短暂的对侧肢体麻木或感觉异常，临床症状持续时间在24 h内，通常小于1 h，能完全消退，无后遗症。如症状在24 h后不能缓解，则称为"卒中"。卒中因脑梗死部位不同而有不同表现，如偏瘫、失语、听力障碍，甚至昏迷、死亡；也有患者并无明显的临床症状。

2. 体格检查

患者颈动脉搏动减弱或消失，然而一般情况下仅可触及颈总动脉。因此，颈动脉搏动良好也可能存在颈内动脉狭窄甚至闭塞等情况。颞浅动脉的搏动可以反映颈外动脉的情况。听诊可及动脉杂音，往往可以提示狭窄；或者靠近狭窄部位颈部高调杂音常，提示颈总动脉分叉处狭窄。严重的颈动脉狭窄因血流急剧减少，杂音消失；眼底检查可见眼底动脉分叉处微栓；神经系统体格检查可有卒中相关体征。

3. 辅助检查

颈动脉的双功彩超检查可用于可疑颈动脉狭窄的筛查，可显示颈动脉病变的长度、内膜增厚的程度、管腔狭窄程度、斑块的厚度及是否有溃疡，并可测量血流速度。DSA目前仍然是诊断颈动脉狭窄的"金标准"，但因有创而不作为常规诊断的手段。其适应证目前仅限于无创性检查结果不能确定或无创性检查结果存在差异的病例。在造影时多同时进行腔内治疗。DSA检查有助于观察主动脉弓的类型、颈动脉狭窄病变的性质，以及对侧颈动脉、椎动脉和颅内威利斯(Willis)环的完整性等。造影部位应包括主动脉弓、双侧颈动脉及椎动脉的颅外段和颅内段。根据血管造影图像对狭窄程度进行评价：轻度(狭窄率0～29%)、中度(狭窄率30%～69%)、重度(狭窄率70%～99%)。CTA和MRA能提供颈动脉狭窄的解剖和形态学信息，在临床上部分替代DSA。

二、鉴别诊断

对于颈动脉狭窄的鉴别诊断，主要包括症状上的鉴别以及部位上的鉴别。症状上主要与其他脑内病变(颅内占位、癫痫发作以及其他脑血管病等)鉴别。部位上的鉴别则主要指合并其他血管狭窄性疾病时需要判断颈动脉狭窄是否为导致脑组织缺血的"责任血管"。

三、治疗原则

有症状颈动脉狭窄是指患者在过去6个月内发生过与狭窄血管相关的短暂性或持续性同侧大脑半球或视网膜功能缺损。有症状颈动脉狭窄需进行综合治疗，包括控制危险因素、药物治疗和血运重建。抗血小板聚集是有症状颈动脉狭窄的基础治疗,有多种药物可供选择,如阿司匹林、氯吡格雷、双嘧达莫等。对于有症状颈动脉狭窄患者,降压治疗是否有益尚无定论。有人提出降压治疗可能会降低脑灌注量,因此建议卒中超早期应避免积极降压。对于对侧颈动脉闭塞的有症状重度颈动脉狭窄患者,降压治疗更应该谨慎。鉴于颈动脉狭窄绝大多数是动脉粥样硬化引起的,因此降脂治疗能使患者获益。他汀类药物除了调脂作用外还可以进一步稳定斑块。

手术治疗包括颈动脉内膜剥脱术(CEA)和支架置入术(CAS)。《美国心脏协会/美国卒中协会(AHA/ASA)指南》指出,对于在 6 个月内有过非致残性缺血性卒中或 TIA 症状(包括半球事件或一过性黑矇)且手术风险中等或较低的患者,如果无创性成像显示同侧颈内动脉内径减少>70%(A 级证据),或经导管血管造影显示同侧颈内动脉内径减少>50%(B 级证据),且预期围手术期卒中或病死率低于 6%,则应行 CEA 治疗(Ⅰ级推荐)。然而对于狭窄程度<50%的颈动脉狭窄患者,CEA 相对于药物治疗无明显优势。与 CEA 比较,CAS 的优点为:无须全麻,无须颈部切开,术后恢复快。目前认为,CAS 适用于颈部放疗、气道造口、既往颈部手术、手术难以达到部位的狭窄、病灶串联及多支血管存在多处病灶以及 CEA 术后再狭窄患者。就目前来看,CEA 是颈动脉狭窄治疗的"金标准",其疗效优于 CAS。在 CEA 风险较高的患者中,CAS 可作为替代治疗手段。而对于无症状颈动脉狭窄的患者是否给予手术仍有争议。无症状性颈动脉狭窄患者的生存预期<5 年,宜用药物治疗;年龄≤75 岁,生存预期>10 年,宜行 CEA 或 CAS 治疗;年龄>75 岁,生存预期<10 年,宜用药物治疗,但如同时合并卒中高危因素,则应综合评估风险和收益,尊重患者的个人意愿,行外科血运重建或单用药物治疗。

四、随访及预后

颈动脉狭窄多数情况下能够通过药物等控制改善,但由于动脉硬化的存在,不可能完全治愈。对于重度颈动脉狭窄患者,即便采用有效的药物治疗控制,2 年内脑缺血事件发生率也高达 26%以上。手术是有效的治疗手段,能够获得较好的预后。影响术后预后的因素主要包括饮食、不良生活习惯(如吸烟、劳累、焦虑等),以及是否按医嘱服用抗血小板药物等。

第六节 肾 动 脉 狭 窄

肾动脉狭窄是指一侧或两侧肾动脉主干或主要分支狭窄≥50%,引起高血压和/或肾功能不全的一种临床病症。其常见病因包括动脉粥样硬化(占 80%)、多发性大动脉炎和纤维肌性发育不良等。近年来,随着肾移植的开展,临床上肾移植后肾动脉狭窄的患者越来越多。肾动脉狭窄时,患侧肾脏灌注减少,肾血管内压下降,刺激肾脏球旁细胞合成和分泌大量肾素,激活肾素-血管紧张素-醛固酮系统,继而产生一系列临床症状体征。

一、诊断要点

1. 临床症状

肾动脉狭窄主要的临床表现为血压升高和(或)肾功能损害。肾动脉狭窄致使血管紧张素 II 高水平,导致外周血管和冠脉强烈收缩,患者可出现肺水肿和心绞痛等症状。

以下情况可能提示存在肾动脉狭窄:① 30 岁以前出现高血压;② 55 岁以后出现重度高血压;③ 急进性、恶性或顽固性高血压;④ 不明原因的肾脏萎缩或双侧肾脏大小相差 1.5 cm 以上;⑤ 反复发作的难以解释的肺水肿;⑥ 不明原因的肾功能不全;⑦ 服用血管紧张素转化酶抑制剂(ACEI)或血管紧张素受体拮抗剂(ARB)后新出现的肾功能不全或肾功能恶化;⑧ 冠状动脉多支血管病变或外周动脉疾病;⑨ 不明原因的心力衰竭或顽固性心绞痛。临床上还有部分患者无明显症状,即所谓的"无症状性肾动脉狭窄"。

2. 体格检查

肾动脉狭窄患者的血压升高,部分患者腹部可闻及双期杂音。

3. 辅助检查

双功彩超检查是最常用的筛查手段。对于彩色多普勒超声不能清楚显影的患者可采用 CTA。DSA 是诊断肾动脉狭窄的"金标准",不仅能明确是否存在狭窄和阻塞,还能知道狭窄的部位、程度。当临床有肾血管性高血压、缺血性肾病,非侵入性检查提示一侧肾动脉狭窄>50%,或者有明显的血流动力学改变时要考虑肾动脉造影。

二、鉴别诊断

主要与原发性高血压和各种类型继发性高血压相鉴别。

(1) 肾脏病变,如急慢性肾小球肾炎、肾盂肾炎等。

(2) 妊娠高血压综合征。

(3) 内分泌性病变,如嗜铬细胞瘤、原发性醛固酮增多症等。

(4) 脑部疾病,如脑瘤、脑部创伤。

(5) 药源性因素,如长期口服避孕药、长期应用激素等。

三、治疗原则

肾动脉狭窄的治疗方法包括药物治疗和手术治疗。可供选择的药物很多,包括钙离子通道阻滞剂(CCB)、血管紧张素转化酶抑制剂(ACEI)、血管紧张素 II 受体拮抗剂(ARBs)、小剂量利尿剂等。单纯药物治疗往往很难控制肾动脉性高血压,同时有诱发缺血性肾损害的风险。

传统的手术方式包括肾动脉内膜剥除术、各种旁路术和自体移植术。传统开放手术创伤大,多不作为首选,肾动脉狭窄的开放式外科手术的适应证:① 病变严重但肾动脉解剖学特征不适合行血管介入治疗;② 介入治疗失败或产生严重并发症;③ 伴发的腹主动脉病变需行开放手术治疗。

20世纪90年代末,经皮血管腔内球囊成形术逐渐成为治疗肾动脉狭窄的首选。支架置入术也越来越多地应用于临床。肾动脉支架术后有肾功能恶化的可能,主要原因是血栓形成和造影剂肾病。造影前全身肝素化、使用低肾毒性造影剂和肾功能保护药物以及围手术期对患者进行水化等,对肾功能的保护都很有帮助。与所有的血管腔内治疗一样,肾动脉狭窄介入治疗后同样存在再狭窄的问题。

四、随访及预后

血管造影的回顾性研究表明,2/3的肾动脉狭窄呈进行性发展。10%左右的患者于2~4年内病变血管完全堵塞,并同时出现严重视网膜病变及恶性高血压。血清肌酐水平升高是肾动脉狭窄进展的敏感性指标。

影响肾动脉狭窄预后的因素如下。

(1)降血压治疗:目的在于控制血压,稳定肾功能,防止心、脑、肾等靶器官损害。但降压治疗对肾动脉狭窄的进展影响甚微,而且20%～50%的患者在ACEI药物治疗后血清肌酐水平升高。因为ACEI使肾小球滤过率进一步降低,肾功能损害加重,所以应该在这类患者中避免使用这类药物。

(2)近年来,随着泌尿外科的飞速发展,肾动脉狭窄的预后获得很大改善。肾动脉的纤维肌性病变可选择经皮血管内成形术,术后80%～95%的患者血压下降。经皮血管内成形术和肾动脉支架置入术,或外科手术,包括肾动脉内膜切除术和自身肾脏移植术,手术成功率达90%。肾切除为不宜上述手术患者的最后选择。

第七节 内脏动脉瘤

内脏动脉瘤(VAA)是指除了主髂动脉系统的腹腔内动脉瘤,包括腹腔动脉、肠系膜上动脉、肠系膜下动脉及其分支的动脉瘤。根据3 000例的文献报道,VAA的解剖分布发生率分别是:脾动脉60%、肝动脉20%、肠系膜上动脉6%、腹腔动脉4%、胃和胃网膜动脉4%、空回肠和结肠动脉3%、胰十二指肠和胰动脉2%、胃十二指肠动脉1.5%、肠系膜下动脉少于1%。肾动脉是否包括在内存在争议。VAA包括真性动脉瘤和假性动脉瘤两种。许多真性VAA是由于动脉退变或动脉粥样硬化,假性VAA大多数与外伤、医源性损伤、局部炎症病变或感染有关。VAA存在潜在的破裂出血风险,需要重视。其中肝动脉瘤破裂率最高,达80%;接着依次为胰动脉瘤(75%)、肠系膜上动脉瘤(38%)、脾动脉瘤(3%～10%)。至今尚未发现钙化、年龄、血压、血栓形成和破裂风险之间关联的证据。

一、诊断要点

1. 临床症状

VAA 缺乏典型的症状和体征。部分患者在因其他疾病行影像学检查或开腹手术时发现;也有部分患者表现为上腹部或腰肋部隐痛;少数病例表现为因瘤体巨大压迫邻近器官症状,如梗阻性黄疸;还有部分患者直接表现为瘤体破裂症状,如突发急性腹痛、背部或肩部放射痛、急性失血性休克等征象。如 VAA 破入胆管或胃肠道可引起胆道或消化道出血,破入胰管可引起胰腺炎症状。

2. 体格检查

部分 VAA 患者可在腹部触及搏动性肿块,听诊可及杂音。

3. 辅助检查

双功彩超检查可对 VAA 作初步筛查。彩超上表现为内脏动脉走行上出现瘤样结构,呈囊性或梭形,与载瘤动脉相通,瘤体内为红蓝交替的漩涡状动脉血流信号。如合并瘤壁钙化则可见瘤体周边环状强回声;若瘤体内有血栓形成,则可见彩色血流信号充盈缺损;如合并狭窄可见血流束纤细,流速加快。瘤体内漩涡状动脉信号是 VAA 与其他囊性肿块鉴别诊断的依据。DSA 仍然是诊断 VAA 的"金标准",但是不作为常规筛查和随访的手段,其优势在于可判断 VAA 流入道和流出道的情况。CTA、MRA 检查能显示 VAA 的位置、大小和形态、与靶血管的关系以及有无伴随血栓等。由于肠系膜有丰富的血管网,较小的血管瘤和小动脉分支可能受静脉成像、周围血管网的干扰。

二、治疗原则

由于 VAA 破裂患者的病死率很高,所以一旦确诊应尽早手术治疗。手术方法应根据 VAA 的部位、大小、局部解剖条件、侧支循环、原发性疾病等具体情况而定。开放手术疗效确切,而且可以直接观察终末器官的血运情况,同时还能治疗伴随病变,目前仍是主要的治疗方法。传统的开放手术包括:简单的结扎、保留末端器官血供的 VAA 缩缝术,或 VAA 切除和血管旁路重建。对于没有 VAA 破裂迹象和血流动力学稳定的患者可行腹腔镜手术。血管腔内治疗除了微创优势外,尚可治疗部分不能行开放手术的患者。主要方法有:弹簧圈栓塞、覆膜支架覆盖和注射凝血酶、"胶"或微粒填塞。VAA 形态常决定最佳的腔内治疗方法。比如囊性 VAA 能用弹簧圈、凝血酶或两者同时栓塞掉,特别是有狭窄的瘤颈时;宽瘤颈 VAA 可能需要支架辅助栓塞治疗;当通过载瘤动脉提供终端器官血供必须保留时,覆膜支架是理想的选择。血管腔内治疗 VAA 的远期疗效仍待观察。部分学者发现早期再通的问题,可再次行血管腔内治疗。另外,超声或 CT 引导经皮凝血酶注射似乎是处理血管腔内介入失败的有效方法。

三、随访及预后

VAA 的预后很大程度上取决于早期诊断和相应的手术治疗。VAA 一旦破裂出血，患者的病死率很高。腔内治疗的术后随访周期为术后第 1 年每 3 个月 1 次，之后每年 1 次；开放手术为每年 1 次。随访检查选择增强 CT 或血管超声。

第八节　急性肠系膜血管闭塞

急性肠系膜血管闭塞是各种原因引起的肠系膜血管闭塞、肠道缺血坏死及运动障碍的一种综合征。临床上比较少见，目前缺乏特异的检查手段，临床误诊率和患者病死率均较高。根据其病理表现又分为肠系膜动脉栓塞、肠系膜动脉血栓形成、肠系膜静脉血栓形成、非闭塞性肠系膜缺血四种类型，一般以肠系膜动脉栓塞为多见。在肠系膜动脉栓塞中以肠系膜上动脉及其分支栓塞的可能性最大，这与其解剖结构有关。栓子进入肠系膜动脉发生栓塞，导致肠壁肌肉功能障碍，肠缺血、坏死。

急性肠系膜动脉栓塞的栓子来源为：① 心内膜炎患者左心瓣膜上的赘生物脱落或心房颤动患者左心房内的血栓形成；② 肺脓肿或脓毒血症患者带菌的栓子；③ 动脉硬化、动脉粥样病变等患者的动脉栓子脱落；④ 术中来自内脏或其他部位血管的栓子。肠系膜上静脉血栓形成多见于各种高凝状态，如真性红细胞增多症、肿瘤、长期服用避孕药、妊娠晚期及分娩期或继发于门静脉高压症、脾切除术后、腹腔感染等。肠系膜上动脉栓塞的部位不同，肠管缺血区域的范围也明显不同。栓塞发生在肠系膜上动脉出口处，可引起屈氏（Treitz）韧带以下全部小肠和右半结肠缺血坏死；栓塞发生在结肠中动脉分支以下，可引起 Treitz 韧带和回盲瓣之间的大部分小肠坏死；栓塞发生在肠曲的一个分支动脉而侧支循环良好时，则不发生坏死；但肠曲的边缘动脉发生栓塞，其所供应区域肠管会发生节段性坏死。

一、诊断要点

1. 临床症状

肠系膜血管栓塞一般以急腹症或消化系统疾病就诊于急诊科。多数患者以剧烈腹痛为首发症状，腹痛呈持续性并进行性加重。也有患者表现为阵发性腹痛数小时后转为持续性。性质为胀痛、绞痛或刀割样疼痛。疼痛可位于上腹、全腹、脐周，或局限于小腹。部分患者可伴有腹胀、恶心、呕吐、腹泻。疾病可迅速发展成血运性肠梗阻、中毒性休克等，危及生命。当患者呕吐血性水样物或解暗红色血便，腹痛症状反而减轻时，多提示已发生肠管梗死。仔细询问病史，肠系膜动脉栓塞患者多有风湿性心脏病、动脉粥样硬化、心房颤动、冠心病、血栓闭塞性肠管炎等既往史，对诊断有提示作用。诊断急性肠系膜上动脉栓塞的三联征，即剧烈而无相应体征的上腹或脐周疼痛，器质性和并发心房颤动的心脏病,强烈的胃肠道排空症状,作为早期诊断的主要依据。

2. 体格检查

患者痛苦病容,疾病早期症状与体征分离,即症状严重而体征轻微,腹部平坦,腹肌强直,压痛、反跳痛(即腹膜刺激征)不明显,肠鸣音减弱或消失。病情进展者腹部不同程度膨隆,明显腹膜刺激症状多提示并发肠缺血坏死;部分患者移动性浊音阳性。

3. 辅助检查

实验室检查白细胞计数多在 $20\times10^9/L\sim40\times10^9/L$,大部分患者血清乳酸脱氢酶(LDH)、碱性磷酸酶(AKP)、肌酸激酶(CPK)值有升高。在未出现肠梗阻、肠道扩张积气现象及腹膜刺激征时彩超的诊断检出率高,建议作为筛查手段。肠系膜上动脉栓塞时多普勒超声检查表现为血管轻度扩张;彩色多普勒血流成像显示管内无彩色血流信号,亦未见血流频谱,与之相近的腹腔动脉起始部彩色血流清晰可见,典型者可见血流充盈缺损。肠系膜上静脉栓塞时的典型表现为梗阻静脉管径增宽,内见实性回声,可以部分或完全梗阻;彩色多普勒血流成像显示梗阻静脉内血流充盈缺损或完全消失。除血管表现外,相应的腹部肠腔表现为肠管扩张,肠管壁均匀性增厚达 5 mm 以上,回声减低,蠕动减弱、肠间积液,腹、盆腔内的较低位置可发现积液。腹部 X 线平片检查难以明确有肠缺血的现象,但可以发现梗阻的存在,并鉴别胃十二肠穿孔等急腹症。CT 检查直接征象为平扫显示栓塞部位在管腔内,CT 值较正常血管高,部分患者的主动脉及肠系膜上动脉的管壁显示斑片状钙化;增强扫描显示部分性或完全性血管内充盈缺损。间接征象:不同程度的肠腔扩张、肠壁增厚;纸样肠壁改变(肠壁厚度＜3 mm),称为薄纸样肠壁;缆绳征,肠系膜血管增粗,呈缆绳样改变;肠系膜积液,肠系膜弥漫性密度增高;肠壁缺血坏死时,会出现肠壁气肿、肠系膜静脉内或门静脉内积气、腹腔游离气及肠壁黏膜内积气等表现。DSA 是诊断肠系膜动脉闭塞的"金标准",主要表现为肠系膜上动脉或分支突然中断、半月征、充盈缺损、肠壁强化减弱。

二、鉴别诊断

急性肠系膜血管闭塞需要与其他急腹症鉴别。

(1)消化性溃疡穿孔:表现为突发的尖锐性腹痛,患肢既往有消化性溃疡病史;腹膜刺激征明显;腹部平片可见膈下新月形气影。

(2)急性胰腺炎:多有暴饮暴食诱因,部分患者有胆囊结石病史;腹痛剧烈,腹部体征不明显;血淀粉酶在发病后 1～2 h 开始增高,达正常值 5 倍有意义。此外,还可行 CT 检查予以鉴别。

(3)其他原因所致的肠梗阻。

三、治疗原则

急性肠系膜血管栓塞可采用保守治疗和手术治疗。保守治疗成功概率极低,除慢性肠系膜上动脉供血不足或末梢细小的系膜分支栓塞,其周围又有较好的侧支循环,可在密切观察下进行非手术治疗外,绝大多数患者须通过手术治疗方可获救。腹痛在 8 h 内,无腹膜刺激症状的患者可考虑行介入溶栓治疗。对于确诊时间晚、肠管已坏死的患者,外科手术是主要的治疗方式。常见术式包括肠系膜动脉取栓术、血管旁路术、肠切除术。剖腹探查、肠系膜上动脉切开取栓、肠切除肠吻合术式。

四、随访及预后

早期诊断对急性肠系膜血管栓塞的治疗和预后具有重要的意义。但由于其诊断较困难,往往错失手术的机会,患者病死率高、预后较差。积极的放射介入与外科治疗可改善预后,再次剖腹观察对降低这类患者的术后病死率与并发症发生率有着积极意义。短肠综合征、再栓塞、肠瘘、胃肠道出血、局限性肠纤维化狭窄等是术后可能发生的并发症。

第九节　原发性下肢静脉曲张

下肢静脉曲张一般是指下肢静脉扩张迂曲,静脉直径>3 mm。病变涉及大隐静脉、小隐静脉及其属支。女性患者多于男性,可能与怀孕相关。人体下肢主要有 2 条浅静脉:大隐静脉和小隐静脉。浅静脉走行于皮下组织,通过穿静脉与深静脉沟通。下肢静脉曲张作为一种症状,其病因有原发和继发之分。目前认为原发性下肢静脉曲张经常是静脉壁内源性生化和/或形态学异常的结果。久站是导致静脉壁形态学异常和浅静脉扩张的重要因素。长时间的站立位导致下肢静脉压增高,而浅静脉缺少肌肉协助血液回流心脏,最终导致静脉瓣破坏或功能不全。下肢静脉曲张不仅影响美观,也可能引起一系列严重的并发症,如下肢疼痛不适、溃疡形成,甚至有截肢危险。

一、诊断要点

1. 临床症状

原发性下肢静脉曲张患者多为双侧性,临床表现多样。患者多诉行走后或久站后下肢尤其是小腿部酸胀或"沉重感",抬高患肢有助于症状改善,可表现为下肢瘙痒、溃疡;亦可无临床不适。

2. 体格检查

患者取站立位,在下肢内侧呈现沿大隐静脉走行的膨胀弯曲的血管外形。此外,还可见踝部轻度肿胀和足靴区皮肤营养性变化:皮肤色素沉着、皮炎、湿疹、皮下脂质硬化和溃疡形成。触诊质柔软、无压痛,病史较久者可触及质硬团块,有轻压痛。

当发现静脉曲张时,为进一步明确病因和做出治疗决策,医生应了解浅静脉、交通支静脉和深静脉的瓣膜是否健全。

（1）大隐静脉瓣膜和小腿交通静脉支瓣膜功能试验：又称特伦德伦堡试验（Trendelenburg test），用于测定大隐静脉及交通静脉瓣膜的功能。患者取仰卧位，排空静脉；于大腿根部扎止血带，压迫大隐静脉，嘱患者站立，10 s 内放开止血带。如出现自上而下的静脉曲张，则表示静脉瓣膜功能不全；如未放开止血带前就见止血带下方静脉 30 s 内充盈，表示交通静脉瓣膜关闭不全。

（2）下肢深静脉通畅试验：用于测定下肢深静脉回流的通畅情况。于大腿中上部扎止血带，让患者用力踢腿或做下蹲运动 10 余次，通过肌肉收缩使浅静脉的血液流向深静脉。如静脉曲张更明显，张力增高，表示深静脉不通畅。

（3）交通静脉瓣膜功能试验（Pratt test）：用于测定交通支静脉瓣膜功能异常的位置。患者取仰卧位，抬高患肢，在大腿根部扎止血带，从足趾向腘窝缠第一根弹力绷带，从止血带向下缠第二根弹力绷带；让患者站立，一边向下解开第一根绷带，一边向下缠第二根绷带。如两根绷带之间出现曲张静脉，表示该处交通静脉功能不全。

3. 辅助检查

多普勒超声是诊断静脉曲张的首选检查，可获得深静脉、静脉瓣、静脉血流情况等信息。

二、鉴别诊断

（1）原发性下肢深静脉瓣膜功能不全：症状相对较重，最可靠的方法是行下肢深静脉造影予以鉴别。

（2）下肢深静脉血栓形成后综合征：有深静脉血栓形成病史，浅静脉扩张伴有肢体活动明显肿胀。鉴别主要靠静脉造影。

（3）动静脉瘘：患者皮温升高，局部有时可扪及震颤和或血管杂音，浅静脉压明显上升，静脉血氧含量增加。

三、治疗原则

（1）药物治疗：能缓解静脉曲张相关症状，有效成分包括皂角苷、γ苯并芘、黄酮类等。这些药物能增加静脉张力和毛细血管渗透性，而具体作用机制大多未知。同时合并加压治疗能促进静脉性溃疡的愈合。

（2）加压治疗：是下肢静脉曲张最基础和最常用的治疗，目前应用的加压设备包括弹力绷带、静脉曲张袜、气动加压装置等。静脉曲张袜较常用，借助专业的压力梯度设计，即由脚踝处逐渐向上递减，通过收缩小腿肌肉对血管腔加压，促进静脉血液回流心脏，减少下肢静脉淤血，确保下肢静脉的良好循环。穿静脉曲张袜的疗效与患者依从性明显相关。

（3）硬化剂治疗：可在门诊手术进行，利用注射化学药物破坏静脉内皮，并使静脉纤维化闭塞。根据剂型又有液体硬化剂和泡沫硬化剂之分。目前以泡沫硬化剂为主，在临床我国多采用聚桂醇泡沫制剂。治疗成功的关键是所用硬化剂的浓度及硬化剂与静脉管壁的接触时间。与液体相比,泡沫更容易将血液从治疗血管内排出,从而延长了与管壁的接触时间,特别是靠近血管的交汇处。作用较弱的硬化剂主要为铬酸盐甘油、0.25%～1%的聚多卡醇、0.25%～0.5%的十四烷基硫酸钠、20%的高渗生理盐水和66%的高渗葡萄糖液等,多用以治疗毛细血管扩张和网状浅静脉曲张;作用较强的硬化剂则为4%～8%的碘溶液、1%～3%的十四烷基硫酸钠和2%～4%的聚多卡醇等,用以治疗隐静脉主干、隐-股(腘)段交界处和交通静脉的倒流和曲张。硬化剂治疗不能完全阻断高位主干和穿通支静脉血液逆流,复发率高,可能引起深静脉血栓形成和肺栓塞等严重并发症。此外,还有超声引导下硬化治疗、导管辅助硬化治疗等新方法。

(4) 手术治疗:对于有明显症状且无禁忌证的患者均可采用手术治疗。经典的手术方式是大隐静脉高位结扎加剥脱术,术后复发率低。然而该术式创伤大,容易损伤血管神经,并且术后遗留较大瘢痕。随着现代科学技术的进步,出现了一些微创手术治疗方法,包括曲张静脉剥切术、静脉旋切技术腔内射频治疗、腔内激光治疗等,其中腔内激光治疗术在临床上的应用最为广泛。激光治疗是利用激光器发出脉冲,红细胞吸收并产生热量导致血液局部气化形成蒸汽泡,引起局部静脉管腔内热损伤,最终使局部管壁纤维化,类似血栓形成导致管腔闭塞,其确切机制尚未完全明了。激光治疗静脉曲张较为安全,早期临床效果令人满意。也有采用激光治疗加大隐静脉高位结扎联合治疗,以防止血栓脱落以及因隐静脉、股静脉纤维化不全而造成再通引起复发。

四、随访及预后

单纯的下肢静脉曲张是可以通过手术完全治愈的,术后拆除弹力绷带后穿静脉曲张袜3～5周,并适当运动。当深浅静脉交通支出现问题时,可能出现局部复发,可给予硬化剂等治疗予以控制。

第十节　下肢静脉功能不全

下肢深静脉瓣膜包括胫前静脉9～11对,腓静脉7对,胫后静脉9～19对,腘静脉1～2对,股浅静脉2～6对,股深静脉瓣膜较多,股总静脉0～1对。大隐静脉有9～10对瓣膜,小腿部较多;最后2对瓣膜的位置比较恒定,1对位于穿隐静脉裂孔的筛筋膜之前的静脉壁内,另1对则位于大隐静脉末端即将汇入股静脉处。股浅静脉的第1对瓣膜位置较恒定,位于股深和股浅静脉交汇处远侧1～2 cm处,结构较坚韧,抗血流逆向压力能力也较强,是控制下肢血流逆流的第一道防线。

瓣膜的结构和功能特点:① 结构纤细,单向开放,紧密闭合,能承受压力,保证血流由浅到深,由远心端向近心端。② 呈对称的二瓣型。单叶瓣或不在同一平面的三叶瓣,先天性瓣膜缺如等可引起瓣膜反流。慢性下肢静脉功能不全的重要病理变化是静脉反流即下肢静脉有异常的血液倒流现象,进而引起下肢远端静脉高压,形成以静脉曲张、水肿、皮肤溃疡为主要表现的综合征,涉及的范围可以是浅静脉、交通静脉、深静脉之一或整个下肢静脉网络。下肢深静脉瓣膜功能不全是下肢血液倒流性疾病中最常见的一种。当各种原因导致瓣膜功能不全时,瓣膜失去阻止血液反流的作用,使部分回心血液又反流至瓣膜以下,造成下肢静脉容量扩大,造成血液淤积而引起一系列静脉系统的病理改变。

一、诊断要点

1. 临床症状

下肢静脉功能不全的临床表现主要为大隐静脉及其属支发生曲张性病变,隆起、迂曲,以小腿为明显和广泛。单侧肢体多见,晚上加重,抬高患肢后减轻。慢性静脉淤血性改变包括早期以皮肤瘙痒、抓痕为主,随病变发展可出现色素沉着,以小腿下段为主,进一步发展可出现静脉性溃疡,且较难愈合,溃疡亦以小腿下段内侧为主。

2. 体格检查

患肢小腿均匀性肿胀,胫前可有凹陷性水肿;浅静脉迂曲成团,毛细血管扩张,足靴区皮肤色素沉着、皮疹、皮肤硬化、静脉炎局部红肿、皮温高、压痛;静脉性溃疡。

3. 辅助检查

多普勒超声可用于识别受累交通支静脉的存在和位置,亦可用于评估单个静脉瓣功能,但不易发现腓肠肌泵功能障碍或近端阻塞。多显示为瓣膜回声增强,瓣膜游离缘变长,活动时瓣叶不能合拢。顺行静脉造影是诊断深静脉功能不全的"金标准"。造影可显示深静脉通畅,主干增粗;瓣膜影模糊或消失,病变处静脉段失去原有竹节样膨隆;大隐静脉显影呈曲张状态,严重时局部扩张呈囊状;内踝上方可见增粗的交通静脉。根据倒流情况,可对深静脉功能不全进行分级(Kistner 标准)。Ⅰ级:瓣膜功能良好,无明显造影剂倒流;Ⅱ级:瓣膜最轻度关闭不全,造影剂逆流至大腿近侧;Ⅲ级:瓣膜轻度关闭不全,造影剂逆流至膝上;Ⅳ级:瓣膜中度关闭不全,造影剂逆流至膝下;Ⅴ级:瓣膜严重关闭不全,造影剂逆流至踝水平。

二、鉴别诊断

(1)原发性下肢静脉曲张:静脉曲张明显,其他临床症状较下肢深静脉瓣膜功能不全轻,可行静脉造影明确。

(2)血栓形成后综合征:有深静脉血栓形成病史,患者表现为下肢范围广泛的均匀性肿胀,伴有腓肠肌和股三角区压痛。佩尔特斯(Perthes)试验阳性。鉴别主要依靠超声或静脉造影。

(3)下腔静脉阻塞:多引起双下肢水肿,此外还有其他淤血症状,如腹胀等。

(4)淋巴性水肿:是在淋巴管发生损伤或其他原因造成淋巴管、淋巴结缺陷,产生淋巴液潴留所致。病变初期多位于膝关节以下呈凹陷水肿,以后皮肤日渐粗糙,变厚呈团块状,即象皮肿,易伴发丹毒感染。根据病史及临床表现有助于鉴别。

(5)其他原因所致水肿:如肾性水肿、肝源性水肿、心源性水肿等,除水肿外伴有原发病症状。

三、治疗原则

下肢深静脉瓣膜功能不全可应用抗血管渗出和消肿的药物治疗。这些药物的作用机制包括抗炎、抗渗出,提高静脉张力,加快静脉血流,促进淋巴回流,改善血液循环和微循环,降低毛细血管的通透性。此外,对于较严重的患者可以予静脉曲张袜加压治疗。

外科治疗深静脉瓣膜功能不全的手术主要分为两类:一类为静脉开放性手术,包括静脉腔内瓣膜修复成形术、静脉瓣膜移植术、静脉瓣膜移位术等。第二类为静脉壁外部手术,包括静脉瓣膜包裹环缩术(又称静脉瓣膜戴戒术、环缝术)、腘静脉肌瓣替代术、静脉外瓣膜修复成形术等。然而是否进行及如何进行深静脉重建手术仍然存在各种争议。最新的研究结果显示,并非所有原发性下肢深静脉瓣膜功能不全患肢必须接受深静脉瓣膜重建术,有些只需通过简单的浅静脉手术即可改善深静脉功能。对合并深静脉瓣膜功能不全的患者,可先行浅静脉手术,特别是对临床分级轻至中度(CEAP C3 级以下,见表 16 - 10 - 1)的患者,如术后疗效不佳,再考虑行深静脉瓣膜修复重建术。对于严重下肢慢性静脉功能不全的患者可考虑行浅静脉手术联合深静脉瓣膜重建。资料显示,腔内瓣膜修复成形术效果较好,主要体现在溃疡无复发、症状减轻、静脉瓣膜功能恢复等方面。而针对静脉瓣膜相对功能不全的静脉瓣膜包裹缩窄等手术方式,也可使部分患者获得良好的疗效。

表 16 - 10 - 1 慢性静脉疾病 CEAP 分类系统

分　类	评　估　标　准
临床表现	
C0	无症状
C1	网状静脉曲张
C2	静脉曲张
C3	水肿
C4	皮肤改变如色素沉着、湿疹及脂质硬化等
C5	皮肤改变并愈合溃疡
C6	皮肤改变并活动性溃疡
病　因	
Ec	先天性
Ep	原发未知因素
Es	继发已知因素

续　表

分　类	评 估 标 准
解 剖 学	
As	浅静脉系统
Ad	深静脉系统
Ap	交通静脉系统
病理生理学	
Pr	反流
Po	阻塞
Pro	反流和阻塞

四、随访及预后

资料显示,下肢深静脉瓣膜重建术后对溃疡的治愈率为 $50\%\sim60\%$,约有 20% 的患者溃疡早期复发或不愈,说明术式的选择与手术操作的正确性直接影响手术效果。

第十一节　深静脉血栓形成

下肢深静脉血栓形成是血管外科的常见病和多发病。早在 19 世纪,Virchow 就提出深静脉血栓形成的三大因素:静脉壁损伤、血流缓慢及血液高凝状态,并得到公认。目前广泛认为深静脉血栓形成的危险因素分为遗传因素和环境因素两类(表 16 - 11 - 1)。控制高危因素是预防深静脉血栓形成的关键。深部静脉血栓常见于以下 3 个部位:① 下肢肌肉小静脉丛血栓形成;② 髂股静脉血栓形成;③ 腋静脉锁骨下静脉血栓形成。下肢深静脉血栓好发于左下肢,主要与左髂总静脉在汇入下腔静脉分叉处易受到右髂总动脉向脊柱的压迫,造成这一区域血管腔内外的炎性反应,纤维缩窄束带或隔膜样改变的解剖因素有关。

表 16 - 11 - 1　深静脉血栓形成危险因素

分　类	危 险 因 素
原发性因素	抗凝血酶缺乏、先天性异常纤维蛋白原血症、血栓调节蛋白、高同型半胱氨酸血症、抗心磷脂抗体、纤溶酶原激活物抑制凝血酶原基因变异、蛋白 C 缺乏、V 因子 Leiden 突变、纤溶酶原缺乏、异常纤溶酶原血症、蛋白 S 缺乏、Ⅻ因子缺乏
继发性因素	损伤/骨折、脑卒中、高龄、中心静脉插管、下肢静脉功能不全、吸烟、妊娠/产后、克罗恩病、肾病综合征、血液高凝、血小板异常、手术、制动、恶性肿瘤化疗、肥胖、心力衰竭、长途旅行、口服避孕药、狼疮抗凝物、人工材料置入

一、诊断要点

1. 临床症状

患者就诊时多主诉小腿坠胀和疼痛和或肢体水肿,休息和抬高患肢可以有所缓解。病史多不长,病情进行性发展。随着深静脉血栓向近端发展,可出现严重的水肿、发绀、浅静脉侧支的扩张。疼痛常最早出现,多表现为小腿腓肠肌、大腿或腹股沟等区域疼痛,但不会表现为足或趾疼痛。肿胀是最主要的症状,绝大多数为单侧下肢肿胀。严重病例可出现股青肿和肿白肿。股青肿是由于下肢深静脉及浅静脉都有血栓形成而同时堵塞,下肢高度水肿,伴有动脉痉挛,患肢皮肤温度降低,由于淤血严重致患肢皮肤呈青紫色。股白肿是由于血栓形成迅速而广泛,下肢浮肿在数小时内就达到最高程度,张力很高;下肢动脉痉挛发生得较早,表现为全下肢肿胀、皮肤苍白及皮下小静脉网状扩张。若栓子脱落,随着血循环到达动脉,可堵塞血管造成供血区域的功能障碍而出现相应症状。如堵塞肺动脉,可出现突发呼吸困难、胸痛、咯血;栓塞脑血管可出现偏瘫或相应功能区支配的功能障碍等。下肢深静脉内血栓超过 15 天后可出现深静脉血栓形成后综合征,多数患者表现为不同程度的疼痛、水肿、色素沉着和溃疡。下肢深静脉的血栓向上扩展到下腔静脉,多数到达肾静脉水平的远端,可出现下腔静脉阻塞综合征的表现。

2. 体格检查

患肢肿胀,张力较高,呈苍白或青紫色。膝关节以下的肿胀提示血栓累及股浅静脉,整个下肢肿胀则表明髂股静脉血栓形成。静脉血栓生成部位压痛,远端动脉搏动可触及。部分患者可有霍曼斯(Homans)征阳性(将足背屈使腓肠肌紧张产生疼痛)。如果血栓累及深静脉主干,特别是髂股静脉段,即可酿成明显的下腹部和腹股沟浅静脉曲张。病情发展至股青肿时,典型表现为数小时内整个肢体出现肿胀、发凉、发绀,皮肤出现水泡,足背动脉搏动减弱或消失;股白肿时,可见全肢体的肿胀、皮肤苍白及下肢网状的小静脉扩张。

3. 辅助检查

D-二聚体水平升高并不能说明存在深静脉血栓生成,但 D-二聚体水平正常可以排除深静脉血栓;D-二聚体阴性可不再做包括彩超、CTA、MRA 等在内的检查。目前多普勒超声是诊断深静脉血栓的首选检查。彩超可显示受累部位静脉内膜不规则增厚,管腔内低回声血栓,探头挤压后血管腔不变形,腔内无彩色血流信号。但超声检查的范围有限,不能检查髂内、股深、小腿肌肉内静脉丛血栓;不能区分阻塞是外源性压迫或内源性血栓形成。静脉造影是诊断深静脉血栓生成的“金标准”,有顺行性和逆行性之分,能使静脉直接显影,有助于判断血栓的部位、范围和侧支循环情况。深静脉血栓形成在静脉造影中的表现为:受累静脉内有恒定的缺损,静脉主干不显影,血流通过侧支转流。静脉造影为有创检查,目前较少用于单纯性诊断,多用于合并治疗。

二、鉴别诊断

（1）急性动脉栓塞：患者多无肢体肿胀的表现，典型的临床表现为"6P"症状。

（2）急性蜂窝织炎：患者出现肢体肿胀前常有外伤等诱因。患处有红、肿、热、痛等炎症表现明显，患者常有寒战、高热、乏力等全身症状。

（3）其他原因所致的下肢水肿。① 肾源性水肿：晨起有眼睑与颜面水肿，以后发展为全身水肿；常有尿常规改变、高血压、肾功能损害的表现。② 肝源性水肿：多由营养不良引起，患者多患有慢性消耗性疾病，水肿前常有体重减轻、消瘦等表现。③ 心源性水肿：水肿先出现在身体下垂部位，呈对称性、凹陷性；通常还合并颈静脉怒张、肝大等右心衰竭的其他表现。

三、治疗原则

1. 手术治疗

对具有高危因素的患者，预防下肢深静脉血栓形成尤为重要，须采取综合预防措施。如手术患者，术前与术后采取必要的药物预防措施；术中操作时，在邻近四肢或盆腔静脉周围的操作应轻巧，避免内膜损伤；避免术后在小腿下垫枕以影响小腿深静脉回流。鼓励患者主动活动足和趾，并嘱多做深呼吸及咳嗽动作。尽可能早期下床活动，必要时下肢穿医用弹力长袜，特别是年老、癌症或心脏病患者在胸腔、腹腔或盆腔大手术后、股骨骨折后，以及产后妇女。有条件者可予以间歇性气压泵间歇性挤压小腿，促进静脉血流产生搏动，降低静脉血栓形成的风险。

2. 抗凝治疗

目前对下肢深静脉血栓形成的治疗尚无明确统一的方案，主要包括抗凝、溶栓和手术。抗凝治疗是深静脉血栓形成的基础治疗，目前临床多用的抗凝药物有肝素、低分子肝素、华法林。应用前和应用中应检测凝血酶原时间和国际标准单位（INR），一般使凝血酶原时间保持在 1.5～2 倍对照值，INR 为 2～3，具有很好的抗血栓形成又不引起出血的作用效果。

3. 溶栓治疗

运用尿激酶溶栓治疗是目前比较成熟的方法。尿激酶是一种胰蛋白酶，可直接作用于纤溶酶原，使它转变成纤溶酶，从而使纤维蛋白溶解。溶栓治疗可分为系统溶栓和导管直接溶栓。系统溶栓是指在抗凝治疗的基础上通过足背浅静脉或其他外周静脉输注溶栓药物的治疗，系统溶栓治疗能部分清除新鲜血栓，降低肺栓塞的发生率，减轻患者肢体肿胀，一定程度上减少了血栓形成后综合征（PTS）的发生，然而总体治疗效果不佳。导管直接溶栓是指将溶栓导管插入血栓段静脉，经导管注入纤溶药物，使药物与血栓充分接触，进而达到溶栓目的。与系统溶栓相比，置管溶栓大大提高了病变局部的溶栓药物浓度，在最短时间内达到最佳的溶栓效果；并且由于进入体循环的溶栓药物明显减少，降低了出血并发症。

4. 其他消融和取栓技术

近年来,新的血栓消融技术飞速发展,如超声消融技术和 Amplatz 血栓消融术。前者是利用超声打出一条隧道,使闭塞管腔再通,可作为一种辅助手段配合其他腔内治疗技术。后者是利用高速旋转的叶轮在血管内产生强大的旋涡将新鲜的血栓吸入金属管并将其粉碎,再经侧口排出,以达到机械分解急性和亚急性血栓的作用。

Fogarty 导管取栓的适应证:严重髂股静脉血栓;溶栓治疗无效或禁忌,特别是合并股青肿可能出现患肢坏疽者。手术越早效果越好,即使病程在 10 天以内,仍应积极取栓。手术取栓虽可以较完全地取出血栓,但手术创伤仍有可能促进血栓形成。同时手术取栓是在抗凝、溶栓等治疗的基础之上。栓子脱落导致肺栓塞是深静脉血栓形成的严重并发症,甚至可能威胁患者的生命。临床上应用腔静脉滤器预防肺栓塞。滤器的选择可以根据下腔静脉形态、病程、血栓大小以及游离程度而决定。新鲜和较短时间的血栓可以选用临时性滤器;较长时间以及全下肢深静脉血栓则宜选用永久性滤器。然而,滤器作为外源性移植物仍然存在一些问题,如滤器移位、腔静脉血栓形成等,因此在使用时应慎重权衡。

四、随访及预后

深静脉血栓抗凝治疗持续时间仍有争议,长期抗凝有助于减少深静脉血栓的复发以及 PTS。对于简单因素如手术或静止导致的深静脉血栓,抗凝时间需持续 3 个月;对于特发性深静脉血栓,建议抗凝时间需持续 6～12 个月。对于恶性肿瘤患者,可给予低分子肝素和华法林,用药时间为 3～6 个月。对于首次发作的深静脉血栓,但具有抗凝脂抗体或 2 项以上血栓形成危险因素,建议抗凝时间需持续至少 12 个月;而对于有 2 次深静脉血栓病史的患者,应终身抗凝治疗。如果患者的下肢深静脉血栓没有并发肺栓塞,预后相对较好;有原因的下肢深静脉血栓患者预后较好,如产后、骨折后长期卧床引起的下肢深静脉血栓预后较好;没有原因的下肢深静脉血栓预后较差,往往会并发下肢深静脉血栓后遗症,引发下肢肿胀、色素沉着、溃疡。影响预后的因素,除与发病原因的根治有关外,还与患者的依从性有很大关系,依从性好的患者预后较好。

第十二节　上腔静脉综合征

上腔静脉综合征(SVCS)指多种原因引起的完全或不完全上腔静脉及其主要属支回流受阻、静脉压升高或伴侧支循环形成,从而产生头面部、颈部和上肢水肿以及前胸壁淤血和静脉曲张等临床综合征。上腔静脉综合征发病原因主要分为两类:一是炎性疾病,如上腔静脉炎(血栓)、心包炎、纵隔炎等;二是良、恶性肿瘤压迫或侵犯,此原因多见,如胸腺瘤、畸胎瘤、肺癌等。胸部恶性肿瘤或其转移性淋巴结所致上腔静脉综合征患者,在临床上约占 70%,其中肺癌约占 85%,这类患者确诊时多已属中晚期,进展快,绝大多数在 3~4 个月内死亡。由于介入术的广泛运用,医源性病因日益增多,如长期中心静脉营养、人工动静脉瘘、放化疗后上腔静脉血管局部纤维化等。

上腔静脉梗阻程度按 William Standford 法进行分度:① 轻-中度为上腔静脉部分阻塞(<90%);② 重度为上腔静脉几乎完全闭塞(≥90%且<100%);③ 上腔静脉完全闭塞。

一、诊断要点

1. 临床症状

SVCS 患者通常表现为呼吸困难、咳嗽,压迫喉返神经者可有声音嘶哑;同时有食管压迫的患者可有吞咽困难。严重者可有脑水肿、颅高压的相关症状,如恶心、头痛、喷射样呕吐等。由恶性肿瘤或进展迅速的原发病所致者病情发展快。一些良性病变引起者,病情发展缓慢,随着侧支循环的形成症状反而减轻。此外,还可以表现为原发病的症状。

2. 体格检查

SVCS 患者皮肤呈暗红色,颈静脉怒张。胸腹壁可见曲张静脉,静脉曲张只限胸前壁,多系阻塞在奇静脉入口以上;如胸腹壁同时有静脉曲张,并血流向下,系阻塞在奇静脉入口以下。头颈部、上肢水肿,多成双侧性。若病变仅累及单侧属支,则表现为患侧相应部位水肿。

3. 辅助检查

双功彩超可提供上腔静脉冠状位及矢状位声像图,显示上腔静脉回流支多切面的超声图,观察血管形态、走行及其内膜光滑程度。彩色及脉冲多普勒可提供病变区血流的性质和特征。胸片检查的典型表现为纵隔增宽,肺部肿块。部分患者胸片可无异常。CT、MRI 检查显示上腔静脉受压、变扁,上腔静脉与升主动脉距离增宽,管腔内不同程度充盈缺损,侧支循环形成等。此外,还可有肺部、纵隔等原发病的表现。DSA 检查可见上腔静脉梗阻部位、狭窄程度、范围、侧支循环形成情况及有无血栓形成。

二、鉴别诊断

根据患者的症状、体征及相关影像学检查多可确诊 SVCS,同时明确病因十分重要。

三、治疗原则

SVCS 的治疗主要包括病因治疗和减症治疗。其中病因治疗主要包括放疗、化疗及手术治疗等;而减症治疗主要以缓解症状、提高生存质量为目的,包括辅助治疗和手术治疗。

对于症状较重的患者可予利尿、脱水治疗,并采取头高卧位休息、吸氧、低盐饮食和避免上肢补液等对症处理,以减少心输出量和降低静脉压力。

　　手术治疗包括各种旁路转流/分流术、上腔静脉重建术、血管内支架移植术等。手术方式取决于上腔静脉阻塞的范围和周径的大小。常见术式有右无名静脉-右心房人工血管移植术,双侧无名静脉-上腔静脉置换术,双侧大隐静脉颈内静脉旁路移植术等。传统手术创伤大,一般情况差的患者难以耐受。

　　介入治疗能在微创条件下将狭窄或阻塞的上腔静脉开通,恢复上腔静脉血流。然而介入治疗也存在着一些亟待解决的问题,比如经股静脉穿刺插管入路导管无法跨越狭窄段,术中发生血管破裂,血栓脱落导致肺栓塞等。肺癌压迫和侵犯所致的 SVCS 应用血管内支架治疗虽然可以迅速缓解症状,但仅仅是一种姑息性的治疗手段,在支架置入后继续针对肿瘤治疗十分必要。

四、随访及预后

　　SVCS 患者的预后取决于原发疾病。对易于出现 SVCS 的患者,应做到早期预防、早期发现和早期处理,预防并发症。

参 考 文 献

［1］陈孝平,汪建平,赵继宗. 外科学［M］. 9 版. 北京：人民卫生出版社,2018.

［2］吴孟超,吴在德. 黄家驷外科学［M］. 8 版. 北京：人民卫生出版社,2020.

［3］张启瑜. 钱礼腹部外科学［M］. 2 版. 北京：人民卫生出版社,2017.

［4］黄志强,黄晓强,宋青. 黄志强胆道外科手术学［M］. 2 版. 北京：人民军医出版社,2010.

［5］Townsend Jr C M, Beauchamp R D, Evers B M,等. 克氏外科学［M］. 19 版. 彭吉润,王杉,主译. 北京：北京大学医学出版社,2015.

［6］二村雄次. 要点与盲点·胆道外科［M］. 2 版. 董家鸿,译. 北京：人民卫生出版社,2010.

［7］木村理. 要点与盲点·胰脾外科［M］. 2 版. 董家鸿,译. 北京：人民卫生出版社,2010.

［8］幕内雅敏,高山忠利. 要点与盲点·肝脏外科［M］. 2 版. 董家鸿,译. 北京：人民卫生出版社,2010.

［9］小原孝南. 要点与盲点·内分泌外科［M］. 2 版. 董家鸿,译. 北京：人民卫生出版社. 2011.

［10］杉原健一. 要点与盲点·大肠肛门外科［M］. 2 版. 董家鸿,译. 北京：人民卫生出版社,2013.

［11］荒井邦佳. 胃外科要点与盲点［M］. 金锋,徐惠绵,译. 沈阳：辽宁科学技术出版社,2009.

［12］沈柏用,邓侠兴. 住院医师规范化培训外科示范案例［M］. 上海：上海交通大学出版社,2016.

［13］刘玉村,朱正纲. 外科学·普通外科分册［M］. 北京：人民卫生出版社,2015.

［14］Schein M, Rogers P N, Assalia A. Schein外科急腹症［M］. 3 版. 汤文浩,译. 北京：科学出版社,2011.

［15］Schein M, Rogers P N, Leppaniemi A,等. Schein外科并发症的预防与处理［M］. 汤文浩,译. 南京：东南大学出版社,2014.

［16］刘颖斌. 三步法胃癌根治术手术图谱［M］. 上海：同济大学出版社,2015.

［17］李勇,臧潞,李子禹. 腹腔镜胃肠手术笔记［M］. 长沙：中南大学出版社,2015.

［18］Mann B D. 外科医生临床基本功［M］. 熊俊，译. 长沙：中南大学出版社，2014.

［19］Liu Y B. Surgical atlas of pancreatic cancer［M］. Singapore：Springer Nature Singapore Pte Ltd，2020.

［20］Silen W. Cope's Early Diagnosis of the acute abdomen［M］. 22nd ed. Oxford：Oxford University Press，2010.

中英文缩写对照表

英 文 缩 写	英 文 全 称	中 文 全 称
3P	plasma protamine paracoagulation test	血浆鱼精蛋白副凝实验
5 - ASA	5 - aminosalicylic acid	5 -氨基水杨酸
6MP	mercaptopurine	6 -琉嘌呤
A		
ABI	ankle brachial index	踝肱指数
ACEI	angiotensin converting enzyme inhibitors	血管紧张素转化酶抑制剂
ACS	abdominal compartment syndrome	腹腔间隔室综合征
AFP	α - fetoprotein	甲胎蛋白
AHA/ASA	American Heart Association/merican Heart Association	美国心脏协会/美国卒中协会
AKP	alkaline phosphatase	碱性磷酸酶
ARB	angiotensin receptor blocker	血管紧张素受体拮抗剂
ASO	arteriosclerosis obliterans	下肢动脉硬化闭塞症
AST	aminotransferase aspartate	谷草转氨酶
AJCC	American Joint Committee on Cancer	美国癌症联合会
ALT	alanine aminotransferase	谷丙转氨酶
AMC	mid-arm muscle circumference	上臂肌肉周径
AOSC	acute obstructive suppurative cholangitis	急性梗阻性化脓性胆管炎
ARDS	acute respiratory distress syndrome	急性呼吸窘迫综合征
B		
BE	base excess	碱剩余
BEE	basal energy expenditure	基础能量消耗
BMI	body mass index	体重指数
B - RTO	ballon occluded retrograde transvenouse obliteration	经气囊导管闭塞法逆行性静脉栓塞术
C		
cAMP	cyclic adenosine monophosphate	环磷酸腺苷
CAS	carotid artery stenting	支架置入术

英文缩写	英文全称	中文全称
CCB	calcium channel blocker	钙离子通道阻滞剂
CEA	carcinoembryonic antigen	癌胚抗原
CEA	carotid endarterectomy	颈动脉内膜剥脱术
CgA	chromogranin A	嗜铬粒蛋白 A
CO_2CP	carbon dioxide combining power	二氧化碳结合力
COPD	chronic obstructive pulmonary disease	慢性阻塞性肺病
CPFA	continuous plasma filtration adsorption	持续性血浆滤过吸附
CPK	creatine phosphokinase	肌酸激酶
CRP	C-reactive protein	C 反应蛋白
CRRT	continuous renal replacement therapy	持续性肾脏替代疗法
CT	computer tomography	计算机断层扫描
CTA	CT angiography	CT 血管造影
CTD	conventional transmural drainage	单路径透壁引流
CT－HDRBT	CT-guided high-dose rate brachytherapy	CT 引导下大剂量短距放疗
CVP	central venous pressure	中心静脉压
CVVH	continuous veno-venous hemofiltration	可联合持续性静脉—静脉血液滤过
D		
DBOE	dual balloon-occluded embolotherapy	双重气囊闭塞下栓塞治疗术
DHA	docosahexaenoic acid	二十二碳六烯酸
DIC	disseminated intravascular coagulation	弥散性血管内凝血
DPPHR	duodenum-preserving pancreatic head resection	保留十二指肠的胰头切除术
DSA	digital subtraction angiography	数字减影血管造影
E		
ECOG	Eastern Cooperative Oncology Group	美国东部肿瘤协作组
EGVB	esophageal and gastric variceal bleeding	食管胃静脉曲张出血
EMR	endoscopic mucosal resection	胃黏膜切除术
EN	enteral nutrition	肠内营养
ENETS	European Neuroendocrine Tumor Society	欧洲神经内分泌肿瘤学会
EPA	eicosapentaenoic acid	二十碳五烯酸
ERBD	endoscopic retrograde biliary drainage	经内镜逆行胆管引流
ERCP	endoscopic retrograde cholangiopancreatography	内镜逆行胰胆管造影
ESD	endoscopic submucosal dissection	胃黏膜剥离术
EST	endoscopic sphincterotomy	Oddi 括约肌切开术
EUS	endoscopic Ultrasonography	内镜超声

续　表

英 文 缩 写	英 文 全 称	中 文 全 称
EVAR	endovascular aneurysm repair	腔内修复术
EVP	esophageal venous manometry	食管曲张静脉压力测定
F		
FDP	fibrin degradation product	纤维蛋白降解产物
G		
GEP‐NENs	gastroenteropancreatic neuroendocrine neoplasms	胃肠胰神经内分泌肿瘤
GGT	gamma glutamyl transferase	γ 谷氨酰转移酶
GIST	gastrointestinal stromal tumor	胃肠间质瘤
H		
hCG	human chorionic gonadotropin	人绒毛膜促性腺激素
hFNH	hepatic focal nodular hyperplasia	肝脏局灶性结节增生
I		
IAH	intra-abdominal hypertension	腹腔内高压
ICGR15	indocyanine green retention rate at 15 min	吲哚菁绿储留率
IEus	interventional endoscopic ultrasound	介入内镜超声
IMRT	intensity-modulated radiotherapy	调强放疗
INR	international normalized ratio	国际标准化比值
IVN	intravenous nutrition	静脉营养
J		
JGCA	Japanese Gastric Cancer Association	联合日本胃癌协会
JGES	Japan Gastroenterological Endoscopy Society	日本消化内镜学会
K		
KPS	Karnofsky performance score	卡诺夫斯凯计分
L		
LDH	lactate dehydrogenase	乳酸脱氢酶
LIHR	laparoscopic inguinal hernia repair	经腹腔镜疝修补术
LLT	limulus amoebocyte lysate test	溶解物试验
M		
MAP	mild acute pancreatitis	轻度急性胰腺炎
MCTSI	modified CT severity index	改良 CT 严重指数
MOF	multiple organ failure	多器官功能衰竭
MODS	multiple organ dysfunction syndrome	多器官功能不全综合征
MRA	magnetic resonance angiography	磁共振血管成像
MRCP	magnetic resonance cholangiopancreatography	磁共振胰胆管成像

英文缩写	英　文　全　称	中　文　全　称
MRI	magnetic resonance imaging	磁共振成像
MSAP	moderately severe acute pancreatitis	中度急性胰腺炎
MTGT	multipletransluminal gateway technique	多路径引流技术
N		
NCCN	National Comprehensive Cancer Network	美国国立综合癌症网络
NENs	neuroendocrine neoplasms	神经内分泌肿瘤
NIPS	neoadjuvant intraperitoneal-systemic chemotherapy	全身联合化疗
NSE	neuron-specific enolase	神经元特异性烯醇化酶
O		
OPSI	overwhelming postsple-nectomy infection	凶险性感染
P		
PaCO$_2$	partial pressure of carbon dioxide in artery	动脉血二氧化碳分压
PCD	percutaneous catheter drainage	经皮穿刺置管引流
pCR	pathologic complete response	病理完全缓解
PD	pancreaticoduodenectomy	胰十二指肠切除术
PDGFRα	platelet-derived growth factor receptor alpha	血小板源性生长因子受体 α
PET/CT	positron emission tomography-computed tomography	正电子发射计算机断层显像
PET	positron emission tomography	正电子发射成像技术
PHC	portal hypertensive colopathy	门静脉高压性肠病
PIE	percutaneous intrahepatic embolization	经皮肝穿刺门静脉分支栓塞术
PN	parental nutrition	肠外营养
pNENs	pancreatic neuroendocrine neoplasms	胰腺神经内分泌肿瘤
PPC	pancreatic pseudocyst	胰腺假性囊肿
PPH	procedure for prolapsing hemorrhoids	吻合器痔上直肠黏膜环切钉合术
PPPD	pylorus-preserving pancreaticoduodenectomy	保留幽门胰十二指肠切除术
PRRT	peptide radioreceptor therapy	放射性核素治疗
PTC	percutaneous transhepatic cholangiography	经皮肝穿刺胆道成像
PTCD	percutaneous transhepatic cholangial drainage	经皮肝穿刺引流
PTH	parathyroid hormone	甲状旁腺激素
PTO	percutaneous transhepatic obliteration	经皮经肝门静脉栓塞术
PTS	post-thrombotic syndrome	血栓形成后综合征
R		
RFA	radiofrequency ablation	射频消融

英文缩写	英文全称	中文全称
S		
SAP	severe acute pancreatitis	重度急性胰腺炎
SASP	sulfasalazine	柳氮磺吡啶
SBRT	stereotactic body radiation therapy	立体定向放疗
SOD	sphincter of oddi dysfunction	壶腹乳头括约肌功能不良
SRS	somatostatin receptor scintigraphy	生长抑素受体显像
SSTA	somatostatin analog	生长抑素类似物
SSTR	somatostatin receptor	生长抑素受体
STZ	streptozocin	链佐星
SVCS	superior vena cava syndrome	上腔静脉综合征
T		
TACE	transcatheter arterial chemoembolization	经导管动脉化疗栓塞
TAE	transcatheter arterial embolization	肝动脉栓塞术
TASC	Trans-Atlantic Inter-Society Consensus	泛大西洋学会联盟
TBil	total bilirubin	总胆红素
TEN	total enteral nutrition	全肠内营养
Tg	thyroglobulin	甲状腺球蛋白
TIA	transient ischemic attack	短暂性脑缺血发作
TIO	trans-ileocolonic veinobliteration	经回结肠静脉栓塞术
TIPSS	transjugular intrahepatic portosystem stent-shunt	经颈静脉肝内门腔内支架分流术
TKI	tyrosine kinase inhibitors	酪氨酸激酶抑制剂
TPN	total parental nutrition	全肠外营养
TRAb	thyroid stimulating hormone receptor antibody	促甲状腺素受体抗体
TRH	thyrotropin-releasing hormone	促甲状腺激素释放激素
TSC	tuberous sclerosis	结节性硬化症
TSF	triceps skinfold thickness	三头肌皮皱厚度
TSH	thyroid stimulating hormone	促甲状腺素
TSI	thyroid stimulating immunoglobulin	刺激甲状腺免疫球蛋白
V		
VAA	viseral artery aneurysm	内脏动脉瘤
VEGFR - 2	vascular endothelial growth factor receptor - 2	血管内皮生长因子受体 2
VIP	vasoactive intestinal peptide	血管活性肠肽